WILLIAM J. ROBINSON, M.D.

DIE FRAU
IHR SEX UND LIEBESLEBEN

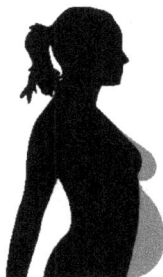

ΘMNIA VERITAS.

WILLIAM J. ROBINSON, M.D.

Leiter der Abteilung für Geschlechts und Harnkrankheiten und Dermatologie, Bronx Hospital Dispensary Herausgeber des *American Journal of Urology and Sexology*; Herausgeber von *The Critic and Guide*; Autor von *Treatment of Sexual Impotence and Other Sexual Disorders in Men and Women*; *Treatment of Gonorrhea in Men and Women*; *Limitation of Offspring by the Prevention of Conception*; *Sex Knowledge for Girls and Women*; *Sexual Problems of Today*; *Never-Told Tales*; *Eugenics and Marriage*, etc. Mitglied der New York Academy of Medicine, der American Medical Editors' Association, der American Medical Association, der New York State Medical Society, der Internationalen Gesellschaft für Sexualforschung, der American Genetic Association, der American Association for the Advancement of Science, der American Urological Association, etc. etc.

DIE FRAU, IHR SEX UND LIEBESLEBEN
1917

Woman, her sex and love life, Omnia Veritas Ltd

Aus dem Englischen übersetzt und herausgegeben von
OMNIA VERITAS LTD

⊘MNIA VERITAS.

www.omnia-veritas.com

© Omnia Veritas Limited - 2024

DIE ERSCHAFFUNG DER FRAU

Diese alte orientalische Legende ist so außerordentlich reizvoll und der biblischen Erzählung von der Erschaffung der Frau so überlegen, dass sie es verdient, in *Woman: Her Sex and Love Life* wiedergegeben zu werden. Es gibt mehrere Varianten dieser Legende, aber ich gebe sie so wieder, wie sie in der ersten Ausgabe von THE CRITIC AND GUIDE, Januar 1903, erschienen ist.

Zu Beginn der Zeit schuf Twashtri - der Vulkan der Hindu-Mythologie - die Welt. Doch als er eine Frau erschaffen wollte, stellte er fest, dass er alle seine Materialien für die Erschaffung des Mannes verwendet hatte. Es blieb kein einziges festes Element übrig. Twashtri war ratlos und verfiel in eine tiefe Meditation, aus der er aufwachte und wie folgt vorging:

Er nahm die Rundheit des Mondes, die Wellen der Schlange, die Verflechtung der Pflanzen, das Zittern des Grases, die Schlankheit des Rosenstocks und den Samt der Blume, die Leichtigkeit des Blattes und den Blick des Kitzes, die Fröhlichkeit der Sonnenstrahlen und die Tränen des Nebels, die Unbeständigkeit des Windes und die Scheu des Hasen, die Eitelkeit des Pfaus und die Weichheit der Daunen am Hals der Schwalbe, die Härte des Diamanten, der süße Geschmack des Honigs und die Grausamkeit des Tigers, die Wärme des Feuers, die Kälte des Schnees, das Geschnatter des Eichelhähers und das Gurren der Turteltaube.

Er kombinierte all dies und formte eine Frau. Dann machte er sie dem Mann zum Geschenk. Acht Tage später kam der Mann zu Twashtri und sagte: „Mein Herr, das Geschöpf, das du mir geschenkt hast, vergiftet meine Existenz. Sie plappert ohne Unterlass, sie nimmt meine ganze Zeit in Anspruch, sie klagt über gar nichts und ist immer krank; nimm sie zurück", und Twashtri nahm die Frau zurück.

Aber acht Tage später kam der Mann wieder zu dem Gott und sagte: „Mein Herr, mein Leben ist sehr einsam, seit ich dieses Geschöpf zurückgebracht habe. Ich erinnere mich, wie sie vor mir tanzte und sang. Ich erinnere mich, wie sie mich aus den Augenwinkeln anschaute, wie sie mit mir spielte und sich an mich schmiegte. Gib sie mir zurück", und Twashtri gab ihm die Frau zurück. Es vergingen nur drei Tage, und Twashtri sah den Mann wieder zu ihm kommen. „Mein Herr", sagte er, „ich weiß nicht genau, wie es ist, aber ich bin sicher, dass die Frau mir mehr Ärger als Freude bereitet. Ich bitte Euch, mich von ihr zu befreien."

Aber Twashtri rief: „Geh deinen Weg und tu dein Bestes." Und der Mann weinte: „Ich kann nicht mit ihr leben!" „Du kannst auch nicht ohne sie leben!", antwortete Twashtri.

Und der Mann ging traurig weg und murmelte: „Weh mir, ich kann weder mit noch ohne sie leben."

VORWORT

Im ersten Kapitel dieses Buches habe ich, wie ich glaube, überzeugend dargelegt, warum Sexualkunde für Frauen noch wichtiger ist als für Männer. Ich habe die Bücher, die für Mädchen und Frauen geschrieben worden sind, sorgfältig geprüft, und ich weiß, dass es weder Voreingenommenheit noch nörgelnde Kritik, sondern strenge Ehrlichkeit ist, die mich zwingt zu sagen, dass ich kein einziges zufriedenstellendes Sexualbuch für Mädchen oder Frauen gefunden habe. Es gibt einige ausgezeichnete Bücher für Mädchen und Frauen über allgemeine Hygiene; aber über Sexualhygiene, über die allgemeinen Erscheinungsformen des Sexualtriebes, über Sexualethik - keines. Ich habe versucht, ein solches Buch zu schreiben. Ob es mir gelungen ist - ganz, teilweise oder gar nicht -, vermag ich nicht zu sagen, obwohl ich meine Vermutungen habe. Aber eines weiß ich: Beim Schreiben dieses Buches war ich von der ersten bis zur letzten Seite absolut ehrlich zu mir selbst. Ob alles, was ich geschrieben habe, der Wahrheit entspricht, weiß ich nicht. Aber zumindest glaube ich, dass es so ist - sonst hätte ich es nicht geschrieben. Und ich kann feierlich versichern, dass das Buch frei von jeglicher Heuchelei, Falschheit, Übertreibung oder Kompromissen ist, noch wurde in irgendeinem Kapitel versucht, die Dummen, die Unwissenden, die Perversen oder die Sexlosen zu beschwichtigen.

Wie in all meinen anderen Büchern habe ich ein einfaches, ehrliches Englisch verwendet. Nicht schlichter als nötig, aber deutlich genug, um Unklarheiten und Missverständnisse zu vermeiden.

Wissenschaft und Kunst sind beide notwendig für das menschliche Glück. Dies ist nicht der Ort, um die relative Bedeutung der beiden zu diskutieren. Und obwohl ich keine Geduld mit der Kunst um der Kunst willen habe, erkenne ich an, dass der Wissenschaftler nicht in einen engen Kanal gesteckt werden kann und in eine bestimmte Richtung gehen muss. Wissenschaftliche Untersuchungen, die ziellos und nutzlos schienen, haben manchmal zu sehr wichtigen Ergebnissen geführt, und ich würde die Wissenschaft nicht um ihrer selbst willen verunglimpfen. Sie hat ihren Nutzen. Dennoch habe ich persönlich keine Verwendung für sie. Für mich muss alles einen direkten menschlichen Zweck, eine bestimmte menschliche Anwendung haben. Wenn der Kelch des menschlichen Lebens so sehr mit Leid, Schmerz und Elend gefüllt ist, erscheint es mir als engstirniges Dilettantentum oder regelrechte Scharlatanerie, sich kleinlichen oder bizarren Problemen zu widmen, die keinen Bezug zum menschlichen Glück haben können, und von Selbstzufriedenheit und Selbstdarstellung zu schwärmen. Man kann so viel Selbstdarstellung haben, wie man will, und gleichzeitig nützliche Arbeit leisten.

Und die Arbeit für die Menschheit schließt einen gesunden Hedonismus nicht aus; nicht den engen zyrenäischen, sondern einen aufgeklärten altruistischen Hedonismus. Und beim Schreiben dieses Buches habe ich das menschliche Problem ständig vor Augen gehabt. Es war nicht mein Bestreben, nur interessante Fakten zu vermitteln: Mein Anliegen war die praktische Anwendung dieser Fakten, ihre Beziehung zum menschlichen Glück.

Wenn dieses Buch, wie ich zuversichtlich hoffe, dazu beitragen kann, einige mittelalterliche Aberglauben zu zerstören, einige behindernde und einengende Irrtümer zu beseitigen, etwas Hoffnung in die Herzen der Hoffnungslosen zu bringen, ein wenig Freude in die Häuser der Freudlosen zu bringen, die Summe des menschlichen Glücks in einem wie auch immer gearteten Maße zu erhöhen, dann wird seine Mission glorreich erfüllt worden sein.

Denn das ist die Aufgabe des Buches: die Summe des menschlichen Glücks zu erhöhen.

W.J.R.

12 Mount Morris Park W.,
New York City.
1. Januar 1917.

KAPITEL I

DIE VORRANGIGE NOTWENDIGKEIT VON SEXUALKUNDE FÜR MÄDCHEN UND FRAUEN

Warum Sexualwissen für Mädchen und Frauen von größter Bedeutung ist - Warum ein Fehltritt bei einem Mädchen schwerwiegendere Folgen hat als ein Fehltritt bei einem Jungen - Welchen Platz die Liebe im Leben der Frau einnimmt - Die körperlichen Behinderungen der Frau.

Alle sind sich einig - ich meine alle, die des Denkens fähig sind und über das Thema nachgedacht haben -, dass es für das Wohlergehen der Rasse und für sein eigenes körperliches und geistiges Wohlergehen wichtig ist, dass der Junge einen gewissen Sexualunterricht erhält. Nicht alle sind sich einig über die Art des Unterrichts, seinen Umfang, das Alter, in dem damit begonnen werden sollte, und darüber, wer der Lehrer sein sollte - der Vater, der Hausarzt, der Schullehrer oder ein speziell vorbereitetes Buch - , aber über die Notwendigkeit von Sexualkunde für den Jungen gibt es jetzt eine wesentliche Übereinstimmung - sowohl unter den Konservativen als auch unter den Radikalen.

In Bezug auf die Sexualkunde für Mädchen gibt es keine solche Vereinbarung. Es gibt immer noch viele Männer und Frauen - und nicht nur unter den Konservativen -, die strikt dagegen sind, dass Mädchen in sexuellen Dingen unterrichtet werden. Einige sagen, dass eine solche Unterweisung - abgesehen von einigen hygienischen Regeln über die Menstruation - unnötig sei, weil der Sexualtrieb in den Mädchen vergleichsweise spät erwache und es für sie Zeit genug sei, diese Dinge nach der Heirat zu lernen. Andere befürchten, dass sexuelles Wissen das Geheimnis und die Romantik des Sexes zerstören und unsere Mädchen ihrer größten Reize berauben würde - Bescheidenheit und Unschuld. Wieder andere befürchten, dass der Sexualkundeunterricht dazu neigen würde, den Sexualtrieb in unseren Mädchen vorzeitig zu wecken; er würde ihre Gedanken auf Dinge lenken, über die sie sonst nicht nachdenken würden; und sie argumentieren, dass die Warnungen vor Geschlechtskrankheiten, Prostitution usw., die fester Bestandteil des

Sexualkundeunterrichts sind, dazu neigen, eine zynische, feindselige Haltung gegenüber dem männlichen Geschlecht zu schaffen, die sogar zu hypochondrischen Ideen und Abneigung gegen die Ehe führen kann.

Ich bestreite nicht, dass in all den oben genannten Einwänden ein Körnchen Wahrheit steckt. Der Sexualkundeunterricht führt dazu, dass *einige* Mädchen früher an sexuelle Angelegenheiten denken, als sie es sonst tun würden, und einige Mädchen sind verbittert und hypochondrisch geworden und haben sich vor dem männlichen Geschlecht geekelt. Aber es wäre nicht schwer nachzuweisen, dass nicht der Sexualkundeunterricht *an sich* für diese beklagenswerten Ergebnisse verantwortlich war, sondern die *falsche* Art des Unterrichts - die falsche Betonung, die reißerischen Übertreibungen, die das Unheil verursachten, und nicht die Wahrheit. Mit anderen Worten: Nicht die Sexualaufklärung, sondern die Sexualfehlinformation ist das Verhängnisvolle. Und natürlich wird jeder zustimmen: lieber gar keine Information als falsche Information.

Aber wenn die Informationen, die vermittelt werden sollen, gesund, ehrlich und wahrheitsgemäß sind, ohne die Übel zu übertreiben und ohne die dunklen Schatten unseres Sexuallebens übermäßig zu betonen, dann können die Ergebnisse nur segensreich sein. Und die Aufgabe, die ich mir in diesem Buch gestellt habe, besteht darin, unseren Mädchen und Frauen eine vernünftige, ehrliche und aufrichtige Information über ihre Geschlechtsorgane und ihre sexuelle Natur zu geben, eine Information, die absolut frei ist von reißerischen Darstellungen einerseits und rührseliger Sentimentalität andererseits. Das weibliche Geschlecht braucht solche Informationen, viel mehr als das männliche Geschlecht. Ja, wenn Jungen, wie man sich heute allgemein einig ist, Sexualkunde brauchen, dann brauchen Mädchen sie viel mehr. Und warum? Aus mehreren wichtigen Gründen.

Der erste Grund, warum der Sexualkundeunterricht für Mädchen noch wichtiger ist als für Jungen, liegt darin, dass ein Fehltritt bei einem Mädchen viel verheerendere Folgen hat als bei einem Jungen. Die verhängnisvollen Folgen eines Fehltritts bei einem Jungen sind nur physischer Natur; die Folgen *desselben* Fehltritts bei einem Mädchen können physischer, moralischer, sozialer und wirtschaftlicher Natur sein. Um es noch deutlicher zu sagen. Wenn sich ein Junge aus Unwissenheit unüberlegt auf unerlaubte sexuelle Beziehungen einlässt, kann die schlimmste Folge für ihn die Ansteckung mit einer Geschlechtskrankheit sein. Aber er wird nicht als unmoralisch angesehen, er wird nicht verachtet, er wird nicht geächtet, er verliert nicht im Geringsten sein soziales Ansehen, und wenn er von seiner Geschlechtskrankheit geheilt ist, hat er keine Schwierigkeiten, zu heiraten. Er muss nicht einmal seine sexuelle Vergangenheit vor seiner Frau verheimlichen. Aber wenn ein Mädchen einen Fehltritt begeht, hat das schreckliche Folgen: Es kann sie nicht nur ihre Gesundheit und ihr gesellschaftliches Ansehen kosten, sondern sie kann sogar mit ihrem Leben bezahlen müssen. Sie läuft genauso wie der Junge Gefahr, sich mit Geschlechtskrankheiten anzustecken, aber zusätzlich läuft sie Gefahr, schwanger zu werden, was in unserem heutigen Gesellschaftssystem eine echte Katastrophe ist. Um sich vor der Schande eines unehelichen Kindes zu bewahren, kann sie eine Abtreibung vornehmen lassen; die Abtreibung mag keine schlimmen Folgen haben, aber sie kann, wenn sie stümperhaft durchgeführt wird, sie lebenslang zu einem Invaliden machen, oder sie kann sie sogar töten. Wenn sie so unglücklich ist, dass sie niemanden dazu bringen kann, eine Abtreibung vorzunehmen, bringt sie ein uneheliches Kind zur Welt, das sie in den meisten Fällen gezwungen ist, es in irgendeiner Anstalt unterzubringen, wo sie hofft und betet, dass es bald stirbt - und im Allgemeinen stirbt es auch. Wenn es nicht stirbt, hängt für den Rest ihres Lebens ein Damoklesschwert über ihrem Kopf, und sie ist in ständiger Angst, dass ihre Sünde aufgedeckt wird. Sie erlaubt sich nicht, nach einem Partner zu suchen, aber wenn sie doch heiratet, hat sie ständig das Gespenst ihrer Erfahrung vor der Ehe vor Augen. Nach vielen Jahren des Ehelebens kann sich der Ehemann von ihr scheiden lassen, wenn er herausfindet, dass sie „gesündigt" hat, bevor sie ihn kannte. Und wenn der Ehemann kein aufgeschlossener Mann ist, der sie wirklich liebt, und wenn sie ihm nicht vor der Heirat reinen Wein eingeschenkt hat, ist ihr Leben eine ständige Tortur. Aber selbst wenn das Mädchen der Schwangerschaft entkommen ist, wird sie allein durch die Feststellung, dass sie eine unerlaubte Erfahrung gemacht hat, ihres gesellschaftlichen Ansehens beraubt oder zu einer Ausgestoßenen gemacht, und ihre Chancen, jemals zu heiraten und ein eigenes Heim zu gründen, werden völlig zerstört oder stark verringert. Sie muss bis ans Ende ihrer Tage eine einsame Wanderin bleiben.

Der enorme Unterschied in den Folgen eines Fehltritts bei einem Jungen und einem Mädchen ist deutlich zu sehen, und allein aus diesem Grund, wenn auch aus keinem anderen, ist der Sexualkundeunterricht für das Mädchen von größerer Bedeutung als für den Jungen.

Aber es gibt noch andere wichtige Gründe, und einer davon wird von Byron in seinen beiden bekannten Zeilen wunderschön und wahrheitsgemäß ausgedrückt.

Die Liebe des Menschen ist für das
Leben des Menschen eine Sache für sich,
Das ist die ganze Existenz der Frau.

Ja, die Liebe ist das ganze Leben einer Frau.

Einige moderne Frauen mögen dem widersprechen. Sie könnten sagen, dass dies auf die Frau der Vergangenheit zutraf, die von allen anderen Bereichen menschlicher Aktivität ausgeschlossen war. Die Frau von heute hat andere Interessen als die der Liebe. Aber ich behaupte, dass dies nur auf einen kleinen Prozentsatz der Frauen zutrifft; und selbst bei dieser kleinen Minderheit von Frauen können soziale, wissenschaftliche und künstlerische Aktivitäten nicht den Platz der Liebe einnehmen; wie beschäftigt und erfolgreich diese Frauen auch sein mögen, sie werden Ihnen sagen, wenn Sie ihr Vertrauen genießen, dass sie unglücklich sind, wenn ihr Liebesleben unbefriedigend ist. Nichts, gar nichts kann die Leere füllen, die durch den Mangel an Liebe entsteht. Die verschiedenen Aktivitäten mögen helfen, die Leere zu verdecken, sie vor fremden Augen zu schützen, sie können sie nicht füllen. Denn im Grunde ist die Frau für die Liebe geschaffen. Nicht ausschließlich, aber im Wesentlichen, und eine Frau, die in ihrem Leben keine Liebe erfahren hat, ist ein Versager. Die wenigen Ausnahmen, die erwähnt werden können, unterstreichen nur die Regel.

Aber nicht nur psychisch ist das Liebes- und Sexualleben der Frau wichtiger als das des Mannes, auch physisch ist sie sich ihres

Geschlechts viel bewusster und wird durch die Manifestation ihrer sexuellen Natur viel mehr behindert als der Mann. Um nur eine Funktion zu nennen: die Menstruation. Vom 13. oder 14. bis zum fünfundvierzigsten oder fünfzigsten Lebensjahr wird die Frau monatlich daran erinnert, dass sie eine Frau ist, dass sie ein geschlechtliches Wesen ist; und während diese periodisch wiederkehrende Funktion für viele Frauen nur eine Quelle von Ärgernis oder Unbehagen ist, ist sie für eine große Anzahl von Frauen eine Ursache von Schmerzen, Kopfschmerzen, Leiden oder völliger Behinderung. Der Mann hat praktisch sein ganzes Leben lang kein solches Phänomen, das ihn stört.

Aber noch wichtiger sind die Ergebnisse der Liebesbeziehung, der sexuellen Beziehung. Ein Mann ist nach einer sexuellen Beziehung genauso frei wie vorher. Eine Frau hat, wenn die Beziehung zu einer Schwangerschaft geführt hat, was in der Regel der Fall ist, es sei denn, es werden besondere Anstrengungen unternommen, damit es nicht dazu kommt, neun beschwerliche Monate vor sich, Monate des Unbehagens, wenn nicht gar des Leidens; sie hat dann eine äußerst anstrengende und schmerzhafte Prüfung vor sich, die Geburt, und dann gibt es eine weitere anstrengende Zeit, die Zeit des Stillens oder des Säugens und der Erziehung des Kindes. Die Strafe scheint fast zu groß zu sein.

Und wenn die Frau kurz davor steht, ihre Menstruation einzustellen, geschieht dies nicht reibungslos und bequem. Sie muss eine Periode durchlaufen, die Menopause genannt wird, die ein oder zwei Jahre dauern kann und die eigene Unannehmlichkeiten und Gefahren mit sich bringen kann. Der Mann muss keine so ausgeprägte Abgrenzung zwischen seinem sexuellen und seinem nicht-sexuellen Leben durchlaufen. Alles in allem lässt sich nicht leugnen, dass die Frau viel mehr Sklavin ihrer sexuellen Natur ist als der Mann von seiner. Ja, die Natur hat die Frau viel stärker behindert als den Mann.

Kurzum, sowohl in Anbetracht der Tatsache, dass sexuelle Unwissenheit mit ihren möglichen Fehltritten für das Mädchen viel verhängnisvollere Folgen hat als für den Jungen, als auch in Anbetracht der Tatsache, dass der Geschlechtstrieb und seine physischen und psychischen Erscheinungsformen im Leben der Frau eine viel wichtigere Rolle spielen als im Leben des Mannes, halten wir die Notwendigkeit der Sexualerziehung bei der Frau für viel größer als beim Mann. Ich möchte nicht missverstanden werden, als würde ich die Notwendigkeit der Sexualerziehung für den Mann unterschätzen - nur halte ich die Notwendigkeit für die Frau für noch größer.

KAPITEL II

DIE WEIBLICHEN GESCHLECHTSORGANE: IHRE ANATOMIE

Die inneren Geschlechtsorgane-Die Eierstöcke-Die Eileiter-Der Uterus-Die Abteilungen des Uterus-Anteversion, Anteflexion, Retroversion, Retroflexion des Uterus-Endometritis-Die Vagina-Das Jungfernhäutchen-Imperforiertes Jungfernhäutchen-Die äußeren Geschlechtsorgane-Die Vulva, die großen Schamlippen, die kleinen Schamlippen, der Mons Veneris, die Klitoris, die Harnröhre-Die Brüste-Das Becken-Der Unterschied zwischen dem männlichen und weiblichen Becken.

Die Organe, die in erster Linie ein Geschlecht vom anderen unterscheiden, sind die Geschlechtsorgane. Mit Hilfe der Geschlechtsorgane werden Kinder gezeugt und auf die Welt gebracht, wird die Rasse *fortgepflanzt* und aufrechterhalten. Aus diesem Grund werden die Geschlechtsorgane auch Fortpflanzungsorgane genannt.

Als Erstes müssen wir uns mit der *Struktur* und der *Lage* der Geschlechtsorgane vertraut machen, d. h. wir müssen uns eine Vorstellung von ihrer *Anatomie* verschaffen.

Die weiblichen Geschlechtsorgane, auch Fortpflanzungsorgane oder Zeugungsorgane genannt, werden in innere und äußere unterteilt. Die inneren sind die wichtigsten und bestehen aus: den Eierstöcken, den Eileitern, der Gebärmutter und der Vagina. Die äußeren Geschlechtsorgane der Frau sind: die Vulva, das Jungfernhäutchen und die Klitoris. Zu den äußeren Organen gehören im Allgemeinen auch der Venushügel und die Brüste oder Brustdrüsen.

UNTERKAPITEL A - DIE INNEREN GESCHLECHTSORGANE

Die Eierstöcke. Die Eierstöcke sind die wesentlichen Organe der Fortpflanzung. Denn sie sind es, die die Eier oder *Eizellen* hervorbringen, die sich nach der *Befruchtung* durch die Samenzellen des Mannes zu Kindern entwickeln. Ohne die Eierstöcke der Frau, genauso wie ohne die Hoden des Mannes (denen sie entsprechen), könnten keine Kinder gezeugt werden, und die gesamte menschliche Rasse würde schnell von unserem Planeten verschwinden. Die Eierstöcke sind zwei an der Zahl; sie sind in den *breiten Bändern* eingebettet, die die Gebärmutter im Becken stützen, einer auf jeder Seite der Gebärmutter. Sie sind von gräulicher oder weißlich-rosa Farbe, etwa eineinhalb Zentimeter lang, drei Viertel Zentimeter breit und ein Drittel Zentimeter dick. Sie wiegen zwischen einem Achtel und einem Viertel einer Unze. Ihre Oberfläche ist entweder glatt oder rau und faltig. Wenn Sie sich eine große blanchierte Mandel vorstellen, haben Sie eine ziemlich genaue Vorstellung von der Größe und Form eines Eierstocks.

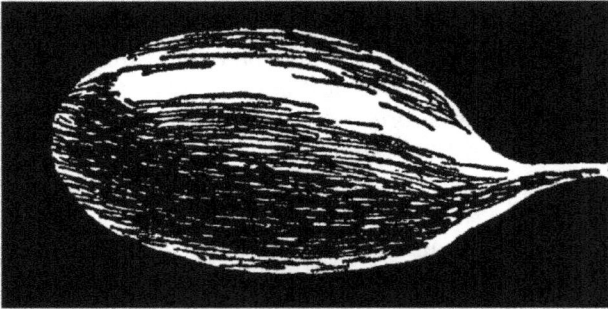

Eierstock

Die Eileiter. Die Eileiter (so genannt nach Fallopius, einem großen Anatomen, der sie entdeckte; auch Ovidukte genannt: Eileiter, weil sie die Eier vom Eierstock in die Gebärmutter leiten) sind zwei sehr dünne Röhren, die sich von jedem oberen Winkel der Gebärmutter bis zu den Eierstöcken erstrecken; an ihrem ovariellen Ende erweitern sie sich jedoch zu einem gefransten und trompetenförmigen Ende. Die Fransen werden als *Fimbrien bezeichnet*. Sie sind etwa fünf Zentimeter lang und haben nur einen Durchmesser von etwa einem Sechzehntel Zoll; die Funktion der Röhren besteht darin, die Eizellen aufzufangen, wenn sie aus den Eierstöcken hervorbrechen, und sie zur Gebärmutter zu befördern. In Anbetracht des sehr engen *Lumens* oder *Kalibers* der Eileiter ist es leicht zu verstehen, warum selbst eine sehr leichte Entzündung dazu neigt, sie zu verstopfen, ihre Mündungen oder Öffnungen zu versiegeln und so die Frau *unfruchtbar zu* machen oder unfähig, Kinder zu bekommen. Denn wenn die Eileiter „verstopft" sind, haben die Eier oder Eizellen keine Möglichkeit, die Gebärmutter zu erreichen.

Der griechische Name für den Eileiter ist salpinx (salpinx bedeutet auf Griechisch Rohr). Eine Entzündung des Eileiters wird daher Salpingitis genannt. (Eine Salpingitis bewirkt bei der Frau die gleiche Unfruchtbarkeit wie eine Epididymitis beim Mann). Die Salpingektomie ist die Durchtrennung des gesamten oder eines Teils des Eileiters (entspricht der Vasektomie beim Mann).

1. Öffnungen in den Eileitern. 2. Der Mund der Gebärmutter.

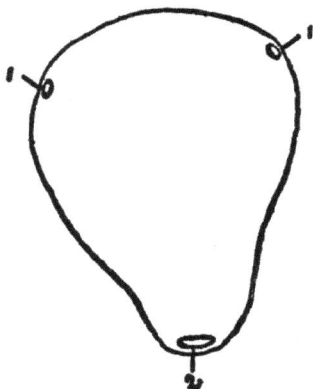

Die Gebärmutter. Der Uterus oder die Gebärmutter ist das Organ, in dem die befruchtete Eizelle wächst und sich zu einem Kind entwickelt. Sie ist ein hohles, muskulöses Organ von der Größe einer Birne mit dicken Wänden, das sich unter dem Einfluss der Schwangerschaft stark ausdehnen und wachsen kann. Der breite Teil der Birne wird als Gebärmutterkörper bezeichnet, der untere schmale Teil als Gebärmutterhals oder *Zervix*. Die Gebärmutter des erwachsenen Mädchens oder der erwachsenen Frau ist etwa drei Zoll lang, im oberen Teil zwei Zoll breit und fast einen Zoll dick. Sie wiegt zwischen einer Unze und eineinhalb Unzen. Wenn sich die Gebärmutter in einem schwangeren Zustand befindet, nimmt sie enorm an Größe und Gewicht zu, wie wir in einem späteren Kapitel sehen werden. Der Hohlraum der Gebärmutter hat die Form eines

Dreiecks; an jedem oberen Winkel befindet sich eine kleine Öffnung, die mit dem Eileiter in Verbindung steht; der obere Teil der Gebärmutter wird als Fundus bezeichnet; die äußere Öffnung der Gebärmutter, die sich in der Mitte des Gebärmutterhalses befindet, wird als Muttermund, oder als *Os* oder äußerer Muttermund bezeichnet.

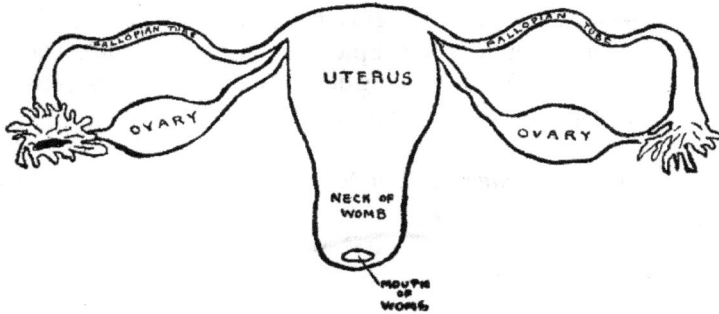

Die Gebärmutter befindet sich in der Mitte des Beckens zwischen der Blase und dem Enddarm. Sie wird von bestimmten Bändern gestützt, vor allem von den breiten Bändern. Durch allgemeine Schwäche, zu harte körperliche Arbeit oder das Heben schwerer Gewichte können sich die Bänder jedoch dehnen und die Gebärmutter kann tief in die Scheide sinken, was als Gebärmuttervorfall bezeichnet wird. Oder die Gebärmutter kann sich nach vorne drehen, dann spricht man von einer *Anteversion*. Wenn die Gebärmutter nach vorne *gebogen* (oder *gebeugt*) ist, spricht man von *Anteflexion*. Ist die Gebärmutter nach hinten gedreht, nennt man diesen Zustand *Retroversion*; ist sie nach hinten gebogen oder gebeugt, nennt man diesen Zustand *Retroflexion*. Ein extremes Maß an Anteversion oder Anteflexion oder Retroversion oder Retroflexion kann die Befruchtung beeinträchtigen, da die Spermien die Öffnung der Gebärmutter - den äußeren Muttermund - nur schwer oder gar nicht erreichen können.

Der gesamte Hohlraum der Gebärmutter ist von einer Schleimhaut ausgekleidet;[1] diese Schleimhaut wird als Endometrium (Endo-inneres; Metra-Gebärmutter) bezeichnet. Eine Entzündung der Gebärmutterschleimhaut wird als *Endometritis bezeichnet.* Die Gebärmutterschleimhaut ist hauptsächlich an der Menstruation beteiligt, d. h. sie ist der Ursprung des monatlichen Blutausflusses.

Die Vagina [vagina auf Lateinisch - Scheide. Die Vagina ist die Röhre oder der Kanal, der als Durchgang zwischen der Gebärmutter und der Außenseite des Körpers dient. Sie erstreckt sich von den äußeren Genitalien oder der Vulva bis zum Gebärmutterhals und umschließt diesen über eine gewisse Strecke. Er ist ein starker, fibröser Kanal, der mit Schleimhaut ausgekleidet ist. Er ist innen nicht glatt, sondern in Falten oder *Rugæ* gegliedert, so dass er sich im Bedarfsfall, wie bei der Geburt, stark dehnen kann und den Durchgang des Kopfes eines Kindes ermöglicht. Die Länge des Vaginalkanals beträgt zwischen drei und fünf Zoll, aber er ist im Allgemeinen bei Frauen, die ein oder mehrere Kinder geboren haben, viel größer als bei Frauen, die keine Kinder geboren haben.

In der Nähe des Scheideneingangs befinden sich zwei kleine Drüsen, die etwa so groß wie eine Erbse sind und Schleim absondern. Sie werden Bartholin-Drüsen genannt. Gelegentlich entzünden sie sich und verursachen große Beschwerden.

---

[1] Schleimhaut - kurz gesagt eine Membran, die Schleim oder eine andere Flüssigkeit absondert.

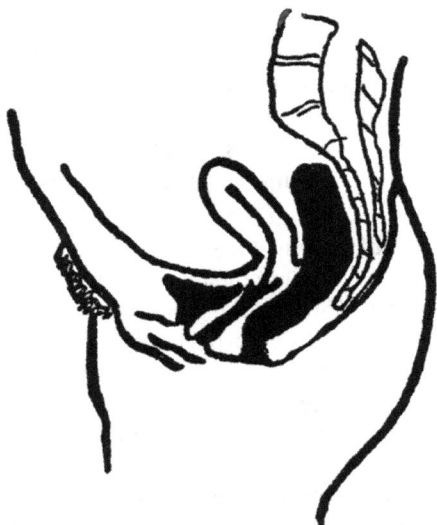

Anteversion des Uterus.

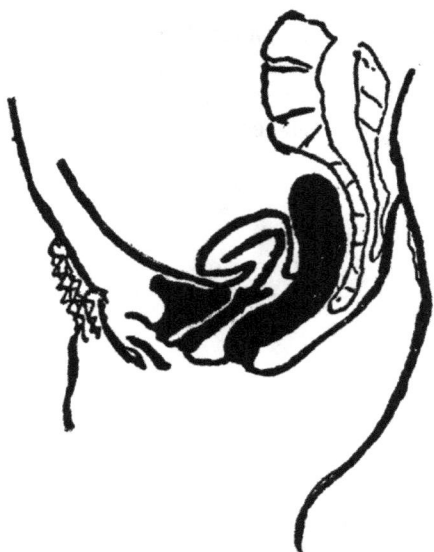

Anteflexion des Uterus.

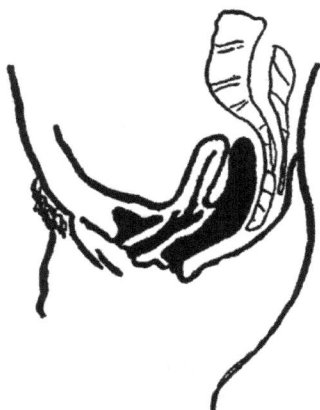

Retroversion des Uterus.

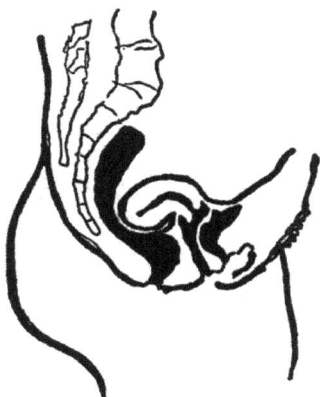

Retroflexion des Uterus.

Das Hymen [Hymen auf Griechisch - eine Membran. Die äußere Öffnung der Vagina ist bei Jungfrauen, d. h. bei Mädchen oder Frauen, die noch keinen Geschlechtsverkehr hatten, fast vollständig durch eine Membran verschlossen, die Hymen genannt wird. Der vulgäre Name für das Jungfernhäutchen ist „Jungfernkopf". Das Jungfernhäutchen kann verschiedene Formen und eine unterschiedliche Konsistenz aufweisen. Bei manchen Mädchen ist es ein sehr dünnes Häutchen, das leicht reißt, bei anderen ist es recht zäh. Am oberen Rand oder in der Mitte des Jungfernhäutchens befindet sich eine Öffnung, durch die Sekrete aus der Scheide und

Blut aus der Gebärmutter eindringen können. In seltenen Fällen hat das Jungfernhäutchen keine Öffnung, d. h. die Scheide ist vollständig verschlossen. Ein solches Jungfernhäutchen wird als *imperforiert* (nicht perforiert) bezeichnet. Wenn das Mädchen zu menstruieren beginnt, kann das Blut nicht abfließen und sammelt sich in der Scheide. In solchen Fällen muss das Jungfernhäutchen von einem Arzt geöffnet oder aufgeschlitzt werden. In einigen Fällen ist das Jungfernhäutchen angeboren, das heißt, das Mädchen wird ohne Jungfernhäutchen geboren. Während das Jungfernhäutchen in der Regel beim ersten Geschlechtsverkehr reißt, bleibt es in einigen Fällen, da es elastisch und dehnbar ist, nach dem Geschlechtsverkehr unzerstört bestehen. Man sieht also, dass das Vorhandensein des Jungfernhäutchens kein absoluter Beweis für die Jungfräulichkeit ist, ebenso wenig wie das Fehlen des Jungfernhäutchens ein absoluter Beweis dafür ist, dass das Mädchen Geschlechtsverkehr hatte. Das Mädchen kann ohne Jungfernhäutchen geboren worden sein, oder es kann durch eine vaginale Untersuchung, durch eine vaginale Spülung, durch Kratzen, um den Juckreiz zu lindern, oder durch einen Unfall zerrissen worden sein.

Die Überreste des Jungfernhäutchens schrumpfen nach dessen Zerreißen und bilden kleine Erhebungen, die man leicht ertasten kann; sie werden als Karunkel bezeichnet. [Im Lateinischen *carunculæ myrtiformes*, was im Englischen myrtleberry-shaped caruncles bedeutet; caruncle ist eine kleine fleischige Erhebung; abgeleitet von *caro*, was im Lateinischen Fleisch bedeutet.

UNTERKAPITEL B - DIE ÄUSSEREN GENITALIEN

Die Vulva. Die äußeren Genitalien der Frau werden als *Vulva* bezeichnet. Die Vulva besteht aus den großen Schamlippen, die außen liegen und beim erwachsenen Mädchen mit Haaren bedeckt sind, und den kleinen Schamlippen, die innen liegen und normalerweise nur zu sehen sind, wenn die großen Schamlippen entfernt werden.

[Vulva bedeutet auf Lateinisch Falttür. Die Alten hatten eine Vorliebe dafür, den Dingen ausgefallene Namen zu geben.

Der Mons Veneris. Die Erhebung über der Vulva, die in der Pubertät mit Haaren bedeckt wird, trägt den Phantasienamen *Mons Veneris* oder Venusberg. Er ist normalerweise gut mit Fettgewebe ausgepolstert.

Die Klitoris. Die Klitoris ist ein kleiner Körper von etwa einem Zentimeter Länge, der sich unterhalb des Venushügels befindet und teilweise oder ganz von den oberen Rändern der kleinen Schamlippen bedeckt ist.

Die Harnröhre (Urethra). Zwischen der Klitoris oben und der Öffnung der Vagina unten befindet sich die Öffnung der *Harnröhre* oder der Harnröhrengang, durch den der Urin fließt. Viele Frauen sind so unwissend oder, sagen wir, unschuldig, dass sie glauben, der Urin fließe durch die Vagina ab. Das ist aber nicht der Fall. Die Vagina hat mit dem Vorgang des Urinierens nichts zu tun.

Wenn wir die weiblichen Geschlechtsorgane noch einmal aufzählen, aber in umgekehrter Reihenfolge, von vorne nach hinten oder von außen nach innen, haben wir: Der Venushügel und die großen Schamlippen, oder die äußeren Lippen der Vulva; dies sind die deutlich sichtbaren Teile der weiblichen Geschlechtsorgane. Wenn man die großen Schamlippen auseinander nimmt, sieht man die kleinen Schamlippen; wenn man die großen und die kleinen Schamlippen auseinander nimmt, kann man die Klitoris und das Jungfernhäutchen bzw. die Reste des Jungfernhäutchens sehen oder fühlen. Dann haben wir die Vagina, einen großen, dehnbaren, häutigen Muskelkanal, in dessen oberem Teil der Gebärmutterhals (Zervix) zu sehen (wenn ein Spekulum verwendet wird) oder mit dem Finger zu fühlen ist. Nur der Gebärmutterhals kann gesehen werden, aber der Rest der Gebärmutter, der breitere Teil, kann leicht ertastet und untersucht werden, indem man eine Hand in die Vagina und die andere Hand über den Bauch führt. An die Gebärmutter schließen sich die Eileiter an, und unterhalb der trompetenförmigen Enden der Eileiter befinden sich die Eierstöcke, die in den breiten Bändern eingebettet sind, einer auf jeder Seite.

Die Brüste. Die Brüste, auch Milchdrüsen oder mammæ [lateinisch mamma, Brust] genannt, können als akzessorische Organe der Fortpflanzung betrachtet werden. Beim Mann sind sie nicht von Bedeutung, da sie in der Regel nur rudimentär ausgebildet sind, bei der Frau hingegen sind sie von großer Bedeutung. Sie produzieren Milch, die für die richtige Ernährung des Säuglings notwendig ist, und sie tragen viel zur Schönheit und Attraktivität der Frau bei. Sie sind somit eine Hilfe für die Frau bei der Suche nach einem Partner oder einem Ehemann. Die hervorstehende Erhebung der Brust, die das Kind beim Stillen in den Mund nimmt, wird Brustwarze genannt; der dunkler gefärbte Bereich, der die Brustwarze umgibt, heißt Warzenhof.

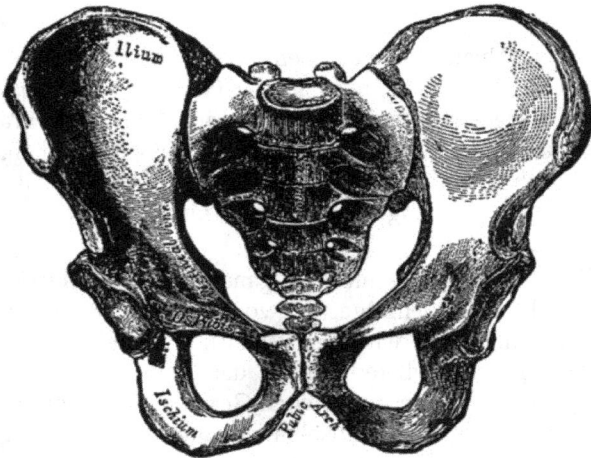

Das Becken des Mannes.

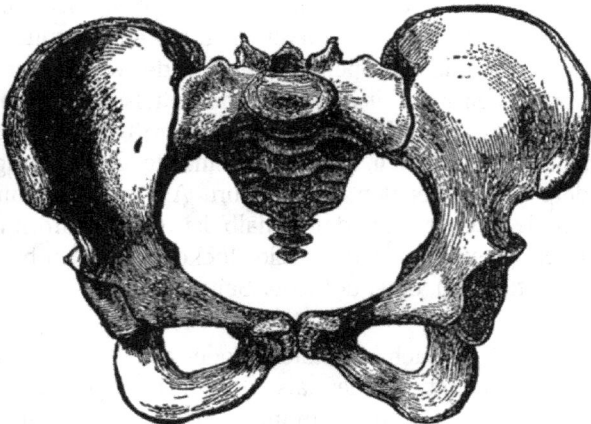

Das Becken der Frau.

UNTERKAPITEL C - DAS BECKEN

Die inneren Geschlechtsorgane befinden sich im unteren Teil der Bauchhöhle, dem so genannten *Becken* oder der Beckenhöhle. Die Bedeutung des lateinischen Wortes „pelvis" ist „Becken". Das Becken, das auch als Beckengürtel oder Beckenbogen bezeichnet wird, bildet ein knöchernes Becken und setzt sich aus drei kräftigen Knochen zusammen: dem Kreuzbein, das aus fünf miteinander verschmolzenen Wirbeln besteht und den festen Teil der Wirbelsäule im Rücken bildet, und den beiden Hüftknochen, einem auf jeder Seite. Die beiden Hüftknochen treffen vorne aufeinander und bilden den *Schambeinbogen*.

Die Hüftknochen werden im Lateinischen als ossa innominata (namenlose Knochen) bezeichnet, und jeder Hüftknochen besteht aus drei Knochen: dem Darmbein, dem Sitzbein und dem Schambein. Die Oberschenkel sind an den Hüftknochen befestigt, und an den Hüftknochen sind auch die großen Gesäßmuskeln befestigt, die das Gesäß oder den „Sitz" bilden.

Das Becken der Frau unterscheidet sich erheblich vom Becken des Mannes. Das weibliche Becken ist flacher und breiter, weniger massiv, die Ränder der Knochen sind weiter auseinander, wodurch die Hüften stärker hervortreten; das Kreuzbein ist kürzer und weniger gekrümmt, und der Schambeinbogen ist breiter und runder. All dies ist notwendig, damit der Kopf des Kindes hindurchpassen kann. Wäre das weibliche Becken genau wie das männliche, könnte ein volljähriges, lebendes Kind niemals hindurchpassen. Die beiden Abbildungen zeigen sehr deutlich die Unterschiede zwischen dem männlichen und dem weiblichen Becken.

Beachten Sie vor allem die Unterschiede in den Schambeinbögen: Beim männlichen Becken handelt es sich eher um einen Winkel als um einen Bogen. Beachten Sie auch, wie viel länger und massiver das Kreuzbein (mit dem daran befestigten Knochen, dem Steißbein[2]

---

[2] Das Steißbein besteht aus drei rudimentären Wirbeln; es ist das Überbleibsel eines Organs, das wir einst gemeinsam mit vielen anderen Tieren besaßen, nämlich eines Schwanzes.

) im männlichen Becken ist. Die Unterschiede in den Becken (der Plural von Becken ist Becken) von Mann und Frau werden in der Pubertät voll ausgeprägt, sind aber bereits im vierten Monat des intrauterinen Lebens vorhanden.

KAPITEL III

DIE PHYSIOLOGIE DER WEIBLICHEN GESCHLECHTSORGANE

Funktion der Eierstöcke - Innere Sekretion der Eierstöcke - Funktion der inneren Sekretion - Anzahl der Eizellen in den Eierstöcken - Die Graaf'schen Follikel - Eisprung - Corpora Lutea - Funktion der Eileiter - Funktion der Vagina - Funktionen der Vulva, der Klitoris und des Venushügels - Funktion der Brüste - Neben der Milchabsonderung hat die Brust eine sexuelle Funktion - Der Orgasmus - Pollutionen bei Frauen - Sekundäre Geschlechtsmerkmale - Unterschiede zwischen Frau und Mann.

Die Bedeutung eines Organs hängt von seiner *Funktion* ab, davon, was es tut, und nicht so sehr davon, was es ist. Es ist wichtig, die Größe, die Struktur und die Lage eines Organs zu kennen, aber es ist noch wichtiger, seine Funktion zu kennen; mit anderen Worten, für unsere Zwecke ist es wichtig, die *Physiologie* als die Anatomie der Geschlechtsorgane zu kennen.

UNTERKAPITEL A - FUNKTION DER OVARIEN

Wie die Hoden beim Mann, so sind die Eierstöcke bei der Frau die wesentlichen Geschlechtsorgane. Sie sind die grundlegenden Organe, ohne die die anderen Sexualorgane nutzlos sind. Wie die Hoden des Mannes haben auch die Eierstöcke zwei verschiedene Funktionen und stellen zwei verschiedene Substanzen her. Die eine Funktion ist die Herstellung von Eiern; diese Funktion, die als oögenetische oder eierproduzierende Funktion bezeichnet wird, ist ihre *rassische* Funktion; ohne sie könnte sich die Rasse nicht fortpflanzen. Aber der Eierstock hat auch eine *individuelle* Funktion. Neben den Eizellen produziert der Eierstock ein so genanntes *inneres* Sekret, das vom Blut aufgenommen wird und für die Frau selbst von größter Bedeutung ist. Während die Produktion der Eizellen erst in der Pubertät mit der Menstruation beginnt und mit der Menopause endet, dauert die Produktion des inneren Sekrets das ganze Leben der Frau an. Dieses Sekret, das aus verschiedenen chemischen Substanzen besteht, hat einen enormen Einfluss nicht nur auf die Entwicklung des Körpers der Frau, sondern auch auf ihre Gefühle.

In erster Linie ist sie für die Entwicklung der besonderen Merkmale der Frau, der *sekundären Geschlechtsmerkmale,* notwendig. Ohne diese innere Sekretion der Eierstöcke würde eine Frau mehr oder weniger wie ein Mann aussehen; sie würde nicht ihre schöne runde Form, ihr schönes langes Haar, ihre Brüste, ihr breites Becken, ihre weibliche Stimme usw. entwickeln. *Zweitens* ist die Sekretion für die richtige Entwicklung der anderen Geschlechtsorgane notwendig; wenn die Eierstöcke ausgeschaltet werden, schrumpfen die Gebärmutter, die Vagina und sogar die Vulva. *Drittens* ist es diese innere Sekretion, die in der Frau das sexuelle Verlangen erregt und sie dazu bringt, Beziehungen mit dem männlichen Geschlecht zu genießen. Werden die Eierstöcke entfernt, vor allem wenn dies in jungen Jahren geschieht, hat die Frau kein sexuelles Verlangen und kein Vergnügen. *Viertens* trägt es zur allgemeinen Gesundheit, zum Wohlbefinden, zur Energie und zur geistigen Wachheit der Frau bei.

Sie sehen, wie wichtig die innere Sekretion der Eierstöcke ist, und Sie werden leicht verstehen, warum sich die Frau, besonders wenn sie jung ist, so stark verändert, wenn die Eierstöcke durch eine Operation entfernt werden. Weil wir jetzt die große Bedeutung der Eierstöcke erkennen, lassen wir bei Operationen an erkrankten Eierstöcken immer zumindest ein kleines Stück des Eierstocks übrig, wenn es überhaupt möglich ist.

Anzahl der Eizellen. Wenn das weibliche Kind geboren wird, enthalten seine Eierstöcke so viele Eizellen, wie sie jemals enthalten werden. Sie enthalten sogar mehr, als sie in der Pubertät enthalten werden. Man schätzt, dass jeder Eierstock bei der Geburt etwa 100.000 Eizellen enthält; die meisten von ihnen verschwinden jedoch, so dass jeder Eierstock im Alter der Pubertät nur noch etwa 30.000 Eizellen enthält. Da von der Pubertät bis zu den Wechseljahren monatlich nur eine Eizelle heranreift (d.h. höchstens 300 bis 400 Eizellen im Laufe eines Lebens) und nur ein oder zwei Dutzend Eizellen für die Fortpflanzung der Rasse notwendig wären, scheint dies ein Überfluss an Eizellen, eine unnötige Verschwendung zu sein. Aber die Natur *ist* verschwenderisch, wenn es um die Fortpflanzung der Art geht. Ein Teil eines Eierstocks oder beider Eierstöcke könnte erkranken, und Tausende von Eizellen könnten für die Befruchtung untauglich werden; die Natur legt daher einen zusätzlichen Vorrat an. Ein noch auffälligeres Beispiel dieser extremen Verschwendungssucht sehen wir beim Menschen; nur ein einziges Spermatozoon ist notwendig, um die Eizelle zu befruchten, und nur ein einziges Spermatozoon kann in die Eizelle eindringen; dennoch enthält jede normale Ejakulation zwischen einer Viertel- und einer halben Million Spermatozoen.

Die Graafschen Follikel. Jede primitive oder primordiale Eizelle[3] ist in einem kleinen Bläschen oder Follikel eingebettet, das allgemein als *Graafscher Follikel* bezeichnet wird, und es gibt so viele Graafsche Follikel wie Eizellen. (Die Graafschen Follikel wurden erstmals vor etwa 250 Jahren - 1672 - von einem Delfter Arzt namens De Graaf beschrieben, daher der Name). Bis zur Pubertät, d. h. bis zum Einsetzen der Menstruation, befinden sich die Graafschen Follikel mit den Oozyten oder primitiven Eizellen in einem mehr oder weniger ruhenden Zustand. Mit dem Einsetzen der Pubertät beginnt jedoch eine Periode intensiver Aktivität in den Eierstöcken. Diese Periode der Aktivität wiederholt sich regelmäßig einmal im Monat und bildet den Prozess des *Eisprungs* und der *Menstruation*. Die beiden Vorgänge sind eng, wenn auch nicht kausal miteinander verbunden. Der Eisprung besteht in der monatlichen Reifung und dem Ausstoßen einer reifen Eizelle; die Menstruation, auf die in einem gesonderten Kapitel näher eingegangen wird, besteht im monatlichen Ausfluss von Blut, das mit Schleim aus der Gebärmutterschleimhaut vermischt ist. Alle achtundzwanzig Tage, von der Pubertät bis zur Menopause, platzt ein Graafscher Follikel und eine Eizelle wird aus dem Eierstock ausgestoßen. Bevor der Follikel platzt, schwillt er an, vergrößert sich und erreicht die Oberfläche des Eierstocks; der gesamte Follikel ist mit Blut verstopft, aber an einer Stelle nahe der Oberfläche des Eierstocks ist er blass und dünn, und hier findet die Ruptur statt.

---

[3] Das Ovum ist eigentlich das voll ausgereifte, befruchtungsfähige Ei; vor der Reife sollte es nicht als Ovum, sondern als Oozyte bezeichnet werden, und in fortgeschrittenen Abhandlungen wird es auch so genannt. Aber hier wird ovum sowohl für das unreife als auch für das reife Ei verwendet.

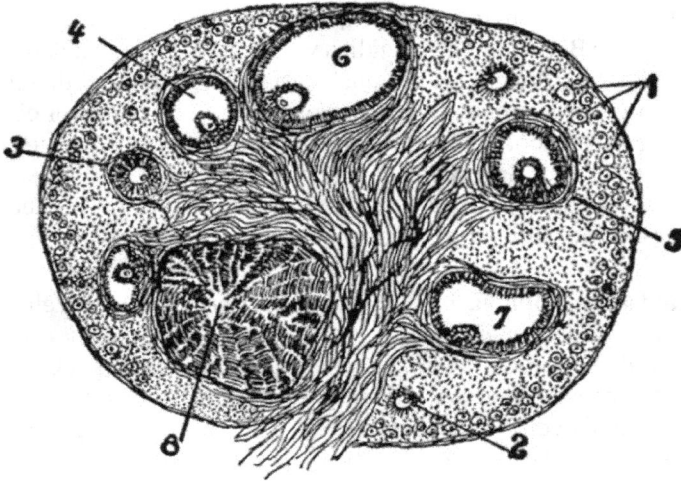

SEKTION DES OVARS.
1. Graafscher Follikel im frühesten Stadium.
2, 3, 4. Follikel in fortgeschrittenen Stadien.
5, 7. Fast reifer Follikel.
6. Follikel, aus dem die Eizelle entwichen ist.
8. Gelbkörper (Corpus luteum).

Corpora Lutea. Nach dem Platzen des Graaf'schen Follikels und dem Herausschieben der Eizelle bleibt der verbleibende Hohlraum nicht leer und funktionslos, sondern es findet ein weiterer Prozess statt: Es wachsen Zellen von gelblicher Farbe, und der Follikel füllt sich mit einem gelblichen Körper, der aufgrund seiner Farbe als *Gelbkörper* (Plural: Corpora lutea; lateinisch: luteum - gelb, corpus - Körper) bezeichnet wird. Dieser Gelbkörper nimmt an Größe zu, bis er manchmal ein Drittel des Eierstocks einnimmt. Es gibt jedoch erhebliche Unterschiede zwischen den Gelbkörpern von nicht schwangeren und schwangeren Frauen. Bis zum Ende von etwa einem Monat sind die Gelbkörper gleich, aber danach beginnt der Gelbkörper der nicht schwangeren Frau kleiner zu werden, zu schrumpfen, so dass er am Ende von zwei oder drei Monaten auf eine kleine Narbe reduziert ist und später überhaupt nicht mehr wahrgenommen werden kann. Der Gelbkörper der schwangeren Frau nimmt bis zum Ende des zweiten Monats zu, bleibt bis zum Ende des sechsten Monats etwa gleich groß und beginnt erst dann, sich allmählich zu verkleinern. Der Gelbkörper der nicht schwangeren Frau, d. h. der nach der Menstruation, wird als falscher Gelbkörper bezeichnet; der Gelbkörper nach der Schwangerschaft wird als echter Gelbkörper bezeichnet. Der Gelbkörper wirkt wie eine Drüse und bildet ein Sekret, das den Kreislauf in der Gebärmutter und die Menstruation beeinflusst. Wahrscheinlich besitzt er noch andere Eigenschaften, die uns noch nicht ganz bekannt sind. Die Gelbkörper verschiedener Tiere werden heute in Pulver- oder Tablettenform aufbereitet und in der Medizin zur Behandlung bestimmter Frauenkrankheiten eingesetzt.

UNTERKAPITEL B - FUNKTION DER ANDEREN GENITALORGANE

Funktion der Eileiter. Die Funktion der Eileiter oder Eileiter, wie sie manchmal genannt werden, besteht darin, die Eizelle aufzufangen, wenn sie den Eierstock durchstößt, und sie vom Eierstock in die Gebärmutter zu leiten. Während sich die Eizelle im engen Lumen der Röhre befindet, wird sie in der Regel von dem aus der Gebärmutter aufgestiegenen Spermium gefunden, und in der Röhre, in der Nähe ihres Eingangs in die Gebärmutter, findet normalerweise die Befruchtung statt. Nachdem die Eizelle befruchtet wurde, wandert sie langsam in die Gebärmutter hinunter, wo sie sich festsetzt und neun Monate lang wächst, bis sie bereit ist, herauszukommen und ein eigenständiges Leben zu beginnen.

Die Gebärmutter oder der Mutterleib ist das Haus des Embryos fast vom Moment der Empfängnis bis zum Moment der Geburt. In den dicken, warmen, geschützten Wänden der Gebärmutter wächst das Kind, entwickelt sich, isst und atmet, bis alle seine Organe und Funktionen ein solches Stadium der Vollkommenheit erreicht haben, dass es von sich selbst und für sich selbst leben kann. Und dies ist sozusagen die einzige Funktion der Gebärmutter, oder zumindest ihre einzige nützliche Funktion. Denn von der anderen Funktion der Gebärmutter, der Menstruation, kann man weder sagen, dass sie eine notwendige noch eine nützliche Funktion ist. Sie ist eine normale Funktion, weil sie bei jeder gesunden Frau während ihrer Gebärperiode regelmäßig auftritt, aber nicht jede normale Funktion ist eine notwendige oder nützliche Funktion. Nicht alles, was ist, ist richtig oder nützlich.

Funktion der Vagina. Die Vagina ist der Kanal, in dem der Geschlechtsverkehr stattfindet. Sie nimmt das männliche Organ (Penis) während des Geschlechtsakts auf und dient als vorübergehender Aufbewahrungsort für die männlichen Spermien. Nachdem die Spermien die Gebärmutter erreicht haben, hat die Vagina keine weitere Funktion mehr zu erfüllen.

Funktionen der Vulva, der Klitoris und des **Mons Veneris.** Die Vulva und die Klitoris haben keine besonderen Funktionen zu erfüllen, aber in ihnen, vor allem in der Klitoris, aber auch in den kleinen Schamlippen, befindet sich das Gefühl der Wollust, die lustvolle Empfindung, die während des Geschlechtsaktes erlebt wird. Ein weiterer Sitz der Wollust bei der Frau befindet sich im Gebärmutterhals der Gebärmutter.

Der Venushügel hat keine besondere physiologische Funktion zu erfüllen, aber er dient ebenso wie die Vulva als starker Anziehungspunkt für das männliche Geschlecht. Während der gesamte weibliche Körper für den Mann attraktiv ist und umgekehrt, gibt es bestimmte Zonen, die besonders anziehend oder erregend sind. Solche Zonen oder Bereiche werden als *erogene Zonen* bezeichnet - *das* Wort erogen bedeutet liebeserzeugend. Die Vulva und der Venushügel sind die stärksten erogenen Zonen; andere erogene Zonen sind die Lippen, die Brüste usw.

Funktion der Brüste. Die Funktion der Brüste besteht darin, die Jungen mit Muttermilch zu säugen, bis sie in der Lage sind, von anderer Nahrung zu leben. Der andere Name für Brüste ist Brustdrüse (lateinisch Mamma-breast), und alle Tiere, die ihre Jungen säugen, werden als Säugetiere oder Mammalia bezeichnet. Neben ihrer milchabsorbierenden Funktion stellen die Brüste eine starke erogene Zone dar; sie sind ein starker Anziehungspunkt für das männliche Geschlecht, und viele Männer fühlen sich von gut entwickelten Brüsten mehr angezogen als von einem hübschen Gesicht. Dafür gibt es einen guten biologischen Grund. Gut entwickelte Brüste deuten darauf hin, dass die anderen Geschlechtsorgane gut entwickelt sind und dass die Frau eine zufriedenstellende Ehefrau und Mutter sein wird. In Anbetracht der Bedeutung der Brüste für die Gewinnung eines Ehemannes und ihrer Funktion bei der Aufzucht des Nachwuchses sowie ihrer erogenen Eigenschaften ist es also durchaus angemessen, sie zu den Fortpflanzungsorganen zu zählen.

UNTERKAPITEL C - DER ORGASMUS

Der Höhepunkt des Geschlechtsakts wird als Orgasmus bezeichnet. Es ist der Moment, in dem die lustvolle Empfindung ihren Höhepunkt erreicht, der Körper eine Erregung erfährt, die Genitalorgane sich krampfhaft zusammenziehen und eine Flüssigkeit aus den Genitaldrüsen und Schleimhäuten abgesondert wird. Diese Flüssigkeit der Frau ist keine lebenswichtige Flüssigkeit wie der Samen des Mannes, sondern lediglich Schleim, der bei manchen Frauen nur in sehr geringer Menge oder gar nicht vorhanden ist. Erwachsene Frauen, die ohne sexuelle Beziehungen leben, haben gelegentlich sexuelle oder erotische Träume, d. h. sie träumen, dass sie in der Gesellschaft von Männern sind, mit ihnen spielen oder Beziehungen haben. Solche Träume sind in der Regel von einem Orgasmus oder einem orgastischen Gefühl und von einem Schleimabgang begleitet, der dem beim Geschlechtsverkehr entspricht. Ein solcher Schleimabgang im Schlaf wird als Emission oder Pollution bezeichnet.

Beim männlichen Geschlecht spielen Pollutionen eine wichtige Rolle (siehe „Sexwissen für Männer"), denn der Samen ist eine lebenswichtige Flüssigkeit, und wenn er zu häufig verloren geht, wird das System stark belastet. Bei Jungen und Männern können die Verunreinigungen oder nächtlichen Verluste mehrmals pro Woche oder sogar jede Nacht oder mehrmals pro Nacht auftreten. Wenn sie so häufig auftreten, kann der Mann ein Wrack werden. Nicht so bei Frauen. Erstens sind Pollutionen oder nächtliche Träume bei Frauen viel seltener als bei Männern; und zweitens ist, wie bereits erwähnt, die Flüssigkeit, die von der Frau während des Geschlechtsverkehrs oder während eines erotischen Traums abgesondert wird, nicht von vitalem Charakter, wie es der Samen beim Mann ist; es ist Schleim, und die Absonderung einer schleimigen Flüssigkeit, selbst wenn sie etwas übermäßig ist, stellt keine Belastung für das System dar. Aus diesem Grund können Frauen häufig wiederholte sexuelle Beziehungen und Emissionen oder Verunreinigungen viel besser ertragen als Männer.

UNTERKAPITEL D - DIE PERSONEN DES ZWEITEN GESCHLECHTS

Die Geschlechtsorgane sind die primären Geschlechtsmerkmale. Sie sind es, die in erster Linie ein Geschlecht vom anderen unterscheiden. Es gibt jedoch zahlreiche andere Geschlechtsmerkmale oder Geschlechtsunterschiede, die zwar nicht so wichtig sind, aber zur Unterscheidung der Geschlechter dienen und gleichzeitig Anziehungspunkte zwischen den Geschlechtern bilden. Zum Beispiel sind Bart und Schnurrbart ein ausgeprägtes männliches Merkmal und gehören zu den sekundären männlichen Geschlechtsmerkmalen. Die sekundären Geschlechtsmerkmale sind sehr zahlreich; man könnte sagen, dass jede einzelne der Milliarden von Zellen im Körper den Eindruck des Geschlechts trägt, zu dem sie gehört.

Zunächst zum Skelett. Das gesamte weibliche Skelett unterscheidet sich vom männlichen Skelett; alle Knochen sind kleiner und graziler; das Becken ist, wie wir bereits gesehen haben, flacher und breiter. Auch die Muskeln sind kleiner und runder. Die gesamte Kontur des Körpers ist abgerundet und nicht kantig wie beim Menschen. Die Haut ist feiner, weicher und zarter. Das Haar auf dem Kopf ist länger und von feinerer Struktur, während das Haar am ganzen Körper ebenfalls feiner und weniger üppig ist. Die Stimme ist feiner, angenehmer und hat eine höhere Tonlage (Sopran). Die Brüste sind gut entwickelt und erfüllen eine wichtige Funktion, während sie beim Mann nur rudimentär vorhanden sind. Auch die Atmung ist anders; die Frau atmet hauptsächlich mit dem oberen Teil der Brust, der Mann mit dem unteren. Das Gehirn ist kleiner und seine Windungen sind bei der Frau etwas weniger komplex.

Die Frau unterscheidet sich vom Mann nicht nur körperlich, wie wir gesehen haben, sondern auch geistig und seelisch erheblich. Aber auf diese Phase des Themas wollen wir nicht eingehen, sondern nur anmerken, dass es töricht ist, von der Überlegenheit oder Unterlegenheit des einen Geschlechts gegenüber dem anderen zu sprechen. In mancher Hinsicht ist der Mann der Frau weit überlegen, in anderen ist er unterlegen; im Großen und Ganzen halten sich die Geschlechter ziemlich die Waage, und obwohl die Geschlechter nicht genau gleich sind und auch nie sein werden, haben wir kein

Recht, von der Unterlegenheit des einen Geschlechts gegenüber dem anderen zu sprechen. Wir erkennen an, dass die Geschlechter unterschiedlich sind, aber sie ergänzen sich, und die Behauptung der Reaktionäre und der Frauenhasser, dass die Frau ein minderwertiges Wesen sei, ist ebenso unsinnig wie die Behauptung einiger ultramilitanter Feministen, dass die Frau das überlegene und der Mann das minderwertige Wesen sei.

KAPITEL IV

DER SEXUALTRIEB

Universalität des Sexualinstinkts - nicht verantwortlich für unsere Gedanken und Gefühle.

Der Geschlechtstrieb, der die ganze Natur vom niedrigsten bis zum höchsten Tier durchzieht, ist der angeborene Impuls, das Verlangen oder die Begierde, die ein Geschlecht für das andere hat: das männliche für das weibliche und das weibliche für das männliche. Dieser Instinkt, dieses Verlangen nach dem anderen Geschlecht, das uns in die Wiege gelegt wurde und das sich schon in jungen Jahren manifestiert, ist nichts, wofür man sich schämen müsste. Er hat nichts Schändliches, nichts Sündhaftes an sich. Es ist ein normaler, natürlicher, gesunder Instinkt, der uns von der Natur aus verschiedenen Gründen eingepflanzt wurde und für die Aufrechterhaltung der Rasse absolut unerlässlich ist. Wenn es etwas gäbe, dessen man sich schämen müsste, dann wäre es das Fehlen dieses Geschlechtstriebes, denn ohne ihn würde die Rasse schnell aussterben.

Nicht verantwortlich für Gedanken und Gefühle. Es ist notwendig, diesen Punkt einzuprägen, denn viele Mädchen und Frauen, deren Geist durch eine lasterhafte sogenannte Moral pervertiert wurde, sorgen sich bis zur Krankheit, grübeln und werden hypochondrisch, weil sie glauben, eine schwere Sünde begangen zu haben, wenn sie ein Verlangen nach sexuellen Beziehungen oder nach der Umarmung eines bestimmten Mannes verspüren. Alles in allem ist es notwendig, dem heranwachsenden Mädchen bei passender Gelegenheit zu vermitteln, dass ein Gedanke oder ein Gefühl niemals sündhaft sein kann. Eine Handlung kann es sein, aber ein Gedanke oder ein Gefühl nicht. Und warum? Weil wir für unsere Gedanken und Gefühle nicht verantwortlich sind; sie stehen nicht unter unserer Kontrolle. Das heißt aber nicht, dass wir ihnen, wenn sie auftauchen, freien Lauf lassen sollen. Wir sollten versuchen, sie zu bekämpfen und zu vertreiben, aber es gibt nichts, wofür wir uns schämen müssten, denn für ihre Entstehung sind wir nicht verantwortlich.

Verantwortlich für Handlungen. Unsere Handlungen stehen unter unserer Kontrolle, zumindest bis zu einem gewissen Grad, und wenn wir eine schlechte oder verletzende Handlung begehen, haben wir eine Sünde begangen und sind moralisch verantwortlich. Das *Verlangen* nach dem sexuellen Akt ist nicht sündiger als das Verlangen nach Nahrung, wenn man hungrig ist. Aber die Ausführung des Aktes kann unter bestimmten Umständen genauso sündhaft sein wie das Essen von Lebensmitteln, die der Hungrige durch den Raub eines anderen Mitmenschen, der genauso arm ist wie er selbst, erhalten hat.

Ich will Ihnen keine Predigt halten. Aber ich bin weder ein Extremist noch ein Heuchler. Ich plädiere weder für Askese noch für Zügellosigkeit. Das eine ist genauso schlimm oder fast genauso schlimm wie das andere.

Ich versuche, Ihnen, wenn möglich, eine vernünftige, ausgewogene Sichtweise auf alle sexuellen Dinge zu vermitteln.

Denn ich glaube, dass falsche, pervertierte Auffassungen von der Physiologie und Hygiene des Geschlechtsaktes und von der Sexualmoral, d.h. vom richtigen Verhältnis der Geschlechter, für unsägliches Elend, für unabsehbares Leid verantwortlich sind. Beide Geschlechter leiden, aber das weibliche Geschlecht leidet mehr. Die Frau zahlt immer mehr. Das liegt an ihren natürlichen Behinderungen (Menstruation, Schwangerschaft, Stillzeit), an ihrer altersbedingten Unterdrückung, an der Tatsache, dass sie gesucht werden muss, aber nie gesucht wird, und an ihrer wirtschaftlichen Abhängigkeit.

Aus den oben genannten Gründen ist die Erziehung der Frau von doppelter Bedeutung, wie im ersten Kapitel betont wurde. Aber die Behinderung der Frau erlegt uns noch eine andere Pflicht auf: *Weil* sie die schwerste Last trägt, *weil* sie immer teurer bezahlt als der Mann, obliegt es dem Mann, sie mit besonderer Rücksicht, mit echter Güte und Ritterlichkeit zu behandeln.

KAPITEL V

PUBERTÄT

Physische Veränderungen in der Pubertät - Physische Veränderungen der Geschlechtsorgane und des übrigen Körpers - Psychische Veränderungen - Pubertät und Adoleszenz - Pubertät.

Die Pubertät ist die schönste, die bedeutendste Zeit im Leben eines Mädchens. So wichtig sie für das Leben und die Entwicklung eines Jungen ist, so wichtig ist sie auch für ein Mädchen. In dieser Zeit werden oft die Weichen für das spätere Leben eines Mädchens gestellt.

Die Bedeutung des Wortes Pubertät ist Reife. Es ist der Zeitraum, in dem das Mädchen und der Junge die Geschlechtsreife erreichen; mit anderen Worten, der Zeitraum, in dem die Geschlechtsdrüsen des Jungen beginnen, Samenzellen zu erzeugen, und die Geschlechtsdrüsen des Mädchens beginnen, zu reifen und Eier oder Eizellen auszustoßen; beim Mädchen ist die Pubertät durch ein zusätzliches Phänomen gekennzeichnet, das beim Jungen keine Entsprechung hat, nämlich die Menstruation.

Körperliche Veränderungen. Das Wort Pubertät leitet sich von dem Wort *puber ab*, das im Lateinischen reif, reif bedeutet. Das Wort Pubertät leitet sich aber auch von dem Wort *Scham ab*, das im Lateinischen feines Haar oder Flaum bedeutet. Denn in dieser Zeit der Reife beginnen alle Säugetiere (also Tiere, die Brüste haben und ihre Jungen säugen), einen Haarwuchs zu entwickeln. Sie wissen, dass unser gesamter Körper, mit Ausnahme der Handflächen und der Fußsohlen, mit unzähligen Haarfollikeln bedeckt ist, und von unserer Geburt an ist unser gesamter Körper, mit der genannten Ausnahme, mit feinem Haar bedeckt. Die Haare sind vielleicht zu zart, um sie zu sehen, aber sie sind da, und mit einer Lupe kann man sie ohne Probleme erkennen. In der Pubertät nimmt die Behaarung jedoch an Dicke und Menge zu und wird an Stellen reichlich vorhanden, an denen sie vorher kaum zu sehen war - bei Jungen an der Oberlippe und im Gesicht, bei Mädchen und Jungen in den Achselhöhlen und im unteren Teil des Bauches.

So ist das erste sichtbare körperliche Zeichen der Pubertät bei einem Mädchen das allmähliche Auftreten von Haaren in den Achselhöhlen, auf dem Venushügel und den großen Schamlippen. Aber auch alle anderen Geschlechtsorgane entwickeln sich rasant; die Vulva, die Vagina, die Gebärmutter und die Eierstöcke werden größer, und die Eierstöcke, die bis dahin nur ein inneres Sekret produzierten, beginnen nun auch Eizellen zu bilden, d.h. der monatliche Eisprung wird eingeleitet. Gleichzeitig mit dem Eisprung beginnt die monatliche Funktion der Menstruation. Auch die Brüste nehmen an Größe zu, nehmen die charakteristische Form an, entwickeln ihre Drüsensubstanz und werden fähig, Milch für eventuelle Nachkommen zu produzieren. Während dieser Entwicklungsphase sind sie oft sehr berührungsempfindlich oder fühlen sich schmerzhaft an, ohne dass man sie berührt.

Aber nicht nur die Geschlechtsorgane wachsen und entwickeln sich, sondern der gesamte Körper ist an diesem Prozess beteiligt. Das Größenwachstum ist in dieser Zeit am schnellsten; das größte Wachstum findet an den Gliedmaßen - Beinen und Armen - statt. Das Becken wird breiter, und auch der Brustkorb oder Thorax wird breiter und größer. Die Muskeln werden größer und runder und geben dem Mädchen schließlich die schöne weibliche Form.

Psychische Veränderungen. Aber die Veränderungen sind nicht nur körperlicher Art; die Veränderungen, die sich in der psychischen Sphäre des Mädchens während der Pubertät vollziehen, sind ebenfalls sehr wichtig. In dieser Zeit entwickeln sich die Emotionen; das Mädchen wird von Gefühlen überflutet, es wird empfindsam; in seinen Beziehungen zu Jungen und Männern wird es selbstbewusst. Ein ausgeprägtes sexuelles Verlangen tritt beim Mädchen in dieser Zeit glücklicherweise nicht in Erscheinung, wie beim Jungen, sondern sie wird von vagen, unbestimmten und undefinierbaren Sehnsüchten erfüllt. Es ist die Zeit des „Verknalltseins", in der das Mädchen dazu neigt, seine überbordenden Gefühle an eine Freundin zu verschenken. An diesen Schwärmereien ist nichts Verwerfliches - sie wirken wie ein Sicherheitsventil - und nur in seltenen Fällen führen sie zu einer abnormen Entwicklung. Dies ist auch die Zeit der Tagträume und der Romanzen; das Mädchen liest gerne

Liebesgeschichten und Romane, in denen es sich mit der Heldin identifiziert. Und es macht einen ziemlichen Unterschied, was das Mädchen in dieser Zeit liest, denn die Literatur hat einen starken Einfluss auf die Jugendlichen in der plastischsten Periode ihres Lebens; und es ist wichtig, dass ältere Personen dafür sorgen, dass die ihnen anvertrauten Kinder ihre Zeit mit Büchern von edlen Idealen und hohem künstlerischen Wert verbringen.

Mädchen mit einem hochsensiblen oder so genannten „nervösen" Temperament, vor allem wenn es in der Familie „Nervosität" gibt, müssen besonders betreut werden. Denn in den Jahren der Pubertät und Adoleszenz können sich neurotische Züge entwickeln und verstärken. Es ist auch die Zeit, in der sich schlechte sexuelle Gewohnheiten (Masturbation) entwickeln können, und die sorgfältige Mutter wird ihren Mädchen in den Jahren der Pubertät besondere Aufmerksamkeit widmen und sie so weit wie möglich vor physischen und emotionalen Schocks schützen.

Das Alter der Pubertät bei Mädchen wird von vielen Autoren als gleichbedeutend oder synchron mit dem Einsetzen der Menstruation angesehen, die hierzulande in der Mehrzahl der Fälle zwischen dem dreizehnten und vierzehnten Lebensjahr eintritt. Das Jahr der allmählichen Entwicklung vor dem Einsetzen der Menstruation wird von einigen als vorpubertäres Jahr bezeichnet; das erste Jahr nach dem Einsetzen der Menstruation ist das postpubertäre Jahr. Der Zeitraum von der Pubertät bis zur vollen Geschlechtsreife wird als Adoleszenz bezeichnet, und dieser Begriff wird allgemein auf den Zeitraum zwischen dreizehn und achtzehn Jahren angewandt. Denn mit achtzehn Jahren haben der Junge und das Mädchen ihre volle Reife erreicht. Geistig erwerben wir Dinge, solange wir leben, und auch körperlich wird der Körper nach dem achtzehnten Lebensjahr noch einige Jahre lang größer. Aber sexuell sind sowohl Jungen als auch Mädchen mit achtzehn Jahren voll reif, obwohl es aus verschiedenen Gründen am besten ist, bis zum Alter von zwanzig oder fünfundzwanzig Jahren zu warten, um Eltern zu werden.

Nubilität. Die Nubilität ist das Alter oder der Zustand, in dem ein Junge oder ein Mädchen für die Ehe „geeignet" ist. Dies ist ein vager und unzureichender Begriff. Im Alter von dreizehn bis fünfzehn Jahren sind Jungen und Mädchen körperlich „fit" für die Ehe, d. h. in diesem Alter ist ein Junge in der Lage, Kinder zu zeugen, und ein

Mädchen, Kinder zu bekommen. Das heißt aber nicht, dass es ratsam wäre, sie in diesem Alter zu verheiraten. Weder ihr Körper noch ihr Geist sind voll entwickelt, und Kinder, die von so jungen Eltern gezeugt werden, neigen dazu, Schwächlinge zu sein, sowohl geistig als auch körperlich. Das jüngste Heiratsalter für Mädchen sollte achtzehn und für Jungen zwanzig Jahre betragen; das jüngste Alter für die Elternschaft sollte jedoch für die Mutter zwanzig bis zweiundzwanzig und für den Vater dreiundzwanzig bis fünfundzwanzig Jahre betragen.

KAPITEL VI

MENSTRUATION

Definition der Menstruation-Woher das Menstruationsblut kommt-Alter der Menstruation-Alter des Aufhörens der Menstruation-Dauer-Menge-Regelmäßigkeit und Unregelmäßigkeit.

Die erste Funktion, mit der das Mädchen konfrontiert wird und die ihm einprägt, dass es ein geschlechtliches Wesen ist, dass es sich deutlich von einem Jungen unterscheidet, ist die *Menstruation*. Und diese Funktion werden wir nun untersuchen.

Was ist die Menstruation? Die Menstruation ist der monatliche Ausfluss von Blut. Das Wort leitet sich von dem lateinischen Wort mensis ab, das Monat bedeutet; häufig wird die Menstruation auch als *Menses bezeichnet*. Sie wird auch Katamenie oder Katameniefluss genannt (griechisch kata-by, Männer - Monat). Andere Bezeichnungen sind: die Periode, der Lauf, der Monat, der Wechsel, der monatliche Wechsel, die monatliche Krankheit, die Krankheit, die Blüte, das Unwohlsein, die Regelmäßigkeit. „Nichts zu sehen" ist eine gängige Bezeichnung für das Ausbleiben der Menstruation. Dieser Blutfluss kehrt in den meisten Fällen mit bemerkenswerter Regelmäßigkeit einmal im Monat wieder; nicht im Kalendermonat, sondern einmal im Mondmonat, d. h. alle achtundzwanzig Tage. Und da es dreizehn Mondmonate im Jahr gibt, menstruiert eine Frau nicht zwölf, sondern dreizehn Mal im Jahr.

Woher kommt das Menstruationsblut? Das Menstruationsblut kommt aus dem Inneren der Gebärmutter. Jeden Monat, einige Tage vor der Menstruation, staut sich die Gebärmutterschleimhaut (Endometrium) und ihre Blutgefäße füllen sich mit Blut. Wenn die Frau Geschlechtsverkehr hat und schwanger wird, wird dieses überschüssige Blut zur Ernährung und Entwicklung des neuen Kindes verwendet; kommt es jedoch nicht zu einer Schwangerschaft, tritt das überschüssige Blut aus den Blutgefäßen aus (einige Blutgefäße reißen) und wird aus der Gebärmutter in die

Scheide und von dort nach außen abgegeben, wo es auf Baumwolle, Damenbinden oder anderen Binden aufgefangen wird.

In welchem Alter setzt die Menstruation ein? Das übliche Alter, in dem die Menstruation hierzulande einsetzt, ist dreizehn oder vierzehn; bei einigen kann sie bereits mit zwölf, bei anderen erst mit fünfzehn, sechzehn oder sogar siebzehn Jahren einsetzen. Dass die Menstruation früher als mit zwölf oder später als mit siebzehn Jahren einsetzt, ist hierzulande eine seltene Ausnahme. In den kalten nördlichen Klimazonen ist das Alter von achtzehn Jahren jedoch keine Seltenheit, und in den heißen südlichen Klimazonen setzt die Menstruation oft schon mit zehn oder elf Jahren ein. Ein Wechsel des Klimas oder des Landes hat oft einen Einfluss auf die Menstruation. In den ersten Jahren seiner ärztlichen Tätigkeit hatte der Autor viele finnische Mädchen als Patientinnen. Es kam sehr häufig vor, dass sie in den ersten Monaten oder sogar im ersten Jahr ihres Aufenthalts in diesem Land keine Menstruation hatten.

In welchem Alter hört die Menstruation auf? Das Alter, in dem die Menstruation aufhört, wird als *Menopause* oder *Klimakterium bezeichnet*. In der Regel findet sie im Alter von achtundvierzig oder fünfzig Jahren statt. In einigen Fällen tritt sie erst mit zweiundfünfzig Jahren ein, in anderen bereits mit fünfundvierzig oder vierundvierzig. Im Allgemeinen kann man sagen, dass die Menstruationszeit der Frau, während der sie Kinder bekommen kann, etwa fünfunddreißig Jahre dauert. Und wenn man sich nicht zurückhält und keine Vorkehrungen gegen die Empfängnis trifft, kann eine Frau während ihrer Gebärzeit zwanzig oder dreißig Kinder bekommen.

Wie viele Tage dauert die Menstruation einer Frau? Die übliche Anzahl der Tage liegt zwischen drei und fünf; in einigen Fällen dauert die Menstruation nur zwei Tage, in anderen bis zu sieben. In der Regel wird in den ersten beiden Tagen die größte Blutmenge ausgeschieden.

Die Menge des Blutes. Die genaue Blutmenge, die eine Frau während ihrer Menstruation ausscheidet, ist schwer zu schätzen, aber sie beträgt etwa eineinhalb bis drei Unzen. Bei einigen Frauen kann die Menge bis zu vier oder fünf Unzen und in Ausnahmefällen sogar bis zu acht Unzen betragen. Wenn sie diese Menge überschreitet, handelt es sich um einen anormalen Zustand, der eine Behandlung erfordert. Die übliche Aussage, dass eine normal menstruierende Frau innerhalb von vierundzwanzig Stunden nicht mehr als drei Binden benutzen sollte, ist richtig.

Die periodische Regelmäßigkeit, mit der die Menstruation bei vielen Frauen wiederkehrt, ist bemerkenswert. Ich kenne eine Frau, die seit zwanzig Jahren ihre Menstruation nicht versäumt hat; in diesen zwanzig Jahren hat die Menstruation jeden vierten Freitag eingesetzt, fast immer zur gleichen Stunde. Ich kenne eine andere, die ihre Menstruation jeden vierten Mittwoch hat, etwa um sieben Uhr morgens. Während ihrer beiden Schwangerschaften blieb ihre Periode aus, dann war sie eine Zeit lang unregelmäßig, dann kam sie wieder am Mittwoch. Andere Frauen haben ihre Periode an einem bestimmten Tag im Monat, zum Beispiel am ersten oder fünften, unabhängig von der Anzahl der Tage im Monat (solche Fälle sind jedoch die Ausnahme). Und bei manchen Frauen ist die Menstruation unregelmäßig: alle drei Wochen, alle fünf oder sechs Wochen, alle sechs oder sieben Wochen usw. Manche Frauen wissen nie, wann sie ihre Menstruation erwarten können, so unregelmäßig ist sie.

KAPITEL VII

ANOMALIEN DER MENSTRUATION

Menstruationsstörungen - Menorrhagie - Metrorrhagie - Amenorrhoe - variköse Menstruation - organische und nervöse Menstruationsstörungen.

Bei vielen Mädchen und Frauen ist die Menstruation ein ganz normaler, physiologischer Vorgang. Sie empfinden keinerlei Unbehagen dabei. Sie haben keine Schmerzen, keine Kopfschmerzen, keine Gereiztheit, sie merken nichts von dem Einsetzen der Menstruation, bis sie spüren, wie das Blut heraussickert oder -tropft. Doch leider trifft dies nur auf einen kleinen Prozentsatz zu. Die Mehrheit der Frauen hat einige unangenehme Symptome. Einige haben ein oder zwei Tage lang Kopfschmerzen, andere klagen über ein drückendes Gefühl, einige sind reizbar, fühlen sich niedergeschlagen oder streitsüchtig; einige haben keinen Appetit, keinen Ehrgeiz, keine Lust auf Arbeit oder Gesellschaft, während einige Mädchen so starke Schmerzen und Krämpfe haben, dass sie gezwungen sind, für ein oder zwei Tage das Bett zu hüten und ärztliche Hilfe zu suchen.

Wenn die Menstruation sehr stark ist und mehr einer Blutung als einer normalen Menstruation ähnelt, spricht man von *Menorrhagie*; wenn die Blutung aus der Gebärmutter außerhalb der regelmäßigen Menstruationszeit auftritt, nennt man sie *Metrorrhagie*. Bleibt die Menstruation aus oder ist sie so spärlich, dass man kaum Blut wahrnehmen kann, spricht man von *Amenorrhoe*. In einigen wenigen Fällen kommt die Menstruation nicht aus der Gebärmutter, sondern aus einem anderen Körperteil, zum Beispiel aus der Nase. Manche Frauen haben jeden Monat eine Blutung aus der Nase. Bei manchen kommt ein blutiger Ausfluss aus den Brüsten. Für eine solche Ersatzmenstruation verwenden wir den Begriff *stellvertretende Menstruation*. Solche Fälle sind jedoch selten und stellen reine Kuriositäten dar.

Dysmenorrhöe. Ich habe bereits erwähnt, dass bei einigen Mädchen und Frauen die Menstruation von Schmerzen und Krämpfen begleitet wird. Dieses Leiden, das Millionen von Frauen betrifft und von dem Männer völlig frei sind, wird *Dysmenorrhoe* genannt. Dysmenorrhoe bedeutet schmerzhafte und schwierige Menstruation. In den meisten Fällen der Menstruation ist ein leichter Schmerz oder zumindest ein Gefühl des Unbehagens vorhanden. In vielen Fällen sind die Schmerzen jedoch so stark, so *quälend*, dass die Betroffene, ob Mädchen oder Frau, nicht mehr arbeiten kann und für ein oder zwei Tage ins Bett gehen muss. In manchen Fällen sind die Schmerzen so stark, dass Morphium verabreicht werden muss, und da es sehr schlimm ist, alle drei oder vier Wochen Morphium verabreichen zu müssen, sollte alles unternommen werden, um die Ursache der Beschwerden herauszufinden und zu beseitigen. Es ist jedoch ein Irrtum zu glauben, dass alle oder sogar die meisten Fälle von Dysmenorrhoe auf ein lokales Problem zurückzuführen sind, d. h. auf eine Entzündung der Eierstöcke oder eine Verlagerung der Gebärmutter. Viele Fälle von Dysmenorrhoe sind *nervöser* Natur; die Ursache liegt im zentralen Nervensystem und nicht in den Genitalorganen selbst. Es ist daher nicht ratsam, eine lokale Behandlung vorzunehmen, es sei denn, ein kompetenter Arzt hat eine gründliche Untersuchung durchgeführt und entschieden, dass eine lokale Behandlung ratsam ist.

Was den prozentualen Anteil der Dysmenorrhoe betrifft, so hat eine kürzlich durchgeführte statistische Untersuchung von 4.000 Frauen gezeigt, dass bei mehr als der Hälfte, nämlich 52 Prozent, Dysmenorrhoe in irgendeinem Ausmaß auftrat.

KAPITEL VIII

DIE HYGIENE DER MENSTRUATION

Mangelnde Sauberkeit während der Menstruation - Abergläubischer Glaube - Menstruationshygiene.

Die Hygiene während der Menstruation lässt sich mit zwei Worten beschreiben: Sauberkeit und Ruhe. Der gesunde Menschenverstand legt diese beiden Maßnahmen nahe, und was die Ruhe betrifft, so ruhen oder schonen sich viele Frauen, während sie sich unwohl fühlen. Einige sind dazu gezwungen, denn wenn sie es nicht tun, verschlimmert sich ihre Dysmenorrhoe und der Blutverlust ist erheblich größer. Dasselbe kann man von der Sauberkeit nicht behaupten. Zweifellos aufgrund der abergläubischen Ansichten über die Menstruation, die aus längst vergangenen Zeiten zu uns herübergekommen sind, wird die Menstruation immer noch als ein *Noli-me-tangere* betrachtet, und die Frauen haben Angst, während der Periode zu baden, eine Dusche zu machen oder sich auch nur zu waschen. Und wenn eine Frau während ihrer Periode eine Spülung braucht, dann während der Menstruation. Die Leukorrhoe, unter der eine Frau leidet, verschlimmert sich während der Periode; das Menstruationsblut mancher Frauen hat einen strengen Geruch, und wenn vier oder fünf Tage lang keine reinigende Spülung gemacht wird, zersetzt sich ein Teil des Blutes und nimmt einen ausgesprochen unangenehmen Geruch an, der schon aus einiger Entfernung wahrgenommen werden kann und für den manche Männer und Frauen sehr empfindlich sind. Es gibt Frauen, die nie eine Vaginalspülung machen. Einige halten sie für einen nutzlosen und unnötigen Luxus, während einige orthodoxe, puritanische Frauen sie für eine gottlose Prozedur halten (und dabei vergessen, dass Sauberkeit der Frömmigkeit am nächsten kommt), die nur für Frauen mit einem schwulen und fragwürdigen Charakter geeignet ist. Wenn diese orthodoxen Frauen wüssten, was gut für sie - und für ihre Gesundheit - ist, würden sie zumindest während der Menstruation eine Spülung benutzen, wenn nicht sogar zu jeder anderen Zeit.

Sauberkeit. Wenn das Mädchen zwölf oder dreizehn Jahre alt ist, sollte die Mutter ihr das Phänomen der Menstruation erklären und die Wahrscheinlichkeit, dass sie in kurzer Zeit auftritt. Natürlich sollte man ihr sagen, dass es nichts Schändliches daran ist und dass sie, wenn die Menstruation eintritt, sofort ihrer Mutter Bescheid sagen soll, die sie anweisen wird, was zu tun ist. Es sollte ihr gezeigt werden, wie man Damenbinden benutzt. Lappen sollten nicht verwendet werden, es sei denn, sie sind frisch gewaschen und werden staubgeschützt aufbewahrt. Ungereinigte Lappen können zu Infektionen führen. Ich habe keinen Zweifel daran, dass viele Fälle von Leukorrhoe auf ungewaschene Lappen zurückzuführen sind. Jeden Morgen und jeden Abend sollte das Mädchen die äußeren Genitalien mit warmem Wasser oder einfacher Seife und Wasser waschen. Verheiratete Frauen sollten außerdem einmal am Tag eine Spülung machen - eine Spülung, die aus zwei Litern Wasser besteht, in dem ein Teelöffel Kochsalz oder ein Esslöffel Borax oder Borsäure aufgelöst wurde. Mittel wie Alaun, Kaliumpermanganat, Karbolsäure, Milchsäure oder Jodtinktur sollten nur bei Leukorrhoe und im Allgemeinen nur auf ärztliche Anweisung hin verwendet werden. Baden ist erlaubt, aber es ist sicher, nur ein lauwarmes Bad zu nehmen. Kalte Wannenbäder, kalte Duschbäder sowie Meeres- und Flussbäder sind während der Periode am besten zu vermeiden, zumindest in den ersten beiden Tagen. Ich gebe dies nicht als absolute Regel an; ich kenne Frauen, die während ihrer Menstruation im Meer baden und schwimmen, ohne sich zu verletzen, aber das sind außergewöhnlich robuste Frauen; die Ratschläge in den Büchern gelten für die Durchschnittsperson, und es ist immer am besten, auf Nummer sicher zu gehen.

Ruhe. Ruhe ist während der Menstruation genauso wichtig wie Sauberkeit, wenn nicht sogar noch wichtiger. Wie bereits erwähnt, gibt es Frauen, denen es während der Menstruation genauso gut geht wie zu anderen Zeiten und die keine besondere Hygiene benötigen. Aber diese sind in der Minderheit. Die meisten Mädchen und Frauen fühlen sich in dieser Zeit etwas unter ihrem Niveau, und es ist sehr wichtig, dass sie sich schonen, vor allem in den ersten beiden Tagen. Es ist ein Skandal, dass viele zarte, schwache Mädchen und Frauen den ganzen Tag auf den Beinen sind oder an einer Maschine arbeiten müssen, während sie eigentlich zu Hause im Bett oder auf der Couch liegen sollten.

Die Gebärmutter ist während der Periode gestaut, sie ist größer und schwerer als normal, und hier wird oft der Grundstein für eine spätere Gebärmutterkrankheit gelegt, das bekannte „Gebärmutterleiden" oder die „Frauenkrankheit". Es ist nicht notwendig, dass die Arbeit ganz aufgegeben wird, aber sie sollte auf jeden Fall weniger werden, und es sollte so viel Ruhe wie möglich herrschen. Für zarte und empfindliche Mädchen ist es immer am besten, während des ersten und zweiten Tages der Schule fernzubleiben. Da es sich auch hier um den Durchschnitt und nicht um eine Ausnahme handelt, ist es am besten, wenn Tanzen, Radfahren, Reiten, Rudern und andere sportliche Übungen während der Menstruation ganz unterlassen werden. Auto-, Eisenbahn- und Kutschenfahrten erweisen sich in einigen Fällen als schädlich, da sie den Blutfluss stark erhöhen. Aber das sind die Ausnahmen vom anderen Ende der Skala.

KAPITEL IX

FORTPFLANZUNG ODER BEFRUCHTUNG

Befruchtung oder Befruchtung - Prozess der Befruchtung - Wenn die Eizelle reift - Schicksal der Eizelle, wenn kein Geschlechtsverkehr stattgefunden hat - Eintritt der Spermatozoen als Ergebnis des Geschlechtsverkehrs - Die Spermatozoen auf der Suche nach der Eizelle - Schnelligkeit der Bewegungen der Spermatozoen - Aufnahme der Spermatozoen in die Eizelle der Spermatozoen durch die Eizelle-Aktivität der befruchteten Eizelle bei der Suche nach einem Ort für die Entwicklung-Schwangerschaft im Eileiter und seine Gefahren-Zwillingsschwangerschaft-Passivität der Eizelle und Aktivität der Spermatozoen sagen die gegensätzlichen Rollen des Mannes und der Frau im Laufe des Lebens voraus.

Befruchtung und Befruchtung sind wichtige Begriffe, die man sich merken sollte. Sie stehen für das wichtigste Phänomen in der lebenden Welt. Ohne sie gäbe es keine Pflanzen und keine Tiere, abgesehen von einigen sehr niedrigen Formen ohne Bedeutung, und natürlich auch keine Menschen.

Befruchtung ist der Prozess der Vereinigung der weiblichen Keimzelle mit der männlichen Keimzelle; bei Tieren ist es der Prozess der Vereinigung der Eizelle oder des Ovums der Frau mit dem Spermatozoön des Mannes. Wenn eine erfolgreiche Vereinigung dieser beiden Zellen stattfindet, entsteht ein neues Wesen. Der Prozess der Befruchtung wird auch als Imprägnierung und Empfängnis bezeichnet. Wir sagen, dass wir eine Eizelle befruchten (vor allem, wenn wir von Pflanzen sprechen) oder befruchten, oder dass wir eine Frau befruchten und ein Kind empfangen. Wir sagen, die Frau hat sich befruchtet oder ist schwanger geworden.

Der Prozess. Der Vorgang der Befruchtung lässt sich kurz wie folgt beschreiben. Eine Eizelle wird reif, durchbricht ihren Graafschen Follikel im Eierstock und wird freigesetzt. Sie wird vom gefransten oder trompetenförmigen Ende des Eileiters aufgefangen und beginnt, bewegt durch die wellenförmige Bewegung der

Flimmerhärchen[4] der Eileiterauskleidung, ihre Reise zur Gebärmutter. Wenn kein Geschlechtsverkehr stattgefunden hat, geschieht nichts. Die Eizelle trocknet ein oder „stirbt" und verbleibt entweder irgendwo im Eileiter oder in der Gebärmutter oder wird mit der Menstruation oder dem Schleimfluss aus der Gebärmutter entfernt. Wenn jedoch Geschlechtsverkehr stattgefunden hat, dringen Tausende und Abertausende von männlichen Keimzellen oder Spermien durch die Öffnung oder den äußeren Muttermund in die Gebärmutter ein und beginnen, auf der Suche nach der Eizelle nach oben zu wandern. Die Spermien sind in der Lage, sich unabhängig voneinander zu bewegen, und sie sind ziemlich schnell unterwegs. Es wird behauptet, dass sie in sieben Minuten einen Zoll zurücklegen können, was ziemlich schnell ist, wenn man bedenkt, dass ein Spermatozoon nur 1/300 eines Zolls lang ist. Viele der Spermien, die schwächer sind als die anderen, gehen unterwegs zugrunde, und nur einige wenige setzen die Reise durch die Gebärmutter bis zur Eileiter fort. In der Nähe der kleinen Eizelle, die passiv bleibt, werden ihre Bewegungen immer schneller, sie scheinen von ihr wie von einem Magneten angezogen zu werden, und schließlich stürzt sich ein Spermium - nur eines -, das zufällig das stärkste oder das nächstgelegene ist, mit seinem Kopf auf sie, durchbohrt sie und wird von ihr vollständig verschluckt. Sobald das Spermium von der Eizelle aufgenommen worden ist, wird die Öffnung, durch die es eingedrungen ist, fest verschlossen - in ihrer Nähe findet eine Gerinnung statt -, so dass keine weiteren Spermien in die Eizelle eindringen können. Denn wenn zwei oder mehr Spermien in dieselbe Eizelle eindringen würden, wäre eine Monstrosität die Folge.

---

[4] Haarähnliche Anhängsel.

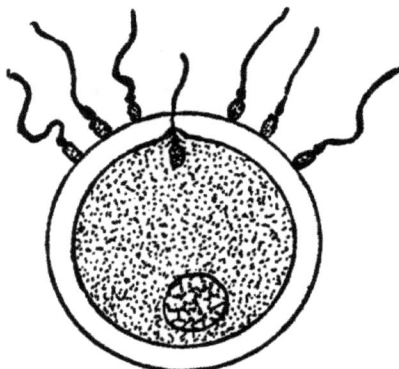

Spermatozoen dringen in die Eizelle ein.

Was geschieht mit all den anderen Spermien? Sie gehen zugrunde. Es wird nur eine benötigt. Aber in der befruchteten Eizelle, die nun Embryo genannt wird, beginnt eine fieberhafte Tätigkeit. Zunächst sucht sie nach einem festen Wohnsitz. Wenn sich die Eizelle zufällig in der Gebärmutter befand, als die Spermatozoen sich trafen und in sie eindrangen, bleibt sie dort. Sie heftet sich an eine Stelle der Gebärmutterschleimhaut und wächst und entwickelt sich dort, bis sie am Ende von neun Monaten ihr volles Wachstum erreicht hat, sich die Gebärmutter öffnet und sie in die Außenwelt hinauskommt. Wenn sich die Eizelle im Eileiter befindet, wenn das Spermatozoön auf sie trifft, was normalerweise der Fall ist, wandert sie hinunter in die Gebärmutter und nistet sich dort ein.

Extra-uterine Schwangerschaft. Die Eileiter ist ein schlechter Ort für die Eizelle, um zu wachsen und sich zu entwickeln, denn die Eileiter kann sich weder so weit ausdehnen wie die Gebärmutter, noch kann sie den Embryo so gut ernähren wie die Gebärmutter. Gelegentlich kommt es jedoch vor, dass die befruchtete Eizelle im Eileiter verbleibt und sich dort entwickelt; in diesem Fall spricht man von einer *extra-uterinen* (außerhalb der Gebärmutter) oder Eileiterschwangerschaft. Die Extrauteringravidität wird auch als Eileiterschwangerschaft oder ektopische Trächtigkeit bezeichnet. Wenn sie nicht frühzeitig diagnostiziert und operiert wird, ist die Frau in großer Gefahr, denn nach einigen Wochen oder Monaten reißt der Eileiter in der Regel.

Von dem Moment an, in dem das Spermium in die Eizelle eingedrungen ist, beginnt ein Prozess der *Teilung* oder *Segmentierung.* Die Eizelle, die aus einer Zelle besteht, teilt sich in zwei, die zwei in vier, die vier in acht, die acht in sechzehn, diese in zweiunddreißig, diese in vierundsechzig, 128, 256, 512, 1.024, bis sie nicht mehr gezählt werden können. Diese maulbeerartige Masse von Zellen ordnet sich in zwei Schichten an, mit einem Hohlraum dazwischen. Und aus diesen Zellschichten entwickeln sich nach und nach alle Organe und Gewebe, bis ein voll ausgebildetes und vollkommenes Kind entsteht. Wenn zwei Eizellen gleichzeitig von zwei Spermien befruchtet werden, entstehen Zwillinge.[5]

Ich möchte an dieser Stelle erwähnen, dass die Eizelle in dem Moment, in dem sie befruchtet wird, d.h. sich mit einem Spermatozoön verbindet, technisch gesehen als Zygote bezeichnet wird; sie wird auch Embryo genannt, und dieser Name wird bis zum Alter von fünf oder sechs Wochen auf sie angewandt. Manche verwenden den Begriff Embryo bis zum Alter von zwei oder drei Monaten. Danach, bis zur Geburt, wird es Fötus genannt.

Das Studium der Entwicklung des Embryos und der Bildung der verschiedenen Organe aus einer einzigen Zelle, der Eizelle, die von einer anderen einzigen Zelle, dem Spermatozoon, belebt oder befruchtet wird, ist das wunderbarste und faszinierendste aller Studien. Aber das gehört in den Bereich der Embryologie, die eine eigene Wissenschaft ist.

Was wir im Prozess der Befruchtung sehen, ist ein Vorgeschmack auf den zukünftigen Mann und die zukünftige Frau. Die Eizelle hat keine eigene Bewegung, sie wird von den wellenförmigen Bewegungen der Zellen der Eileiterauskleidung mitgerissen und bleibt während des gesamten Vorgangs passiv. Das Spermatozoon hingegen ist von dem Moment an, in dem es vom Mann ejakuliert wird, bis zum Erreichen seines Ziels - der Eizelle - in ständiger Aktivität. Und da die Spermatozoen die gesamte Prägung des Mannes und die Eizellen der Frau in sich tragen, sagen sie uns das

---

[5] Jede Eizelle hat eine Keimblase; gelegentlich kann eine Eizelle zwei Keimblasen enthalten, und aus der Befruchtung einer solchen Eizelle kann eine Zwillingsschwangerschaft entstehen.

Schicksal des zukünftigen Jungen und Mädchens voraus. Die Rolle der Frau ist während des gesamten Lebens eine passive, die des Mannes eine aktive. Und bei der Partnerwahl wird der Mann immer der aktive Faktor oder Verfolger sein. Das scheint uns die Biologie zu sagen. Ob die Erziehung - im weitesten Sinne des Wortes - eine radikale Veränderung im Verhältnis zwischen Mann und Frau bewirken wird, bleibt abzuwarten. Eine Veränderung, die Mann und Frau auf eine *gleichberechtigte* Basis stellt, wäre wünschenswert; aber ob biologische Unterschiede, die ihre Wurzeln in der entferntesten Antike haben, ausgelöscht werden können, ist eine Frage, deren Antwort in ferner Zukunft liegt. Wie Geddes und Thomson so schön sagten: Die Unterschiede [zwischen den Geschlechtern] können übertrieben oder abgeschwächt werden, aber um sie auszulöschen, müsste man die gesamte Evolution auf einer neuen Grundlage neu beginnen. Was bei den prähistorischen Protozoen beschlossen wurde, kann nicht durch einen Parlamentsbeschluss aufgehoben werden.

KAPITEL X

SCHWANGERSCHAFT

Zeitraum der Schwangerschaft bei der Frau - Physiologischer Prozess der Schwangerschaft - Wachstum des Embryos ab dem Zeitpunkt der Empfängnis - Die schwangere Frau ernährt zwei Personen - Ihre Ausscheidungsorgane müssen für zwei Personen arbeiten.

Von dem Moment an, in dem die Eizelle vom Spermium befruchtet oder befruchtet worden ist, wird die Frau als schwanger bezeichnet (oder auf Französisch *enceinte*. Dieser Begriff wurde sehr häufig verwendet und wird immer noch von Prüden benutzt, die das Wort schwanger als vulgär und schändlich empfinden). Die Schwangerschaft oder Trächtigkeit dauert vom Zeitpunkt der Empfängnis bis zur Austreibung des Fötus oder Kindes aus der Gebärmutter. Die Dauer der Schwangerschaft ist bei den verschiedenen Tieren sehr unterschiedlich ([6]), aber bei der menschlichen Frau dauert sie neun Kalendermonate oder zehn Mondmonate - etwa 274 bis 280 Tage. Normalerweise zählen wir 280 Tage ab dem *ersten Tag* der *letzten* Menstruation. Eine schwangere Frau möchte im Allgemeinen den Tag der voraussichtlichen Niederkunft wissen - zu diesem Zweck ist diesem Kapitel eine Tabelle beigefügt. Wenn Sie den ersten Tag Ihrer letzten Menstruation kennen, sehen Sie auf einen Blick, wann die Niederkunft zu erwarten ist. Es kann eine Differenz von einigen Tagen geben - entweder vor oder nach dem erwarteten Datum -, aber für praktische, ungefähre Zwecke sind die Tabellen sehr gut geeignet.

Eine einfache Methode besteht darin, drei Monate zurückzurechnen und sieben Tage zu addieren. Die letzte Menstruation einer Frau war beispielsweise am 4. April; zählt man drei Monate zurück, erhält man den 4. Januar; addiert man sieben Tage, erhält man den 11.

---

[6] Zum Beispiel bei Kaninchen einen Monat, bei Hunden zwei Monate, bei Schafen fünf Monate, bei Kühen neun Monate, bei Pferden elf Monate.

Januar, das wahrscheinliche Datum der Entbindung. Der erste Tag der letzten Menstruation war der 30. Dezember; zählt man drei Monate zurück, erhält man den 30. September; rechnet man sieben Tage hinzu, erhält man den 6. Oktober, das wahrscheinliche Datum der Entbindung. Das Vorhandensein eines kurzen Monats wie Februar kann vernachlässigt werden, da die Berechnung nicht absolut, sondern nur annähernd richtig ist.

Der Zeitraum, in dem die Bewegungen des Kindes von der Mutter zu spüren sind, wird als Quickening bezeichnet. Es tritt normalerweise in der Mitte der Schwangerschaft auf, zwischen der 16. und 18.

Die Schwangerschaft ist ein normaler physiologischer Prozess; aber jeder aktive physiologische Prozess ist dazu geeignet, von Störungen begleitet zu werden, und es gibt sicherlich keinen Prozess im tierischen Körper, in dem eine größere Aktivität, größere Veränderungen stattfinden als während des Schwangerschaftsprozesses. Sehen Sie nur, was in neun Monaten geschieht. Die Gebärmutter, die anfangs die Größe einer kleinen Birne hat, erreicht eine Größe, die größer ist als der Kopf eines großen Mannes; sie dehnt sich nicht nur aus, wie manche meinen, sondern sie nimmt tatsächlich enorm an Größe zu, denn die Muskelwände einer schwangeren Gebärmutter sind um ein Vielfaches dicker als die einer nicht schwangeren. Das müssen sie auch sein, sonst hätten sie nicht die Kraft, das Kind zum richtigen Zeitpunkt auszustoßen. Dabei ist zu beachten, dass das Kind nicht von selbst herausrutscht, sondern von den kräftigen Muskelkontraktionen der Gebärmutter herausgeschoben wird. Wenn die Gebärmutter ihre Arbeit verweigern würde, wenn ihre Wände zu dünn oder zu schwach wären, könnte das Kind nicht herauskommen, sondern müsste mit einer Zange herausgezogen werden. Noch größere Veränderungen als in der Gebärmutter finden im Kind selbst statt. Im Augenblick der Empfängnis ist es so groß wie ein *Stecknadelkopf*; im Augenblick der Geburt wiegt es sieben bis zehn Pfund; im Augenblick der Empfängnis ist es eine winzige, undifferenzierte Masse von Protoplasma, nur eine einzige befruchtete Zelle; im Augenblick der Geburt besteht es aus Millionen und Abermillionen von Zellen, die sich zu zahlreichen harmonisch arbeitenden Organen und verschiedenen Geweben, wie Gehirn und Nervengewebe, Muskelgewebe, Bindegewebe,

Knochen, Knorpel usw., usw., differenziert haben. Ein wahrhaft wunderbarer Vorgang. Und in der Zwischenzeit ernährt sich dieses Kind, das biologisch gesehen ein Parasit ist (auch wenn das kein schöner Name ist), vom Blut der Mutter, und die Mutter muss zwei Personen ernähren. Und neben der Ernährung müssen auch ihre Ausscheidungsorgane, ihre Nieren, für zwei arbeiten, denn ihr System muss auch die Ausscheidungen des Kindes loswerden. Kein Wunder, dass die schwangere Frau, besonders bei einer künstlichen, ungesunden Lebensweise, vielen Beschwerden und Störungen ausgesetzt ist.

DR. ELYS TABELLE ZUR BERECHNUNG DES DATUMS DER NIEDERKUNFT

ERLÄUTERUNG: In der obersten Zeile ist das Datum der Menstruation angegeben, die darunter liegende Zahl gibt das Datum an, an dem die Entbindung zu erwarten ist, d.h. wenn das Datum der Menstruation der 1. Juni ist, kann die Entbindung am 8. März erwartet werden, oder einen Tag früher, wenn es sich um ein Schaltjahr handelt.

	1	2	3	4	5	6	7	8	9	10	11	12	13	14	15	16	17	18	19	20	21	22	23	24	25	26	27	28	29	30	31	
January	1	2	3	4	5	6	7	8	9	10	11	12	13	14	15	16	17	18	19	20	21	22	23	24	25	26	27	28	29	30	31	NOV.
OCTOBER	8	9	10	11	12	13	14	15	16	17	18	19	20	21	22	23	24	25	26	27	28	29	30	31	1	2	3	4	5	6	7	
February	1	2	3	4	5	6	7	8	9	10	11	12	13	14	15	16	17	18	19	20	21	22	23	24	25	26	27	28				DEC.
NOVEMBER	8	9	10	11	12	13	14	15	16	17	18	19	20	21	22	23	24	25	26	27	28	29	30	1	2	3	4	5				
March	1	2	3	4	5	6	7	8	9	10	11	12	13	14	15	16	17	18	19	20	21	22	23	24	25	26	27	28	29	30	31	JAN.
DECEMBER	6	7	8	9	10	11	12	13	14	15	16	17	18	19	20	21	22	23	24	25	26	27	28	29	30	31	1	2	3	4	5	
April	1	2	3	4	5	6	7	8	9	10	11	12	13	14	15	16	17	18	19	20	21	22	23	24	25	26	27	28	29	30		FEB.
JANUARY	6	7	8	9	10	11	12	13	14	15	16	17	18	19	20	21	22	23	24	25	26	27	28	29	30	31	1	2	3	4		
May	1	2	3	4	5	6	7	8	9	10	11	12	13	14	15	16	17	18	19	20	21	22	23	24	25	26	27	28	29	30	31	MAR.
FEBRUARY	5	6	7	8	9	10	11	12	13	14	15	16	17	18	19	20	21	22	23	24	25	26	27	28	1	2	3	4	5	6	7	
June	1	2	3	4	5	6	7	8	9	10	11	12	13	14	15	16	17	18	19	20	21	22	23	24	25	26	27	28	29	30		APRIL
MARCH	8	9	10	11	12	13	14	15	16	17	18	19	20	21	22	23	24	25	26	27	28	29	30	31	1	2	3	4	5	6		
July	1	2	3	4	5	6	7	8	9	10	11	12	13	14	15	16	17	18	19	20	21	22	23	24	25	26	27	28	29	30	31	MAY
APRIL	7	8	9	10	11	12	13	14	15	16	17	18	19	20	21	22	23	24	25	26	27	28	29	30	1	2	3	4	5	6	7	
August	1	2	3	4	5	6	7	8	9	10	11	12	13	14	15	16	17	18	19	20	21	22	23	24	25	26	27	28	29	30	31	JUNE
MAY	8	9	10	11	12	13	14	15	16	17	18	19	20	21	22	23	24	25	26	27	28	29	30	31	1	2	3	4	5	6	7	
September	1	2	3	4	5	6	7	8	9	10	11	12	13	14	15	16	17	18	19	20	21	22	23	24	25	26	27	28	29	30		JULY
JUNE	8	9	10	11	12	13	14	15	16	17	18	19	20	21	22	23	24	25	26	27	28	29	30	31	1	2	3	4	5	6	7	8
October	1	2	3	4	5	6	7	8	9	10	11	12	13	14	15	16	17	18	19	20	21	22	23	24	25	26	27	28	29	30	31	AUG.
JULY	8	9	10	11	12	13	14	15	16	17	18	19	20	21	22	23	24	25	26	27	28	29	30	31	1	2	3	4	5	6	7	
November	1	2	3	4	5	6	7	8	9	10	11	12	13	14	15	16	17	18	19	20	21	22	23	24	25	26	27	28	29	30		SEPT.
AUGUST	8	9	10	11	12	13	14	15	16	17	18	19	20	21	22	23	24	25	26	27	28	29	30	31	1	2	3	4	5	6		
December	1	2	3	4	5	6	7	8	9	10	11	12	13	14	15	16	17	18	19	20	21	22	23	24	25	26	27	28	29	30	31	OCT.
SEPTEMBER	7	8	9	10	11	12	13	14	15	16	17	18	19	20	21	22	23	24	25	26	27	28	29	30	1	2	3	4	5	6	7	

KAPITEL XI

DIE STÖRUNGEN DER SCHWANGERSCHAFT

Reibungsloser Verlauf der Schwangerschaft bei einigen Frauen-Schwangerschaft und Geburt können durch Erziehung zu echter Hygiene zu normalen Prozessen werden-Morgenübelkeit und ihre Behandlung-Notwendigkeit ärztlichen Rates bei perniziösem Erbrechen-Magersucht-Bulimie-Aversion gegen bestimmte Nahrungsmittel-Besonderes Verlangen-Neigung zu Verstopfung, die durch die Schwangerschaft verschlimmert wird-Ernährungsmaßnahmen bei Verstopfung-Rektale Injektionen bei Verstopfung-Abführmittel-Ursache von häufigem Harndrang in den ersten zwei oder drei und den letzten Monaten der Schwangerschaft-Behandlung von häufigem Harndrang-Ursache von Hämorrhoiden während der Schwangerschaft und ihre Behandlung-Ursache von Juckreiz der äußeren Genitalien während der Schwangerschaft und ihre Behandlung-Ursache von Krampfadern und ihre Behandlung-Leberflecken.

Wir haben gesehen, dass bei manchen Frauen die Menstruation völlig reibungslos und ohne unangenehme Symptome abläuft. Das Gleiche gilt für die Schwangerschaft. Es ist bemerkenswert, wie glatt und einfach der gesamte Verlauf bei manchen Frauen ist. Viele Frauen wissen nur durch das Ausbleiben der Monatsblutung, dass sie schwanger sind, und auch in den späteren Monaten verspüren sie keine Beschwerden, gehen allen Arbeiten und Vergnügungen wie gewohnt nach, und selbst die Geburt ist für sie eine Kleinigkeit. Leider ist die Zahl solcher Frauen nicht sehr groß und wird aufgrund unserer beengten, unnatürlichen und oft anstrengenden Lebensweise immer kleiner. Es steht außer Frage, dass die zivilisierte, kultivierte Frau in der Schwangerschaft und bei der Geburt eine härtere Prüfung zu bestehen hat als ihre primitive Schwester. Wir hoffen zuversichtlich, dass dies in der Zukunft nicht so sein wird; wir erwarten, dass die Zeit kommen wird, in der echte Hygiene ein integraler Bestandteil der Erziehung und des Lebens eines jeden Mädchens sein wird, und dann werden Schwangerschaft und Geburt vielleicht sogar leichtere Vorgänge sein als bei den primitiven Rassen. Aber die Zeit ist noch nicht gekommen, und in der Zwischenzeit müssen unsere jungen Frauen noch viel durchmachen.

Morgendliche Übelkeit. Eine der häufigsten Schwangerschaftsbeschwerden ist die sogenannte Morgenübelkeit. Dabei handelt es sich um ein Gefühl von Übelkeit und Erbrechen, das kurz nach dem Aufstehen auftritt. Die morgendliche Übelkeit tritt erstmals in der dritten, vierten oder fünften Schwangerschaftswoche auf und hält in der Regel bis zum Ende des dritten oder vierten Monats an. Bei einigen Frauen tritt die morgendliche Übelkeit jedoch schon wenige Tage nach der Befruchtung auf, und diese Frauen erkennen ihren Zustand eindeutig an dem Gefühl der leichten Übelkeit, das sie beim Aufstehen verspüren. Medikamente sind in der Regel wenig hilfreich bei der Behandlung der Morgenübelkeit. Die „Krankheit" kann gelindert, aber nicht geheilt werden. Die Patientin sollte später als sonst im Bett bleiben, im Bett frühstücken und danach etwa eine halbe Stunde lang nicht aufstehen. Wenn die Patientin anämisch ist, kann ein gutes Eisenpräparat hilfreich sein.

Perniziöses Erbrechen. Das Erbrechen in der Schwangerschaft ist manchmal so heftig und unkontrollierbar, dass es den Namen „perniziös" erhalten hat. Die Patientin ist nicht in der Lage, irgendeine Art von Nahrung, nicht einmal Flüssigkeit, zu behalten, erbricht fast ununterbrochen und kann sehr erschöpft und ausgelaugt sein. Die erbrochene Substanz kann Blut enthalten. In diesem Fall muss ein kompetenter Arzt aufgesucht werden, denn in einigen Fällen kann das Leben des Patienten in Gefahr sein und ein Abbruch muss vorgenommen werden.

Launischer Appetit. Ein kapriziöser Appetit ist in der Schwangerschaft sehr häufig. Die Launenhaftigkeit kann sich in vier verschiedenen Richtungen äußern: (1) Die Patientin kann ihren Appetit fast völlig verlieren und nur sehr wenig Nahrung zu sich nehmen, und das auch nur mit Mühe. Dieser Zustand der Appetitlosigkeit wird als Anorexie bezeichnet. (2) Die Patientin kann einen enormen Appetit entwickeln - das, was wir Bulimie nennen - und ein Vielfaches der üblichen Menge essen. (3) Sie kann eine Abneigung gegen bestimmte Nahrungsmittel entwickeln. So entwickeln viele Frauen eine Abneigung gegen Fleisch, wobei der bloße Anblick von Fleisch oder das Reden darüber bei ihnen ein Gefühl der Übelkeit hervorruft. (4) Sie kann ein Verlangen nach den eigenartigsten Nahrungsmitteln und nach Gegenständen zeigen, die überhaupt keine Nahrungsmittel sind. Das Verlangen nach sauren

Gurken oder saurem Kohl ist wohlbekannt; aber manche Frauen essen auch Kreide, Sand und noch seltsamere Dinge (für die Kreide mag es einen Grund geben: das System braucht eine zusätzliche Menge an Kalk, und Kreide ist Kalkcarbonat).

Verstopfung. Verstopfung ist bei Frauen, die nicht schwanger sind, sehr häufig; bei Schwangeren ist sie jedoch viel häufiger und verschlimmert sich noch mehr. Gegen Verstopfung muss vorgebeugt werden, aber die Maßnahmen müssen mild sein. Wenn wir die Verstopfung allein durch diätetische Maßnahmen lindern können, ist das umso besser. Die diätetischen Maßnahmen sollten darin bestehen, viel Obst - Pflaumen, Äpfel, Feigen, Datteln usw. - sowie grobes Brot und Kleie zu essen. Verstopfungsfördernde Lebensmittel wie Käse oder Kaffee sollten weggelassen werden. Wenn diätetische Maßnahmen allein nicht ausreichen, sollte der Patient zwei- bis dreimal pro Woche einen Einlauf - eine rektale Injektion - machen. Der Einlauf sollte aus etwa 8 Unzen (einem halben Liter) kaltem oder lauwarmem Wasser bestehen, das eine Prise Salz enthält, und sollte etwa zehn Minuten lang gehalten werden. Anstelle von Wasser kann auch ein gelegentlicher Einlauf mit zwei bis vier Dosen Glyzerin empfohlen werden. Anstelle eines Glyzerineinlaufs kann auch ein Glyzerinzäpfchen verwendet werden. Die besten sind: ein gutes Mineralöl - ein oder zwei Esslöffel vor dem Schlafengehen - oder ein flüssiger Extrakt aus Cascara sagrada - ein halber bis ein Teelöffel vor dem Schlafengehen. Es ist sehr wichtig, dass wir, was auch immer wir verwenden, *nicht über einen längeren Zeitraum dasselbe* Mittel verwenden. Wenn man dasselbe Mittel oder dieselbe Maßnahme unverändert anwendet, gewöhnt sich der Darm daran und reagiert nicht mehr, und man muss immer höhere Dosen verwenden. Bei der Bekämpfung der Verstopfung müssen wir also ständig unsere Waffen wechseln: In der einen Nacht verwenden wir Mineralöl, in der nächsten Nacht Cascara sagrada, in der dritten Nacht einen Einlauf, in der vierten Nacht eine Glyzerininjektion oder ein Zäpfchen, in der fünften Nacht vielleicht gar nichts, in der sechsten Nacht eine blaue Massepille, am siebten Morgen ein Seidlitz-Pulver, dann ein oder zwei Tage Ruhe, dann eine Wiederholung der gleichen Maßnahmen. Aber denken Sie immer daran: Versuchen Sie zunächst, ganz ohne Medikamente auszukommen. In vielen Fällen kann die Verstopfung allein durch eine richtige Ernährungsumstellung beseitigt werden. Und wenn das nicht möglich ist, dann nehmen Sie milde Abführmittel und verwenden Sie sie abwechselnd.

Zahnschmerzen sind in der Schwangerschaft keine Seltenheit, und eine schwangere Frau sollte ihre Zähne in einen erstklassigen Zustand versetzen lassen.

Schwierigkeiten beim Urinieren. Schwangere Frauen leiden oft unter häufigem und dringendem Harndrang. Manche müssen alle paar Minuten urinieren, während sie auf den Beinen sind. Das liegt daran, dass sich die Gebärmutter in den ersten zwei bis drei Monaten der Schwangerschaft nicht nur vergrößert, sondern auch *nach vorne gedreht ist* und auf die Blase *drückt*. Wenn die Frau liegt, wird der Druck auf die Blase gemildert, und sie muss nicht häufig Wasser lassen. Dieser Druck hält nur die ersten zwei oder drei Monate an, denn danach hebt sich die wachsende Gebärmutter aus dem Becken heraus und steigt in die Bauchhöhle hinein; sie ist nicht mehr nach vorne gerichtet, und der Druck auf die Blase ist nicht mehr so stark. In den letzten Monaten der Schwangerschaft kommt es wieder zu häufigem Wasserlassen, weil die schwere Gebärmutter dann wieder in die Beckenhöhle sinkt und auf die Blase drückt. Die Behandlung dieses häufigen Wasserlassens besteht im Tragen eines gut sitzenden Bauchgürtels oder Korsetts, das die Gebärmutter anhebt und den Druck auf die Blase verhindert. Manchmal ist auch ein Pessar wirksam, das die Anteversion verhindert. In allen Fällen ist es hilfreich, sich hinzulegen und auszuruhen. Kurz gesagt, das wirksamste Mittel zur Behandlung von häufigem Wasserlassen bei Schwangeren ist, sich nicht auf die Beine zu stellen.

Hämorrhoiden (Hämorrhoiden). Aufgrund des Drucks der Gebärmutter auf den Enddarm und der Verstopfung, die während der Schwangerschaft häufig auftritt, sind Hämorrhoiden oder Hämorrhoiden bei Schwangeren recht häufig. Die Behandlung von Hämorrhoiden besteht darin, die Ursache zu beseitigen: das Tragen eines gut sitzenden Bauchgürtels und die Beseitigung der Verstopfung. Dreimal täglich etwa einen halben Liter kaltes Wasser in den Enddarm zu spritzen, ist sehr hilfreich. Gegen den unerträglichen Juckreiz, der manchmal bei Hämorrhoiden auftritt, ist die folgende Salbe sehr hilfreich: Menthol, 5 Körner; Kalomel, 10 Körner; Bismutsubnitrat, 30 Körner; Resorcin, 10 Körner; Cadeöl, 15 Körner; Cold Cream, eine Unze. Die Hämorrhoiden werden mit heißem Wasser gut gereinigt und mit dieser Salbe gut bestrichen; ein wenig davon wird in den Enddarm geschoben und ein Stück Watte über den Anus gelegt. Dies schützt die Kleidung vor Verschmutzung und hält die Medizin länger an Ort und Stelle. Anstelle der Salbe kann auch ein Zäpfchen aus Kakaobutter verwendet werden. Ein Zäpfchen mit folgender Zusammensetzung ist gut: Nussmehl, 3 Körner; Cadeöl, 3 Tropfen; Resorcin, 1 Korn; Wismutsubnitrat, 5 Körner; Kakaobutter, 20 Körner. Ein solches Zäpfchen ist dreimal täglich einzuführen. Die oben angegebene Salbe und das Zäpfchen werden, wenn sie in Verbindung mit der richtigen Darmregulierung verwendet werden, die meisten Fälle von schwangerschaftsbedingten Hämorrhoiden nicht nur lindern, sondern heilen.

Juckreiz an der Vulva. Pruritus Vulvæ. Juckreiz an den äußeren Genitalien während der Schwangerschaft ist nicht ungewöhnlich. Dies kann darauf zurückzuführen sein, dass die Vulva während der Schwangerschaft im Allgemeinen verstopft und geschwollen ist, oder es kann durch einen vermehrten Leukorrhoenausfluss verursacht werden. Der Juckreiz ist manchmal sehr stark, und wenn die Patientin mit ihren Nägeln kratzt und dabei Blutungen verursacht, kann sie eine Infektion der Stellen hervorrufen. Die Patientin sollte vor dem Kratzen gewarnt werden; sie sollte versuchen, den Juckreiz mit einfachen Mitteln zu lindern. Ein kleines Handtuch oder eine mit kochendem Wasser ausgewrungene Mullkompresse, die mehrmals täglich auf die Schamlippen aufgelegt wird, gefolgt von einer freien Anwendung von Zinkstearatpulver, ist oft wirksam. Wenn dies nicht der Fall ist, kann die folgende Salbe ausprobiert werden: Karbolsäure, 10 Körner; Menthol, 5 Körner; Resorcin, 15 Körner; Zinkoxid, 1 Dram; und weiße Vaseline, 1 Unze. In sehr schweren Fällen sollte die Vulva mit einer Lösung von Silbernitrat, 25 Körner auf 1 Unze destilliertes Wasser, bestrichen werden.

Krampfadern. Bei den meisten Frauen erweitern sich während der Schwangerschaft die Venen in den Beinen etwas. Dies ist auf den Druck der Gebärmutter zurückzuführen, der die Durchblutung beeinträchtigt. Wenn die Venen sehr ausgeprägt, geschwollen und geschlängelt sind, spricht man von Krampfadern. Diesem Zustand sollte vorgebeugt werden, denn er bleibt oft und in gewissem Maße immer dauerhaft bestehen, auch nach der Schwangerschaft. Die beste Vorbeugung ist das Tragen eines gut sitzenden Bauchgürtels oder eines Umstandskorsetts, das die Gebärmutter stützt und nicht zu tief ins Becken sinken lässt. Wenn sich bereits Krampfadern gebildet haben, sollte die Frau gut sitzende Gummistrümpfe tragen oder zumindest die Beine mit gewebten elastischen Binden bandagieren lassen. Der Verband muss von einer kompetenten Person gleichmäßig und nicht zu straff angelegt werden. Auch Verstopfung verschlimmert die Varikose; daher sollte auch der Darm gepflegt werden. In manchen schweren Fällen nützen alle Maßnahmen wenig, wenn der Patient nicht gleichzeitig einige Tage im Bett oder auf der Liege bleibt und die Beine hochlegt.

Schwellungen an den Füßen sollten sofort behandelt werden. Es kann sich um eine Bagatelle handeln, die nur auf den Druck der Gebärmutter zurückzuführen ist, oder aber um ein Nierenproblem. Der Arzt wird die wahre Ursache feststellen und eine geeignete Behandlung verschreiben.

Leberflecken. Chloasma. In manchen Fällen bilden sich unregelmäßige bräunliche Flecken auf der Haut um die Brüste, an den Seiten oder im Gesicht. Diese Flecken werden im Volksmund als Leberflecken oder in der medizinischen Sprache als *Chloasma bezeichnet*. Dagegen kann man nichts tun, aber sie verschwinden in der Regel nach der Schwangerschaft. Ein paar Flecken hier und da können dauerhaft bleiben.

KAPITEL XII

WANN SIE EINEN ARZT HINZUZIEHEN SOLLTEN

Notwendigkeit für die schwangere Frau, sich unverzüglich in ärztliche Obhut zu begeben und während des gesamten Zeitraums in seiner Obhut zu bleiben.

Die oben beschriebenen Erkrankungen und Störungen sind, mit Ausnahme des perniziösen Erbrechens, von geringer Bedeutung. Sie sind lästig, können erhebliche Unannehmlichkeiten und Leiden verursachen, gefährden aber nicht das Leben der Frau oder des Kindes. Gelegentlich, aber glücklicherweise nicht sehr oft, werden die Nieren in Mitleidenschaft gezogen, und in diesem Fall ist die Behandlung durch einen Arzt unbedingt erforderlich. Das Richtige und Sicherste für eine Frau ist es, einen Arzt aufzusuchen, sobald sie weiß, dass sie schwanger ist, und sich von ihm während der gesamten Schwangerschaft betreuen zu lassen. Manche Frauen suchen erst im achten oder neunten Monat einen Arzt auf, und das ist entschieden falsch, denn dann kann es zu spät sein, um bestimmte

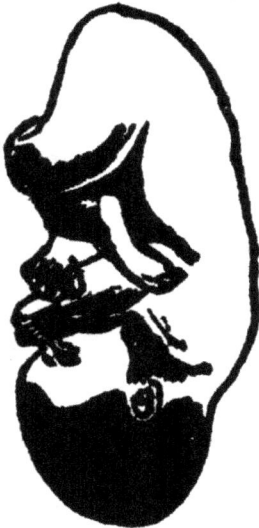

Beschwerden zu beheben, die bei einer frühzeitigen Behandlung leicht hätten behoben werden können; während viele Beschwerden in den Händen eines kompetenten Arztes gänzlich vermieden werden können. Ich muss daher wiederholen: Jede Frau sollte von Beginn ihrer Schwangerschaft an oder zumindest während des dritten oder vierten und sicherlich nicht später als im fünften Monat einen Arzt aufsuchen. Er wird jeden Monat den Urin untersuchen und sich vergewissern, dass die Nieren in Ordnung sind, er wird sich vergewissern, dass das Kind in einer normalen Position ist, und er wird eine Menge anderer Krankheiten verhindern.

Lage des Kindes im Mutterleib.

Dies ist keine spezielle Abhandlung über den Umgang mit der Schwangerschaft, und daher sind winzige Details fehl am Platz. Außerdem wird sich der Arzt um die Details kümmern. Aber einige Hinweise zur Ernährung und allgemeinen Hygiene werden sich als nützlich erweisen.

Wenn alles zufriedenstellend ist, wenn es kein schweres Erbrechen, keine Nierenprobleme usw. gibt, kann die übliche Mischkost fortgesetzt werden. Die einzigen Änderungen, die ich vornehmen würde, sind die folgenden: Trinken Sie während der gesamten Schwangerschaft reichlich heißes Wasser: ein oder zwei Gläser am Morgen, zwei oder drei Gläser am Nachmittag, dasselbe am Abend. Zwischen sechs und zwölf Gläser können getrunken werden. Außerdem viel Milch, Buttermilch und Sauermilch. Reichlich Obst und Gemüse. Fleisch nur einmal am Tag. Bei Neigung zu Verstopfung Vollkornbrot, Roggenbrot, Brot aus Kleie oder Kleie mit Sahne gebacken.

Was die körperliche Betätigung betrifft, so müssen beide Extreme vermieden werden. Es gibt Frauen, die meinen, dass sie, sobald sie schwanger sind, keinen Muskel mehr bewegen dürfen; sie müssen in einen Glaskasten gesteckt werden und dort bis zum Tag der Entbindung bleiben. Andere Frauen hingegen, die zur ultramodernen Sorte gehören, treiben viel Sport und unternehmen bis zum letzten Tag lange, ermüdende Spaziergänge. Beide Extreme sind schädlich. Der richtige Weg ist moderate Bewegung und kurze, nicht ermüdende Spaziergänge.

Das Baden kann bis zum Tag der Entbindung beibehalten werden. Warme Bäder, besonders in den letzten zwei oder drei Monaten, sind jedoch kalten Bädern vorzuziehen.

KAPITEL XIII

DIE GRÖßE DES FÖTUS

Ungefähr korrekte Maße und Gewicht des Fötus am Ende eines jeden Schwangerschaftsmonats.

Männer und Frauen sind immer daran interessiert zu wissen, wie groß der Fötus ist und wie weit er sich in den verschiedenen Monaten der Schwangerschaft entwickelt. Absolut genaue Maße können nicht angegeben werden, aber die folgenden ungefähren Maße sind korrekt:

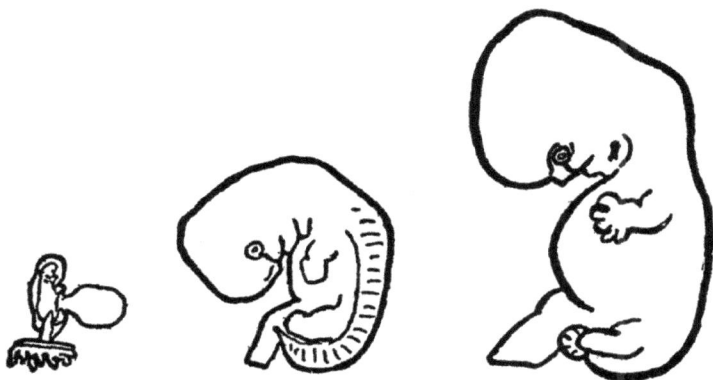

1. Embryo zwischen einer und zwei Wochen alt.
2. Embryo etwa vier Wochen alt.
3. Embryo etwa sechs Wochen alt.

Am Ende des ersten Monats (Mondmonat) ist sie etwa so groß wie eine Haselnuss. Wiegt etwa 15 Körner.

Am Ende des zweiten Monats hat es die Größe eines kleinen Hühnereis. Die inneren Organe sind teilweise ausgebildet, er beginnt eine menschliche Gestalt anzunehmen, aber das Geschlecht kann noch nicht unterschieden werden. Bis zur fünften oder sechsten

Woche unterscheidet er sich äußerlich nicht wesentlich von den Embryonen anderer Tiere.

Am Ende des dritten Monats hat es die Größe eines großen Gänseeis; es ist etwa zwei bis dreieinhalb Zentimeter lang. Es wiegt etwa eine Unze.

Am Ende des vierten Monats ist der Fötus zwischen sechs und sieben Zentimeter lang und wiegt etwa fünf Unzen.

Am Ende des fünften Monats ist der Fötus zwischen sieben und elf Zentimeter lang und wiegt acht bis zehn Unzen.

Am Ende des sechsten Monats ist es elf bis dreizehn Zentimeter lang und wiegt eineinhalb bis zwei Pfund. Wenn es geboren wird, ist es in der Lage, einige Minuten zu leben, und es wird berichtet, dass einige sechs Monate alte Kinder ausgebrütet wurden.

Am Ende des siebten Monats ist der Fötus etwa dreizehn bis fünfzehn oder sechzehn Zentimeter lang und wiegt etwa drei Pfund. Er ist zu einem eigenständigen Leben fähig, muss aber mit großer Sorgfalt aufgezogen werden, in der Regel in einem Inkubator.

Am Ende des achten Monats beträgt die Länge zwischen fünfzehn und siebzehn Zoll und das Gewicht zwischen drei und fünf Pfund.

Am Ende des neunten Monats beträgt die Länge des Fötus sechzehn bis siebzehneinhalb Zentimeter und das Gewicht fünf bis sieben Pfund.

Am Ende des zehnten Mondmonats (bei der Geburt) beträgt die Länge des Kindes siebzehn bis neunzehn Zoll und das Gewicht sechs bis zwölf Pfund; der Durchschnitt liegt bei siebeneinviertel, aber es gibt auch Kinder, die weniger als sechs und mehr als zwölf Pfund wiegen; dies sind jedoch Ausnahmen.

KAPITEL XIV

DIE NACHGEBURT (PLAZENTA) UND DIE NABELSCHNUR

Wie sich die Nachgeburt entwickelt - Wasserbeutel - Nabelschnur - Der Nabel - Der Fötus wird durch Absorption ernährt - Der Fötus atmet mit Hilfe der Plazenta - Keine nervliche Verbindung zwischen Mutter und Kind.

Der Teil der Gebärmutter, an dem sich die Eizelle festsetzt, wird zu intensiver Aktivität, zum Wachstum angeregt. Zahlreiche Blutgefäße beginnen zu wachsen, und dieser Teil der Gebärmutterschleimhaut mit seinen zahlreichen Blutgefäßen bildet die Plazenta oder, wie sie gemeinhin genannt wird, die *Nachgeburt*, weil sie *nach* der *Geburt* des Kindes herauskommt. Von der Plazenta wird auch eine Membran über der Eizelle reflektiert, um ihr zusätzlichen Schutz zu geben. Diese Membran bildet einen vollständigen Sack über dem Fötus; dieser Sack füllt sich mit Flüssigkeit, so dass der Fötus frei in einem Wassersack schwimmt; dieser Sack platzt nur während der Geburt. Der Fötus ist nicht fest mit der Plazenta verbunden, sondern hängt sozusagen an einer *Schnur*, die *Nabelschnur* genannt wird. Bei der Geburt des Kindes wird die Nabelschnur durchtrennt, und die Narbe oder Vertiefung im Bauch, an der die Nabelschnur befestigt war, bildet den Nabel oder Umbilicus (in der Umgangssprache Knopf oder Bauchnabel). Die Nabelschnur besteht aus zwei Arterien und einer Vene, die in eine gallertartige Substanz eingebettet und von einer Membran umhüllt sind. Über die Nabelschnur wird das Blut von der Plazenta zum Fötus geleitet und von ihm weggeführt. Das Blut des Fötus und das Blut der Mutter vermischen sich nicht; die Blutgefäße sind durch dünne Wände voneinander getrennt, und durch diese dünnen Wände erhält das fötale Blut die Bestandteile, die es aus dem Blut der Mutter benötigt. Mit anderen Worten: Es erhält seine Nährstoffe von der Mutter durch *Absorption* oder *Osmose*. Das Blut der Plazenta versorgt das fötale Blut auch mit Sauerstoff, so dass der Fötus mit Hilfe der Plazenta und nicht durch seine eigenen Lungen atmet.

Es ist gut, sich daran zu erinnern, dass es absolut keine nervliche Verbindung zwischen Mutter und Kind gibt. Es gibt keinerlei Nerven in der Nabelschnur, so dass die Nervensysteme des Fötus und der Mutter völlig unterschiedlich und getrennt sind. Das erklärt auch, warum bestimmte Nerveneindrücke und Schocks, die die Mutter empfängt, nicht ohne weiteres auf das Kind übertragen werden. Nur durch Veränderungen im Blut der Mutter kann der Fötus beeinflusst werden. Wie wir in einem späteren Kapitel sehen werden, sind wir skeptisch gegenüber „mütterlichen Eindrücken".

KAPITEL XV

LAKTATION ODER STILLEN

Kein perfekter Ersatz für Muttermilch - Wenn Stillen Mutter und Kind schadet - Modifizierte Milch - Künstliche Nahrungsmittel - Vorsicht bei der Auswahl der Amme - Saugendes Kind profitiert von der Mutter - Gegenseitige Zuneigung wird durch Stillen gestärkt - Sexuelle Gefühle während des Stillens - Alkoholiker sind schädlich-Achtung auf den Zustand der Brustwarzen während der Schwangerschaft unerlässlich-Behandlung eingesunkener Brustwarzen-Behandlung empfindlicher Brustwarzen-Behandlung rissiger Brustwarzen-Wie man die Milchsekretion bei Bedarf stoppt-Menstruation während der Stillzeit-Schwangerschaft bei der stillenden Frau.

Jede Mutter sollte ihr Kind stillen - wenn sie kann. Es gibt keinen perfekten Ersatz für Muttermilch. Es gibt nur eine Entschuldigung dafür, dass eine Mutter nicht stillt, nämlich wenn sie keine Milch hat oder wenn die Qualität der Milch so schlecht ist, dass das Kind davon nicht gedeiht, oder wenn die Mutter erschöpft ist, von Tuberkulose bedroht oder daran erkrankt ist, usw. In solchen Fällen würde das Stillen sowohl für die Mutter als auch für das Kind schädlich sein.

Wenn die Mutter das Kind nicht stillen kann, sollte es mit modifizierter Kuhmilch künstlich aufgezogen werden. Es wurden Formeln für modifizierte Milch für jeden Lebensmonat des Kindes ausgearbeitet, und wenn die Formeln sorgfältig befolgt werden und die Flasche und die Brustwarzen richtig sterilisiert werden, sollte das Kind keine Probleme haben, sondern gedeihen und wachsen wie mit guter Muttermilch. Wenn das Kind kränklich oder empfindlich ist und weder mit modifizierter Kuhmilch noch mit anderen künstlichen Nahrungsmitteln wie Horlick's Malzmilch oder Nestlé's Nahrung gedeiht, kann eine Amme notwendig werden. Bevor man jedoch eine Amme engagiert, sollte man sich vergewissern, dass sie gesund ist, dass das Alter ihres Kindes ungefähr dem Alter des Kindes entspricht, das sie säugen soll, und vor allem, dass sie frei von syphilitischen Ansteckungen ist. Ein, zwei oder mehrere Wassermann-Tests sollten durchgeführt werden, um die Frage endgültig zu klären.

Mütter sollten bedenken, dass das Stillen des Kindes nicht nur für das Kind, sondern auch für die Mutter gut ist. Die Stillzeit unterstützt die *Rückbildung der* Gebärmutter: Die Gebärmutter einer stillenden Mutter kehrt schneller und perfekter in ihren normalen Zustand vor der Schwangerschaft zurück als die Gebärmutter einer Mutter, die ihr Kind nicht stillen kann oder will.

Es wird behauptet, dass die gegenseitige Zuneigung zwischen Mutter und Kind in den Fällen größer ist, in denen das Kind an der Brust der Mutter gesäugt hat. Dies ist durchaus wahrscheinlich. Es wird auch behauptet, dass die stillende Mutter bestimmte Eigenschaften an ihr Kind weitergibt, die die nicht stillende Mutter nicht hat. Dabei handelt es sich lediglich um eine Hypothese ohne wissenschaftlichen Beweis.

Andererseits scheint die Aussage, dass viele Frauen während des Stillens ausgesprochen angenehme sexuelle Gefühle erleben, gut begründet zu sein.

Dass eine Mutter, die ihr Kind stillt, ausreichend Nahrung zu sich nehmen sollte, versteht sich von selbst. Aber der oft gegebene Rat an stillende Mütter, Bier, Ale oder Wein zu trinken, ist schlecht. Es stellt sich die Frage, ob eine Mutter, die beträchtliche Mengen an alkoholischen Getränken zu sich nimmt, ihren Kindern nicht den Geschmack für Alkohol vermittelt. Nein, Alkoholiker sollten in Ruhe gelassen werden, aber Milch, Eier, Fleisch, Obst und Gemüse sollten in Hülle und Fülle genossen werden.

Vorbereiten der Brustwarzen. Damit der Säugling richtig saugen kann, müssen die Brustwarzen in gutem Zustand sein. Wenn die Brustwarzen eingefallen sind, ist es für das Kind eine Qual zu stillen. Es verbraucht unnötig viel Energie, ist erschöpft und bekommt nur sehr wenig Milch; sind die Brustwarzen dagegen zart oder rissig, ist das Stillen für die Mutter eine Qual.

Es ist daher notwendig, sich rechtzeitig um die Brustwarzen zu kümmern - im fünften oder sechsten Monat zu beginnen, ist nicht zu früh. Wenn die Brustwarzen genügend hervortreten, braucht man wenig für sie zu tun, außer sie gelegentlich mit ein wenig Borsäurelösung (ein Teelöffel Borsäure auf ein Glas Wasser) zu waschen und ab und zu ein wenig Vaseline, glatt oder boriert, einzureiben. Sind die Brustwarzen jedoch so eingesunken, dass sie unter der Oberfläche der Brust liegen, oder liegen sie nur wenig über der Oberfläche der Brust, müssen sie behandelt werden. Drei- bis viermal täglich muss mit den Fingern ein sanfter Zug an ihnen ausgeübt werden. Es gibt nur wenige Fälle, in denen sich die Brustwarze durch beharrliche Manipulation nicht entwickelt und deutlich hervortritt.

Wenn die Brustwarze empfindlich ist, sollte sie zwei- oder dreimal täglich mit einer Mischung aus Alkohol und Wasser gewaschen werden; ein Teil Alkohol auf drei Teile Wasser ist ausreichend. Nach dem Waschen der Brustwarze mit diesem verdünnten Alkohol sollte sie abgetrocknet und mit etwas Vaseline eingerieben werden. Wenn man dies in den letzten ein bis zwei Monaten der Schwangerschaft zwei- oder dreimal täglich macht, erhält man im Allgemeinen eine gute, gesunde Brustwarze.

Die Behandlung von gerissenen Brustwarzen. Wenn die Pflege der Brustwarze vernachlässigt wurde und sie Risse oder Spalten entwickelt, so dass das Stillen des Kindes der Mutter starke Schmerzen verursacht, sollte das Stillen durch einen Brustwarzenschutz erfolgen und in der Zwischenzeit zwischen den Stillvorgängen sollte die Brustwarze mit dem folgenden Präparat eingerieben werden, das ausgezeichnet ist und das ich uneingeschränkt empfehlen kann: Thymoljodid, ½ Dram; Olivenöl, ½ Unze. Dieses Präparat wird stündlich auf die Brustwarze aufgetragen und mit etwas Watte bedeckt; vor jedem Stillen muss es jedoch mit warmem Wasser oder warmer Borsäurelösung gut abgewaschen werden. Wenn die Brustwarzen rissig sind, sollten auch die Lippen des Säuglings vor dem Stillen sorgfältig mit Borsäurelösung abgewischt werden. Denn im Mund des Säuglings befinden sich Bakterien, die zwar an sich harmlos sind, aber wenn sie in die Risse der Brustwarze gelangen, eine Entzündung der Brust oder „Mastitis" auslösen und einen Abszess verursachen können. Wenn die Risse sehr schmerzhaft sind, was manchmal der Fall ist, ist es notwendig, die eine Brust vierundzwanzig Stunden lang ruhen zu lassen und das Kind an der anderen Brust zu säugen, bis die Risse teilweise verheilt sind.

Wenn es notwendig ist, die Brüste trocken zu legen. Im Falle des Todes des Kindes oder wenn die Mutter aus einem anderen Grund nicht mehr stillen kann, z. B. wenn die Brustwarze völlig fehlt und statt der hervorstehenden Brustwarze eine tiefe Vertiefung vorhanden ist, wird es notwendig, die Milchsekretion zu stoppen oder, wie man im Volksmund sagt, „die Brüste auszutrocknen". Früher, vor noch nicht allzu langer Zeit, und die Praxis ist immer noch üblich genug, um darauf aufmerksam zu machen und sie zu verurteilen, wurden die Brüste fest bandagiert, oder sie wurden alle paar Stunden abgepumpt. Ersteres verursacht unnötige Schmerzen und Unannehmlichkeiten, während das zweite Verfahren, das Abpumpen, genau das Gegenteil von dem bewirkt, was es bewirken soll. Anstatt die Brüste auszutrocknen, hält sie die Sekretion aufrecht. Am besten lässt man in einem solchen Fall die Brüste in Ruhe, pumpt sie nicht ab, sondern stützt sie nur sanft mit einer Bandage, und in drei oder vier Tagen wird die Milchsekretion allmählich verschwinden. In den ersten vierundzwanzig bis achtundvierzig Stunden ist es etwas unangenehm, aber wenn man sie in Ruhe lässt, sind die Beschwerden geringer, als wenn die Brüste manipuliert, bandagiert oder abgepumpt werden.

Menstruation oder Schwangerschaft während der Stillzeit. Viele Frauen haben keine Menstruation und werden auch nicht schwanger, wenn sie stillen. Manche Frauen werden nicht schwanger, ganz gleich, wie lange sie das Kind stillen - ein oder zwei Jahre oder länger. Und manche Frauen nutzen diese Tatsache aus, und um ein weiteres Kind zu vermeiden, stillen sie so lange wie möglich weiter. In Ägypten und anderen orientalischen Ländern, in denen unsere Mittel zur Verhütung von Empfängnis unbekannt sind, ist es kein seltener Anblick, ein drei- oder vierjähriges Kind zu sehen, das seine Arbeit oder sein Spiel unterbricht und zur Brust seiner Mutter läuft, um sie zu säugen. Aber nicht alle Frauen haben dieses Glück. Bei einigen Frauen (etwa fünfzig Prozent) setzt die Menstruation im sechsten Monat der Stillzeit ein, während einige sogar schwanger werden, bevor die Menstruation einsetzt. Nur allzu oft kommt es vor, dass eine Frau, die die Stillzeit als ihren Schutz ansieht, keine Vorsichtsmaßnahmen ergreift und sich zu ihrem großen Unglück in einem schwangeren Zustand wiederfindet.

Wenn eine stillende Frau feststellt, dass sie schwanger ist, sollte sie das Stillen sofort aufgeben. Die Milch kann von schlechter Qualität werden, aber selbst wenn dies nicht der Fall ist, ist es für eine Frau zu viel, ein Kind in der Gebärmutter und eines an der Brust zu ernähren.

KAPITEL XVI

SCHWANGERSCHAFTSABBRUCH UND FEHLGEBURT

Definition des Wortes Abtreibung-Definition des Wortes Fehlgeburt-Spontanabtreibung-Induzierte Abtreibung-Therapeutische Abtreibung-Kriminelle Abtreibung-Fehlgeburt-Habituelle Abtreibung-Syphilis als Ursache von Abtreibung und Fehlgeburt-Gefahren der Abtreibung-Abtreibung ein Übel.

Das Wort „Abtreibung" wird etwas locker verwendet und bezeichnet die vorzeitige Ausstoßung des Fötus; die Ausstoßung des Fötus aus dem Mutterleib, bevor er lebensfähig ist, d. h. bevor er in der Lage ist, selbstständig zu leben. Im engeren Sinne wird das Wort Abtreibung für die Austreibung des Fötus bis zum Ende der 16. Woche verwendet; für die Austreibung des Fötus zwischen der 16. und 28. Woche wird der Begriff Fehlgeburt verwendet; und wenn die Austreibung des Fötus nach der 28. Die Laien mögen den Begriff Abtreibung nicht, da sie den Eindruck haben, dass dieser Begriff immer eine kriminelle Abtreibung bedeutet; sie ziehen es daher vor, den Begriff Fehlgeburt („Miss") zu verwenden, unabhängig davon, zu welchem Zeitpunkt die Austreibung des Fötus stattfindet.

Wenn ein Schwangerschaftsabbruch (oder eine Fehlgeburt) von selbst und ohne fremde Hilfe erfolgt, spricht man von einem *spontanen Abbruch*. Wird er künstlich herbeigeführt, sei es durch die Frau selbst oder durch eine andere Person, spricht man von einem *induzierten* Abbruch. Wenn eine Abtreibung eingeleitet wird, um das Leben der Frau zu retten, spricht man von einer *therapeutischen* Abtreibung, die als völlig legal und richtig angesehen wird. Wird eine Abtreibung jedoch nur veranlasst, um den Ruf einer unverheirateten Mutter zu retten oder weil die verheiratete Mutter zu arm oder zu schwach ist, um weitere Kinder zu bekommen, oder aus anderen Gründen zögert, eines (oder mehrere) zu bekommen, wird dies als *kriminelle* oder *illegale* Abtreibung bezeichnet, die, wenn sie entdeckt wird, die Mutter und die Person, die die Abtreibung veranlasst hat, einer schweren Strafe aussetzt.

Wenn der Fötus aus irgendeinem Grund im Mutterleib stirbt, wird er im Allgemeinen innerhalb weniger Stunden oder Tage ausgestoßen. Manchmal ist dies nicht der Fall, und der tote Fötus bleibt mehrere Wochen, Monate oder sogar Jahre lang *zurück*. Manche Frauen leiden unter dem, was man als Abtreibungsgewohnheit bezeichnen könnte; sie können kaum jemals ein Kind bis zum Ende austragen, sondern verlieren es bei jeder Schwangerschaft im gleichen Monat oder sogar in der gleichen Schwangerschaftswoche; wir nennen dies gewohnheitsmäßige Abtreibung. Und diese gewohnheitsmäßige Abtreibung kann unabhängig von einer Krankheit sein, wie z. B. Syphilis. Die Begriffe *drohender, drohender* und *unvermeidlicher* Abort bedürfen keiner weiteren Erläuterung.

Die Ursachen des Schwangerschaftsabbruchs. Abgesehen von der Abtreibungsgewohnheit, die zum Teil erblich bedingt sein kann oder durch eine Erkrankung der Gebärmutterschleimhaut hervorgerufen wird, ist die Hauptursache für Aborte und Fehlgeburten die Syphilis. Und wenn eine Frau zwei, drei, vier oder mehr Fehlgeburten hintereinander hatte, nehmen wir im Allgemeinen an, dass die Ursache Syphilis ist, und in den meisten Fällen ist diese Annahme richtig.

Wenn ein Schwangerschaftsabbruch von einem erfahrenen Arzt durchgeführt wird, der auf äußerste Sauberkeit achtet (Asepsis und Antisepsis), dann ist der Abbruch mit sehr geringen oder gar keinen Gefahren verbunden; wenn er jedoch von inkompetenten, gewissenlosen Ärzten und Hebammen nachlässig durchgeführt wird, ist der Eingriff mit großen Gefahren für die Gesundheit oder sogar das Leben der Patientin verbunden. Und die Abtreibung ist eine der Hauptursachen für vorzeitigen Tod und chronische Invalidität bei Frauen. Und solange die Menschen nicht wissen, wie sie ihre Nachkommenschaft regulieren können, wird die Abtreibung gedeihen.

Ich erkenne zwar an, daß es Fälle gibt, in denen die Durchführung einer Abtreibung vom moralischen Standpunkt aus vollkommen gerechtfertigt ist, z.B. in Fällen von Vergewaltigung oder wenn die Mutter unverheiratet ist, dennoch muß die Abtreibung als ein Übel anerkannt werden, ein notwendiges Übel hin und wieder, aber dennoch ein Übel. Es ist die Pflicht aller ernsthaft denkenden und humanitären Männer und Frauen, alles in ihrer Macht Stehende zu tun, um die Bedingungen zu beseitigen, die eine Abtreibung notwendig und unvermeidlich machen.

KAPITEL XVII

PRÄNATALE BETREUUNG

Bedeutung des Begriffs - Irreführende Informationen von Quasi-Wissenschaftlern - Übertriebene Vorstellungen über die Schwangerschaftsvorsorge - Nervöse Verbindung zwischen Mutter und Kind - Fälle unter Beobachtung des Autors - Auswirkungen auf den Nachwuchs - Ratschläge für schwangere Frauen - Keimplasma einer chronischen Alkoholikerin - Ein Glas Wein und die Spermien - Falsche Aussagen - Fälle von Gewalt und Unfällen während der Schwangerschaft.

Unter vorgeburtlicher Betreuung versteht man die Betreuung während der Schwangerschaft, bevor das Kind geboren wird. Im weiteren Sinne umfasst der Begriff auch die Fürsorge, die beide Elternteile schon vor der Empfängnis des Kindes für sich selbst aufbringen sollten.

Natürlich sollten Vater und Mutter in der Zeit der Empfängnis und sogar schon davor in der bestmöglichen körperlichen und geistigen Verfassung sein, und die Mutter sollte sich selbst so gut wie möglich pflegen - sie sollte während der gesamten Zeit der Schwangerschaft bei guter Gesundheit und so ruhig wie möglich sein. Denn die allgemeine Gesundheit und der Zustand der Mutter beeinflussen das Kind.

Und doch fühle ich mich veranlasst, etwas zu sagen, das in manchen Kreisen auf heftigen Widerstand stoßen könnte. Das Problem ist, dass es zu viele halbgare Wissenschaftler in unserer Mitte gibt. Sie verbreiten irreführende Informationen, und die breite Öffentlichkeit ist zu sehr geneigt, jede Aussage, die ein quasi wissenschaftliches Siegel trägt, für etwas Absolutes, für etwas Positives, für etwas, das keine Ausnahmen zulässt, zu halten.

Ich habe so viel Elend gesehen, das durch falsche Lehren zur Schwangerschaftsvorsorge und durch die törichten, übertriebenen Vorstellungen zu diesem Thema verursacht wurde, dass ich es als meine Pflicht betrachte, etwas zu sagen, um diesen irrigen Vorstellungen entgegenzuwirken. Ich betrachte es als meine besondere Aufgabe, Irrtum, Mystizismus und Aberglauben zu zerstören. Und die Lehre von der Schwangerenvorsorge, wie sie von einigen verbreitet wird, hat leider alle drei der oben genannten Punkte in sich vereint.

Natürlich, ich wiederhole, sollte die Mutter versuchen, in der bestmöglichen Verfassung zu sein, während sie das Kind austrägt. Dennoch ist es töricht, sich einzubilden, dass, wenn es der Mutter nicht gut geht, sie sich über etwas Sorgen macht oder einen Wutanfall hat, sich dies zwangsläufig auf das Kind überträgt. Das Kind hat, wie wir wissen, keinerlei nervliche Verbindung zur Mutter, und nur sehr heftige oder langanhaltende Erschütterungen können einen schädlichen Einfluss haben.

Ich kenne Kinder, die von ihren Müttern in Wut und Angst vom Tag der Empfängnis bis zum Tag der Geburt getragen wurden. Und dennoch wurden sie völlig normal geboren. Ich weiß von einem Kind, dessen Mutter während der gesamten Schwangerschaft unter den höllischsten Qualen der Eifersucht litt, und dennoch wurde das Kind völlig gesund und normal geboren und ist jetzt ein prächtiges Exemplar von Manneskraft. Ich kenne Kinder, deren Mütter schwere Anfälle von Lungenentzündung, Typhus usw. durchmachten, und dennoch wurden sie völlig gesund und völlig normal geboren. Ich kenne Kinder, deren Mütter mit allen Mitteln versuchten, sie abzutreiben, und die alle Arten von Medikamenten einnahmen, bis sie todkrank waren, und trotzdem wurden sie völlig gesund und normal geboren. Ich kenne Kinder, deren Mütter versuchten, sie mit mechanischen Mitteln abzutreiben, die zu Abtreibern gingen, die einen oder mehrere Versuche unternahmen, die Abtreibung herbeizuführen - ich kenne sogar Fälle, in denen die Mütter infolge solcher Versuche verbluteten - und trotzdem wurden die Kinder völlig gesund geboren, entwickelten sich körperlich und geistig normal.

Natürlich sind das keine Dinge, zu denen ich den Frauen raten würde, oder denen sie sich unterziehen sollten. Ich würde schwangeren Frauen nicht raten, sich Sorgen zu machen, krank zu sein, giftige Medikamente einzunehmen oder Abtreibungsversuche zu unternehmen, sondern ich erwähne diese Punkte nur, um meinen Lesern zu verdeutlichen, dass sie die Notwendigkeit der Schwangerschaftsvorsorge nicht zu absolut nehmen und sich nicht unnötig Sorgen machen sollten, wenn die Bedingungen während der Schwangerschaft nicht so sind, wie man es sich wünschen könnte. Das Kind wird nicht unbedingt geschädigt werden. Der Zustand der Keimplasmen, d.h. der Zustand der Eizelle und der Samenzellen zum Zeitpunkt der Empfängnis ist wichtiger als jede spätere Betreuung während der Schwangerschaft.

Da es dumme Menschen gibt, die eine besondere Gabe besitzen, alles falsch zu interpretieren und misszuverstehen, möchte ich betonen, dass die Hygiene während der Schwangerschaft nicht vernachlässigt werden darf. Es sollte alles getan werden, um die Mutter in die bestmögliche körperliche und geistige Verfassung zu versetzen. Alles, was ich sagen möchte, ist, dass es schlecht ist, in diesem Bereich verrückt zu sein, dass es schlecht ist, die Dinge absolut zu nehmen, und dass es schlecht ist, zu übertreiben.

Man hört oft, dass ein Kind, das gezeugt wurde, als der Vater sich in einem aufregenden Zustand befand, dazu neigt, epileptisch, nervös oder wahnsinnig zu sein und so weiter. Auch das ist mit Vorsicht zu genießen. Ein chronischer Alkoholiker hat ein mangelhaftes Keimplasma, und seine Kinder sind wahrscheinlich auch mangelhaft. Aber ein Glas Wein bei einem Hochzeitsmahl kann die zuvor gebildeten Spermien nicht beeinträchtigen. Und die Behauptungen, dass Kinder fehlerhaft geboren werden oder sich fehlerhaft entwickeln, weil ihre Väter gelegentlich ein Glas Wein getrunken haben, sind keiner ernsthaften Betrachtung würdig; sind keiner Betrachtung würdig.

In diesem Zusammenhang sind die Berichte über einige Fälle von *Gewalt* und *Unfällen* während der Schwangerschaft interessant, die trotz ihrer Schwere die Kinder nicht beeinträchtigt haben.

Eine zierliche kleine Frau hat ihre Periode nicht bekommen. Sie war sich sicher, dass sie nicht mehr als zwei Wochen überfällig sein konnte. Und das hat sie getan. In fünf aufeinanderfolgenden Nächten nahm sie heiße Senfbäder, und zwar so heiß, dass sie jedes Mal fast in Ohnmacht fiel und wie ein gebratener Hummer aus den Bädern kam. Keine Wirkung. Dann nahm sie eine Schachtel Pillen, die sie zwei Dollar kostete. Keine Wirkung, außer dass sie Durchfall verursachte. Dann nahm sie zwei Schachteln mit Kapseln, die ihren Magen verstimmten und ihr furchtbar übel wurden. Keine weitere

Wirkung. Dann aß sie eine halbe Colocynth, die ihr furchtbar schlecht wurde und blutigen Durchfall verursachte. Sie musste drei oder vier Tage im Bett bleiben. Dann nahm sie brennende Vaginalinjektionen mit etwas Brechwurzel darin. Keine Wirkung, außer dass sie sich roh fühlte, so dass sie große Mengen an Cold Cream benötigte. Dann nahm sie Secale cornutum und Radix gossypii ein. Keine Wirkung, außer dass sie Kopfschmerzen bekam, ihr übel wurde und ihr der Appetit völlig verging, so dass sie innerhalb kürzester Zeit fast zehn Pfund abnahm. Dann wurde ihr gesagt, dass lange Spaziergänge wirksam sein könnten. Sie machte Spaziergänge von sechs und sieben Meilen auf einmal und kam mehr tot als lebendig nach Hause. Keine Wirkung. Dann hörte sie, dass das Springen von einem Tisch ein sehr wirksames Mittel sei. Sie tat es ein Dutzend Mal hintereinander, bis sie völlig erschöpft und außer Atem war. Achteinhalb Monate später brachte sie einen völlig gesunden, wohlgeformten Jungen zur Welt, der acht Pfund wog.

Der folgende Fall wurde von Brillaud-Laujardiere berichtet. Ein Bauer, der für den Zustand einer Hausangestellten verantwortlich war, kam auf die Idee, mit ihr zu reiten, um eine Abtreibung herbeizuführen, und sie abzustoßen, wenn das Pferd mit großer Geschwindigkeit lief. Dies wiederholte er mehrere Male. Die Frau brachte ein völlig normales Kind zur Welt, das voll ausgetragen wurde.

Hofmann berichtet, dass ein anderer Landwirt unter ähnlichen Umständen die Frau wiederholt brutal in den Unterleib trat, bis sie das Bewusstsein verlor. Die Schwangerschaft wurde trotzdem voll ausgetragen. In einem anderen Fall von Hofmann ließ eine Frau eine schwere Tür auf sich fallen, aber die Schwangerschaft wurde nicht beeinträchtigt.

Dr. Guibout berichtet, dass eine deutsche Frau, die mit ihrem Mann in Kalifornien lebte, schwanger war und zur Entbindung nach München, ihrer Heimatstadt, zurückkehren wollte. Der Zug, mit dem sie durch Panama reiste, kollidierte mit einem anderen Zug. Wegen der drohenden Abtreibung musste sie eine Pause einlegen. Sie nahm einen Dampfer und erreichte nach einer sehr rauen Überfahrt Portsmouth. Von dort aus reiste sie nach Paris. Hier stürzte sie in dem Hotel, in dem sie übernachtete, eine Treppe hinunter. Erneut drohte ihr eine Abtreibung, doch nach einer Erholungspause war sie wieder wohlauf und setzte ihre Reise fort. Schließlich erreichte sie ihre Heimat und brachte ein normales Kind zur Welt.

Vibert berichtet über den Fall einer Frau, die in einen Zugunfall verwickelt war, der sie schwer verletzte und zwei ihrer Kinder tötete, aber ihre Schwangerschaft nicht beeinträchtigte. Sie wurde zum richtigen Zeitpunkt mit einem normalen Baby entbunden.

KAPITEL XVIII

DIE WECHSELJAHRE ODER DER WECHSEL DES LEBENS

Zeitpunkt der Menopause-Ursache des Leidens während der Menopause-Reproduktionsfunktion und Sexualfunktion sind keine Synonyme-Erhöhte Libido während der Menopause-Veränderung des Lebens bei Männern.

Im Kapitel über die Menstruation bin ich kurz auf die Wechseljahre eingegangen. Ich werde sie hier etwas ausführlicher behandeln.

Die Menopause, auch Klimakterium genannt, und in der Umgangssprache „Wechsel des Lebens", ist der Zeitraum, in dem die Frau aufhört zu menstruieren. Das durchschnittliche Alter, in dem dies geschieht, liegt bei etwa achtundvierzig Jahren. Doch während manche Frauen bis zum Alter von fünfzig, zweiundfünfzig und sogar fünfundfünfzig Jahren menstruieren, hören andere im Alter von fünfundvierzig oder sogar zweiundvierzig Jahren auf zu menstruieren. Zwischen vierundvierzig und zweiundfünfzig ist die normale Grenze. Alles, was davor oder danach liegt, ist eine Ausnahme.

So wie der Beginn der Menstruation ohne jegliche Beschwerden eintreten kann, und so wie manche Frauen während der gesamten Dauer ihrer Menstruation nicht die geringsten unangenehmen Symptome haben, so tritt bei manchen Frauen die Menopause ohne jegliche körperliche oder seelische Beschwerden ein. Die Abstände zwischen den Monatsblutungen werden vielleicht etwas länger oder etwas unregelmäßiger, die Menstruation wird immer spärlicher, dann kann eine oder mehrere Perioden ganz ausbleiben, und die Menopause ist endgültig etabliert. Viele Frauen, wahrscheinlich die Mehrheit, leiden jedoch während des Übergangsjahres oder der Übergangsjahre der Menopause erheblich. Die Symptome sind sowohl körperlicher als auch psychischer Natur, wobei die psychischen Symptome überwiegen. Es können Kopfschmerzen, Appetitlosigkeit oder völlige Appetitlosigkeit, beträchtlicher Fleischverlust oder im Gegenteil sehr plötzliche und rasche

Zunahme des Fettgewebes, große Reizbarkeit, Schlaflosigkeit, Schweißausbrüche auftreten; besonders häufig sind Hitzewallungen am ganzen Körper und besonders im Gesicht, die das Gesicht „erröten" und verstopfen lassen. Dann kann sich der Charakter der Frau völlig verändern. Von sanftmütig und unterwürfig kann sie streitlustig und streitsüchtig werden. Unbegründete Eifersucht kann eines der unangenehmen Symptome sein, die sowohl die Frau als auch den Mann sehr unglücklich machen. In einigen Ausnahmefällen kann sich eine echte Neurose oder Psychose entwickeln.

Ursache des Leidens in den Wechseljahren. Ich bin der Überzeugung, und das schon seit vielen Jahren, dass viele, wenn nicht sogar die meisten der leidvollen Symptome der Wechseljahre nicht auf die Wechseljahre selbst zurückzuführen sind, sondern auf die falschen Vorstellungen über diese Zeit, die seit so vielen Jahrhunderten vorherrschen. Wir kennen den Einfluss des Geistes auf den Körper und die schädliche Wirkung, die falsche Vorstellungen auf unsere Gefühle haben können. Die allgemein vorherrschende Meinung unter Frauen und Männern, und zwar nicht nur unter Laien, sondern leider auch unter Medizinern, ist, dass die Menopause das Ende des sexuellen Lebens der Frau ist. Jede Frau hat den irrigen Eindruck, dass sie mit dem Einsetzen der Menopause, mit dem Aufhören der Menstruation, aufhört, eine Frau zu sein, und da sie nicht zum Mann wird, wird sie so etwas wie ein Neutrum, weder Frau noch Mann. Und sie hat die Vorstellung, dass sie nach der Menopause keine Anziehungskraft mehr auf ihren Mann oder auf andere Männer haben kann. Natürlich hat eine solche Vorstellung eine sehr deprimierende Wirkung auf jeden Menschen. Jeder Mensch kämpft bis zuletzt darum, alle seine menschlichen Funktionen zu behalten, insbesondere die Funktion, die als so wichtig angesehen wird wie die sexuelle Funktion.

Fortpflanzungsfunktion und Sexualfunktion sind nicht gleichbedeutend. Natürlich ist mit dem endgültigen Ausbleiben der Menstruation die Fortpflanzungsfunktion der Frau beendet. Aber die Fortpflanzungsfunktion ist *nicht* gleichbedeutend mit der Sexualfunktion, das muss ich immer wieder betonen, und bis diese irrige Vorstellung ausgeräumt ist, wird natürlich viel unnötiges Elend das Los unserer Frauen sein. Wenn die Frauen im Allgemeinen lernen, dass sie mit dem Einsetzen der Wechseljahre *nicht* aufhören, Frauen zu sein, wenn sie lernen, dass das sexuelle Verlangen bei Frauen lange über das Ende der Wechseljahre hinaus anhält und viele Frauen mit sechzig genauso leidenschaftlich sind wie mit dreißig, wenn sie lernen, dass ihre Attraktivität oder Unattraktivität für das männliche Geschlecht nicht von den Wechseljahren abhängt, Wenn sie lernen, dass viele Frauen mit fünfzig und sechzig Jahren viel attraktiver sind als manche Frauen in der Hälfte dieses Alters, werden sie das Einsetzen der Wechseljahre nicht so tragisch nehmen und dadurch den größten Teil ihres mentalen und emotionalen Leids vermeiden.

Die eigentliche Atrophie der Eierstöcke, der Gebärmutter, der äußeren Geschlechtsorgane und der Brüste kann natürlich nicht verhindert werden, aber diese Atrophie ist ein langsamer und allmählicher Prozess und ist an sich nicht die Ursache für die verschiedenen beunruhigenden Symptome, die wir aufgezählt haben.

Die Behandlung der Wechseljahre sollte, wenn die Symptome überhaupt unangenehm oder belastend sind, in den Händen eines kompetenten Arztes liegen. Ein wenig gesunder Rat kann wirksamer sein als literweise Medikamente und Unmengen von Pillen. Im Allgemeinen sollte die Frau versuchen, ein so ruhiges und friedliches Leben wie möglich zu führen. Täglich warme Bäder sind wohltuend, Verstopfung sollte vermieden werden, heiße Vaginalspülungen sind oft wirksam gegen die unangenehmen Wallungen, und nicht zuletzt sollte der Ehemann in dieser kritischen Zeit doppelt freundlich und doppelt rücksichtsvoll zu seiner Frau sein. Gerade in den Jahren zwischen fünfundvierzig und fünfundfünfzig braucht die Frau am meisten das Mitgefühl und die Unterstützung ihres Mannes.

Gesteigerte Libido in den Wechseljahren. Es gibt ein recht heikles Symptom, das ich nicht unerwähnt lassen darf. Manche Frauen verspüren in den Jahren, in denen sich die Wechseljahre einstellen, und noch einige Jahre nach den Wechseljahren ein stark erhöhtes sexuelles Verlangen. In einigen Fällen ist diese gesteigerte Libido normal, d. h. es lassen sich keine anderen pathologischen Symptome oder örtlichen Gegebenheiten feststellen. In einigen Fällen ist die gesteigerte Libido eindeutig auf eine lokale Stauung zurückzuführen, auf eine Stauung der Eierstöcke, der Gebärmutter usw. In einigen Fällen, das kann ich eindeutig bezeugen, ist sie psychisch oder autosuggestiv. Weil die Frau denkt und glaubt, dass andere Leute denken, dass sie bald ihre ganze Sexualität verlieren wird, steigert sie sich unbewusst in eine sexuelle Leidenschaft hinein, die manchmal von langer Dauer sein und sogar zu verhängnisvollen Ergebnissen führen kann.

Was ist in solchen Fällen zu tun? Wenn die Libido der Frau normal oder annähernd normal ist, dann sollte sie natürlich normal befriedigt werden. Wenn aber die Libido anormal stark zu sein scheint und die Forderungen nach sexueller Befriedigung zu häufig sind, dann sollte die Frau behandelt werden und man sollte der sexuellen Befriedigung nicht nachgeben, denn in solchen Fällen gießt die sexuelle Befriedigung in der Regel nur Öl ins Feuer, und die Forderungen der Frau können immer häufiger, immer drängender werden. In Ausnahmefällen können sie sogar die Intensität einer Nymphomanie erreichen. In solchen Fällen ist die Hilfe eines taktvollen Arztes unerlässlich.

LEBENSWANDEL BEI MÄNNERN

Für Menschen, die mit dem Thema nicht vertraut sind, hört es sich ziemlich seltsam an, von einer „Veränderung des Lebens" bei Männern zu sprechen.

Der Mensch, der keine Menstruationsfunktion besitzt, kann keine Wechseljahre haben, aber dennoch sind Sexualwissenschaftler und Psychologen, die sich eingehend mit dem Thema befasst haben, davon überzeugt, dass zwischen dem fünfundvierzigsten und dem fünfundfünfzigsten Lebensjahr auch Männer eine gewisse Veränderung durchmachen, die man als Lebenswandel oder männliches Klimakterium bezeichnen kann.

Sie werden reizbar, launisch, sehr empfänglich für weibliche Reize, verlieben sich leicht, und bei vielen ist der Sexualtrieb stark gesteigert. Wie bei den Frauen ist diese Steigerung des sexuellen Verlangens manchmal auf pathologische Ursachen zurückzuführen, wie zum Beispiel eine entzündete Prostata, in anderen Fällen ist sie psychischen Ursprungs.

So wie ein Mann in den Wechseljahren besonders freundlich und rücksichtsvoll zu seiner Frau sein sollte, so wird auch die Ehefrau, wenn sie versteht, dass ihr Mann eine kritische Phase durchmacht, ihr Taktgefühl, ihre Geduld und ihre Rücksichtnahme erhöhen.

KAPITEL XIX

DIE GEWOHNHEIT DER SELBSTBEFRIEDIGUNG

Definition der Masturbation - Ihre schädlichen Auswirkungen bei Mädchen im Vergleich zu Jungen - Das Eheleben des masturbierenden Mädchens - Notwendigkeit einer Änderung der schädlichen Einstellung der Eltern, die die Angewohnheit entdecken - Vernünftige Behandlung der Angewohnheit - Wie man die Entstehung der Angewohnheit verhindert - Ratschläge der Eltern an die Kinder - Heiße Bäder als Faktor bei der Masturbation - Andere physische Faktoren - Mentale Masturbation und ihre Auswirkungen.

Masturbation oder Selbstbefriedigung ist ein Begriff für eine schlechte Angewohnheit, die darin besteht, die Genitalien zu berühren und zu reiben. Es ist eine schlechte Angewohnheit, weil sie die Gesundheit und die zukünftige Entwicklung des Mädchens schädigen kann. Je häufiger sie praktiziert wird, desto schädlicher ist sie. Sie ist schädlicher als die Angewohnheit von Jungen, weil die Auswirkungen in der Regel dauerhafter sind. Mädchen, die exzessiv masturbieren, schwächen sich nicht nur selbst, werden blutarm und bekommen einen fahlen, pickeligen Teint, sondern verlieren auch das Verlangen nach normalen sexuellen Beziehungen, wenn sie erwachsen sind, und sind nicht in der Lage, den sexuellen Akt zu genießen, wenn sie heiraten. Tatsächlich entwickeln viele Mädchen, die exzessiv masturbiert haben, eine starke Abneigung gegen den normalen Sexualakt, und ihr Eheleben ist unglücklich. Ihre Ehemänner müssen oft die Scheidung beantragen. Glücklicherweise ist diese Angewohnheit bei Mädchen viel weniger verbreitet als bei Jungen. Während etwa neunzig Prozent aller Jungen - neun von zehn - mehr oder weniger masturbieren, sind nur etwa zehn oder höchstens zwanzig Prozent der Mädchen dieser Angewohnheit verfallen. Aber wie hoch der Prozentsatz auch immer sein mag, diese Angewohnheit ist schädlich, und wenn Sie Wert auf Ihre Gesundheit, Ihre Schönheit, Ihr Wachstum und Ihre geistige Entwicklung legen, sollten Sie sich dieser Angewohnheit nicht hingeben. Wenn du es bereits tust, wenn du es gewohnt bist, mit deinen Genitalien zu hantieren, wenn ein schlechter Begleiter dich in diese Gewohnheit eingeweiht hat, solltest du sie aufgeben. Und Mütter sollten auf ihre Kinder aufpassen, sie vor der Entwicklung dieser Gewohnheit bewahren und alles tun, um sie davon zu heilen, wenn die Vorbeugung zu spät kommt.

Aber wie Sie sehen, leugne ich nicht die schädlichen Auswirkungen der Masturbation, aber es ist notwendig festzustellen, dass ein großer Wandel in unserer Meinung zu diesem Thema stattgefunden hat, und es ist nur recht und billig, dass die Eltern von diesem Meinungswandel in der Ärzteschaft wissen, insbesondere bei denen, die sich auf Sexologie spezialisiert haben.

Falsches Verhalten der Eltern. Wenn Eltern die „schreckliche" Entdeckung machen, dass ihr Kind an seinen Genitalien herumfummelt oder der Selbstbefriedigung frönt, fühlen sie sich, als wäre ein großes Unglück über sie hereingebrochen. Sie könnten sich nicht schlechter fühlen, wenn sie erfahren würden, dass das Kind ein Dieb oder ein Pyromane ist. Durchdrungen von der mittelalterlichen Vorstellung von der „Sündhaftigkeit" der Gewohnheit und ihrer Schädlichkeit beginnen sie, das Kind zu beschimpfen, ihm Angst zu machen, es glauben zu lassen, dass es etwas Schreckliches tut, dass es ihnen und sich selbst Schande bereitet hat, und sie versuchen ihm einzureden, dass es die schlimmsten Folgen zu erwarten hat, wenn es nicht sofort damit aufhört. Die Folgen dieser Vorgehensweise sind verheerend - viel verheerender als die Selbstbefriedigung selbst.

Oft wird das Kind im Beisein von anderen gescholten und bloßgestellt. Dadurch wird in dem armen Mädchen ein mürrischer Groll geweckt, der es ihm nur noch schwerer macht, die Gewohnheit abzulegen. Wenn das Kind zum Arzt gebracht wird, kann man an seinem Verhalten, an seinen niedergeschlagenen Blicken, an seiner Mürrischkeit, an seinem Versuch, die Tränen zu unterdrücken, und an anderen Anzeichen erkennen, dass es den Arzt in genau demselben Licht betrachtet, wie ein jugendlicher Verbrecher den Richter, dem er zur Verhandlung vorgeführt wird.

Es ist höchste Zeit, dass diese dumme und schädliche Haltung gegenüber einer sehr verbreiteten Praxis radikal geändert wird. Es ist an der Zeit, dass Eltern und Ärzte lernen, dass die Schädlichkeit der Gewohnheit sehr, sehr übertrieben wurde. Es ist an der Zeit, dass sie wissen, dass die überwiegende Mehrheit der Jungen und

Mädchen die Angewohnheit überwindet, ohne dass sie viel oder gar keinen Schaden davonträgt. Das Wissen um diese Tatsache wird ihnen und den Kindern nicht nur viel unnötigen Kummer und Leid ersparen, sondern auch den Umgang mit den Kindern erleichtern und es ihnen erleichtern, sich von der Sucht zu lösen.

Wenn wir die Angelegenheit mit gesundem Menschenverstand betrachten und dem Kind, das bei dieser Praxis ertappt wird, nicht sagen, dass es etwas schändlich Lasterhaftes und Kriminelles getan hat, sondern freundlich mit ihm sprechen und ihm sagen, dass es etwas tut, das ihm großen Schaden zufügen kann, das seine künftige geistige und körperliche Gesundheit und Entwicklung beeinträchtigen kann, dann werden wir in unseren Bemühungen, den Jungen oder das Mädchen von der Gewohnheit der Selbstbefriedigung zu befreien, viel mehr Erfolg haben. Wie ich schon an anderer Stelle gesagt habe:

„Meiner Meinung nach hat die Stigmatisierung selbst des mäßigsten Genusses der Masturbation als Laster eine schädliche Wirkung auf die Menschen, die ihr frönen, und macht es ihnen schwerer, die Gewohnheit aufzugeben. Jeder denkende Arzt und Sexualwissenschaftler kann Ihnen sagen, dass die Darstellung der Masturbationsgewohnheit in zu grellen Farben und die Stigmatisierung mit zu starken Epitheta in der Regel das Gegenteil von dem bewirkt, was man erwartet. Die Opfer der Gewohnheit sehen sich selbst als entwürdigt und unwiederbringlich verloren an. Sie verlieren ihre Selbstachtung, und es fällt ihnen deshalb schwerer, sich von der Gewohnheit zu lösen."

Wir werden bei unseren jugendlichen und älteren Patienten viel mehr erreichen, wenn wir die moralische Seite der Frage - falls es überhaupt eine moralische Seite gibt - ganz beiseite lassen und die körperliche Schädlichkeit der Gewohnheit betonen. Wir wollen die Selbstachtung unserer Jungen und Mädchen nicht schmälern, sondern stärken; und das können wir nicht, wenn wir sie glauben machen, dass ein Masturbierender ein bösartiger Verbrecher ist. Ermutigen Sie Ihre Patienten mit Vertrauen, sagen Sie ihnen, dass die Gewohnheit ihr zukünftiges Wachstum, sowohl körperlich als auch geistig, ihre Gesundheit und ihr Glück gefährdet, und Sie werden sie leichter kontrollieren können.

Ich versuche nicht, die Gefahr der Selbstbefriedigung herunterzuspielen, denn wenn man ihr von klein auf und im Übermaß frönt, *können* die Folgen katastrophal sein. Aber selbst wenn ich die schlimmen Folgen herunterspielen würde, wäre das weniger eine Sünde als sie zu übertreiben, wie es so viele Jahre lang von so vielen Menschen innerhalb und außerhalb des Berufsstands getan wurde. Die negativen Folgen der Übertreibung des Einflusses der Selbstbefriedigung waren in der Vergangenheit so groß, dass es sicher nicht schlimm wäre, wenn das Pendel jetzt ins andere Extrem ausschlagen würde.

Das Thema der *Behandlung* von Masturbation gehört in eine medizinische Abhandlung. Aber ein paar Bemerkungen darüber, wie man verhindern kann, dass Kinder die Gewohnheit der Selbstbefriedigung erwerben, werden nicht fehl am Platz sein.

Vorbeugung der Gewohnheit der Selbstbefriedigung. Der Schlüssel zur Verhinderung der Gewohnheit ist die sorgfältige Beobachtung des Kindes vom frühesten Kindesalter an. Wir wissen, dass nicht selten dumme oder bösartige Kindermädchen, Ammen und sogar Erzieherinnen unwissentlich oder absichtlich diese Angewohnheit bei den ihnen anvertrauten Kindern hervorrufen. Dies muss natürlich verhindert werden. Selbst Kinder im Alter von neun, zehn, elf Jahren sollten nicht allein gelassen werden, sondern immer unter Aufsicht stehen. Eine zu enge Freundschaft zwischen Jungen oder Mädchen, vor allem unterschiedlichen Alters, sollte mit Misstrauen betrachtet werden.

Mehrere Mädchen sollten nie ohne Aufsicht durch eine ältere Person im selben Zimmer schlafen.

Das gemeinsame Schlafen von zwei Personen in einem Bett, seien es zwei Kinder oder eine erwachsene Person und ein Kind, sollte unter keinen Umständen erlaubt sein. Von dieser Forderung lasse ich keine Ausnahmen zu. Es macht keinen Unterschied, ob die andere Person eine Mutter, ein Vater, ein Bruder oder eine Schwester ist. Abgesehen davon, dass es sich um ein *absichtliches* Element handelt, ist die Sache gefährlich; denn sehr oft wird die Selbstbefriedigung durch diesen intimen Kontakt ungewollt und unwissentlich eingeleitet.

Das Kind - Junge oder Mädchen - sollte allein auf einer eher harten Matratze schlafen. Die Decke sollte leicht sein. Über die Füße kann eine Decke gelegt werden. Das Kind sollte immer mit ausgebreiteten Armen auf der Decke schlafen, niemals *unter* derselben. Wenn dies von Kindesbeinen an so gehandhabt wird, ist es sehr leicht, sich an diese Art zu schlafen zu gewöhnen, und viele Fälle von Selbstbefriedigung werden so vermieden. Das Kind darf sich nicht im Bett räkeln, sondern muss gelehrt werden, aufzustehen, sobald es morgens erwacht. Die allgemeine Erziehung muss einen stärkenden, abhärtenden Charakter haben, und das gilt sowohl für den Körper als auch für den Willen. Wenn die Kinder das Alter von neun, zehn, elf, zwölf oder dreizehn Jahren erreichen (man muss unterscheiden und urteilen, denn manche Kinder sind mit neun Jahren ebenso weit entwickelt wie andere mit dreizehn Jahren), muss man ihnen sagen, dass es schlecht und schädlich ist, mit den Genitalien zu hantieren, und man muss sie warnen, alle Begleiter zu meiden, die sie in irgendwelche Manipulationen an diesen Teilen einweihen wollen oder die eine Neigung zeigen, über die Geschlechtsorgane und sexuelle Angelegenheiten zu sprechen.

Heiße Bäder sind für kleine Kinder sehr schädlich, da sie einen Einfluss in dieser Richtung haben. Es steht außer Frage, dass ein heißes Bad eine sehr stimulierende Wirkung auf das sexuelle Verlangen von Erwachsenen und Kindern hat, sowohl von Männern als auch von Frauen; tatsächlich haben mir mehrere Patienten beiderlei Geschlechts erzählt, dass sie ihren ersten Masturbationsakt in einem heißen Bad vollzogen haben. Da die Empfindung so angenehm war, wiederholten sie diese Erfahrung natürlich immer wieder.

Jeder Faktor, der die Angewohnheit hervorrufen könnte, sollte beseitigt werden. So sollten z.B. Ekzeme im Genitalbereich, stark saurer Urin, Sitzwürmer und ähnliches bis zur Heilung behandelt werden. Es versteht sich von selbst, dass alles, was die Tendenz hat, den Sexualtrieb vorzeitig zu wecken, strikt vermieden werden sollte.

Mentale oder psychische Selbstbefriedigung. Einige Mädchen und Frauen verzichten darauf, sich mit den Händen zu befriedigen (manuelle Masturbation), sondern praktizieren das, was wir mentale Masturbation nennen. Das heißt, sie konzentrieren sich gedanklich auf das andere Geschlecht und stellen sich verschiedene laszive

Szenen vor, bis sie sich „befriedigt" fühlen. Diese Methode ist äußerst schädlich und anstrengend und führt mit großer Wahrscheinlichkeit zu Neurasthenie und Nervenzusammenbruch. Sie sollten sich auf jeden Fall davon lösen, wenn Sie können. Denn sie ist sogar noch schädlicher als die normale Gewohnheit.

KAPITEL XX

LEUKORRHOE-DAS WEIßE

Irrtum über die Bedeutung des Begriffs „Leukorrhoe" - Eine häufige Beschwerde - Schwere Fälle - Gründe für die Behandlungsresistenz - Richtige lokale Behandlung der Erkrankung - Sterilität aufgrund von Leukorrhoe - Ursachen der Leukorrhoe - Tonika - Lokale Behandlung - Rezepturen für das Douching.

Leukorrhoe bedeutet wörtlich „weißer Ausfluss" und wird von Laien auf jeden weißlichen Ausfluss aus der Vagina angewandt. Das ist falsch, denn einige weiße Ausscheidungen können von geringer Bedeutung sein; andere können einen ernsten Charakter haben und gar keine Leukorrhoe sein.

Leukorrhoe ist eine der Plagegeister der modernen Mädchen und Frauen. Sie ist sehr häufig. Wahrscheinlich leiden mindestens fünfundzwanzig Prozent (manche sagen fünfzig oder fünfundsiebzig Prozent) aller Frauen in mehr oder weniger starkem Maße darunter. In einigen Fällen ist sie nur lästig und erfordert den häufigen Wechsel der Servietten, in anderen Fällen verursacht sie große Schwäche, Rückenschmerzen, Erosionen, Juckreiz und Brennen. Sie ist sehr behandlungsresistent, insbesondere bei Mädchen. Sie ist deshalb so behandlungsresistent, weil der Ausfluss zwar aus der Scheide kommt, aber *normalerweise nicht aus* der Scheide, sondern aus dem Gebärmutterhals, und die Hunderte und Aberhunderte von Injektionen, die Frauen gegen ihre Leukorrhoe einnehmen, erreichen nur die Scheide, sie können nicht in die Gebärmutter eindringen. Und nur durch die Behandlung des Gebärmutterhalses, die nur von einem Arzt mit einem Spekulum durchgeführt werden kann, kann die Wurzel des Problems erreicht werden. Und wenn eine Erosion oder ein Geschwür festgestellt wird, kann man es direkt mit der notwendigen Anwendung ausbessern. Aus diesem Grund ist die Leukorrhoe bei Mädchen so viel schwieriger zu behandeln. Aus Angst, dass das Jungfernhäutchen reißt, lehnt das Mädchen eine gründliche Untersuchung und eine lokale Behandlung ab, und die Leukorrhoe wird so lange fortgesetzt, bis vielleicht eine chronische Entzündung der Gebärmutter und der Eileiter festgestellt wird. Es besteht kein Zweifel, dass viele Fälle von Sterilität oder Kinderlosigkeit bei Frauen auf eine lange vernachlässigte Leukorrhoe im Mädchenalter zurückzuführen sind.

Was ist die Ursache von Leukorrhoe? Die Antwort ist einfach: Die Ursache der Leukorrhoe ist ein Katarrh in irgendeinem Teil des weiblichen Genitaltrakts. Aber das ist keine wirkliche Antwort. Was sind die Ursachen für den Katarrh? Es gibt viele Ursachen für Katarrh: Die häufigste Ursache ist eine Erkältung. Nasse Füße und Kälte, vor allem während der Menstruation, können einen Katarrh im Gebärmutterhals hervorrufen. Langes Stehen auf den Füßen, das Heben und Tragen schwerer Bündel, das Tanzen in überhitzten Räumen und das anschließende Ausgehen in spärlicher Kleidung in der kühlen Nachtluft, anhaltende unbefriedigte sexuelle Erregung, mangelnde Sauberkeit der äußeren Genitalien - all das sind Faktoren, die einen Katarrh des Gebärmutterhalses mit daraus resultierender Leukorrhoe hervorrufen. Ein allgemeiner verwahrloster Zustand, Sorgen, Überarbeitung, zu hartes Lernen, Mangel an frischer Luft und ein allgemeiner skrofulöser Zustand begünstigen ebenfalls die Entwicklung von Gebärmutterkatarrh und Leukorrhoe. Man sieht also, dass die Behandlung der Leukorrhoe, um erfolgreich zu sein, allgemein und lokal sein muss.

Allgemeine Behandlung. Die allgemeine Behandlung besteht in allgemeinen Hygienemaßnahmen und in gesundem Menschenverstand. Die Patientin sollte nicht mehr als nötig auf den Beinen sein und nicht bis zur Erschöpfung oder Ermüdung gehen. Es ist besser, mehrere kurze Spaziergänge zu machen als einen langen. Das Korsett, das sie trägt, wenn sie überhaupt eines trägt, sollte ein modernes sein: keines, das die Gebärmutter und die anderen Bauchorgane nach unten drückt, sondern eines, das die Bauchwände stützt und die Bauchorgane eher anhebt. Die Schnürung oder Knöpfung muss von unten nach oben und nicht von oben nach unten erfolgen. Dass sie die Freiheit der Atmung in keiner Weise beeinträchtigen darf, versteht sich von selbst. Wenn eine Verstopfung zu behandeln ist, muss sie auf intelligente Weise mit milden Maßnahmen behandelt werden (siehe **Verstopfung** im Kapitel über die Schwangerschaft), und es muss darauf geachtet werden, dass der Darm zu regelmäßigen Zeiten bewegt wird. Ist die Leukorrhoe auf Anämie und allgemeine Schwäche zurückzuführen oder wird sie dadurch verschlimmert, so hilft ein gutes Eisenpräparat, z. B. dreimal täglich eine Fünf-Korn-Pille von Blaud, oder ein Tonikum aus Eisen, Chinin und Strychnin. Ein tägliches kaltes Bad oder ein kalter Schwamm, gefolgt von einem zügigen Trockenreiben mit einem rauen Handtuch, ist ebenfalls nützlich.

Lokale Behandlung. Lokale Maßnahmen bestehen aus dem Bestreichen oder Tupfen der Scheide und des Gebärmutterhalses mit verschiedenen Lösungen, aus Tampons, Zäpfchen und Spüllösungen. Die lokale Anwendung in der Scheide und der Gebärmutter kann nur vom Arzt oder der Krankenschwester zufriedenstellend durchgeführt werden. Das Einführen eines Zäpfchens oder einer Spülung kann leicht von der Patientin selbst vorgenommen werden.

Obwohl es immer am besten und sichersten ist, einen Arzt zu konsultieren, und obwohl Selbstmedikation im Allgemeinen nicht ratsam ist, gibt es Fälle, in denen kein Arzt zur Verfügung steht; in einigen kleinen Orten kann eine Frau *aus verschiedenen Gründen* starke Einwände gegen eine gynäkologische Untersuchung und Behandlung haben; und einige Frauen sind vielleicht zu arm, um den Arzt zu bezahlen. Unter solchen Umständen ist die Selbstbehandlung gerechtfertigt, und es ist nichts dagegen einzuwenden, wenn die Mittel harmlos sind und mit Sicherheit etwas Gutes bewirken, d. h. den Zustand verbessern, wenn sie keine vollständige Heilung bewirken.

Eines der einfachsten Mittel ist ein Alaun-Tampon. Man nimmt ein etwa faustgroßes Stück saugfähiger Baumwolle, breitet es aus, gibt etwa einen Esslöffel pulverisierten Alaun darauf, faltet es zusammen, bindet eine Schnur um die Mitte, führt es bis zum Anschlag in die Scheide ein und lässt es vierundzwanzig Stunden lang drin. Dann zieht man ihn vorsichtig an der Schnur heraus und spritzt sich einen oder zwei Liter warmes Wasser ein. Ein solcher Tampon kann jeden zweiten oder dritten Tag eingeführt werden, und ich kenne viele Fälle, in denen allein diese einfache Behandlung eine Heilung bewirkt hat. In manchen Fällen wirken jedoch Spülungen besser, und die beiden besten Mittel für Spülungen sind: Jodtinktur und Milchsäure. Kaufen Sie z. B. vier Unzen Jodtinktur und verwenden Sie zwei Teelöffel davon in zwei Litern heißem Wasser in einem Einlaufbeutel. Diese Injektion sollte zweimal am

Tag, morgens und abends, angewendet werden. Von der Milchsäure kauft man, sagen wir, einen halben Liter und verwendet zwei Esslöffel auf zwei Liter Wasser. Die Milchsäure hat gegenüber der Jodtinktur den Vorteil, dass sie farblos ist, während das Jod dunkel ist und alles verfärbt, womit es in Berührung kommt. Manchmal ordne ich an, die Jodtinktur und die Milchsäure abwechselnd zu verwenden: für eine Spülung die Jodtinktur, für die nächste die Milchsäure, und so weiter. Wenn sich der Zustand bessert, genügt es, einen Teelöffel Jodtinktur und einen Esslöffel Milchsäure auf zwei Liter Wasser zu geben. Diese Injektionen sind sehr wirksam und haben den Vorteil, dass sie völlig harmlos sind. Noch ein Hinweis zu den Injektionen: Sie sollten nicht im Stehen oder in der Hocke vorgenommen werden (in dieser Position tritt die Flüssigkeit direkt aus), sondern im Liegen über einem Spülbecken. Der Spülbeutel sollte sich nur etwa einen Fuß über dem Bett befinden, damit die Spülflüssigkeit langsam austreten kann; die Patientin sollte nach jeder Injektion, die tagsüber verabreicht wird, mindestens eine halbe Stunde im Bett bleiben (in der Nacht bleibt sie die ganze Nacht im Bett). Dadurch hat die Injektion eine bessere Chance, mit allen Teilen der Scheide in Kontakt zu kommen, und ein Teil der Flüssigkeit kommt mit dem Gebärmutterhals in Berührung, wo sie eine heilende Wirkung ausübt. Vermeiden Sie die Verwendung von Patentarzneimitteln.

KAPITEL XXI

DIE GESCHLECHTSKRANKHEITEN

Herleitung des Wortes „venerisch" - Drei Geschlechtskrankheiten - Unschuldige Ansteckung mit Syphilis durch verschiedene Gegenstände - Die hygienische Beseitigung der häufigsten Quellen venerischer Infektionen - Maßnahmen zur Vorbeugung nach sexuellen Beziehungen.

Das Wort „venerisch" bezieht sich auf den Geschlechtsverkehr: venerischer Exzess - Exzess beim Geschlechtsverkehr; venerische Krankheit - eine Krankheit, die durch Geschlechtsverkehr mit einer infizierten Person erworben wird. Das Wort leitet sich von Venus (Genitiv-veneris) ab, der römischen Göttin des Frühlings, der Blumen und der Liebe.

Es gibt drei Geschlechtskrankheiten: Gonorrhoe, Syphilis und Chancroid. Gonorrhoe ist die am weitesten verbreitete, Syphilis die schwerwiegendste unter ihnen. Chancroid ist von vergleichsweise geringer Bedeutung.

Der weitaus größte Teil der Geschlechtskrankheiten - wahrscheinlich neunzig Prozent der Gesamtzahl - wird durch unerlaubten Geschlechtsverkehr übertragen,[7] wobei zu bedenken ist, dass ein Teil der Erkrankungen auf unschuldige Weise übertragen wird, z. B. durch einen Kuss oder die Benutzung eines Schwamms oder Handtuchs, das von einer infizierten Person benutzt wurde. Während der Tripper-Keim im Allgemeinen direkt übertragen wird, kann das syphilitische Gift durch verschiedene Gegenstände übertragen werden. Die Syphilis, die nicht beim Geschlechtsverkehr, sondern auf unschuldige Weise durch einen Kuss, ein Handtuch, eine Zahnbürste, einen Rasierapparat usw. übertragen wird, nennt man Syphilis der Unschuldigen oder Syphilis insontium. Früher zogen sich Ärzte nicht selten Syphilis zu, wenn sie syphilitische Frauen mit bloßen Fingern untersuchten. Seitdem

---

[7] Unerlaubt - unerlaubt, nicht zulässig, außerhalb der Ehe.

Handschuhe für die Untersuchung verwendet werden, ist die Zahl der Ansteckungen erheblich zurückgegangen. Und es besteht kein Zweifel daran, dass die Zahl der unschuldigen Infektionen in dem Maße zurückgehen wird, in dem die Menschen mit der Gefahr einer venerischen Infektion aus nicht venerischen Quellen besser vertraut werden. Das gefährliche Handtuch auf der Rolle und der nicht minder gefährliche gewöhnliche Trinkbecher werden allmählich als Faktoren *nicht-venöser* Ansteckung beseitigt; und wir können getrost erwarten, dass in ein oder zwei Jahrzehnten die Zahl der Geschlechtskrankheiten, die auf *venerische* Ansteckung zurückzuführen sind, in allen zivilisierten Ländern stark zurückgehen wird. Die allgemeine Zunahme der Sauberkeit in allen Schichten der Gesellschaft und die allgemeine Verwendung von Antiseptika nach verdächtigen sexuellen Beziehungen werden die Hauptfaktoren für diesen Rückgang der Geschlechtskrankheiten sein.

KAPITEL XXII

DAS AUSMAß DER GESCHLECHTSKRANKHEITEN

Früheres Verbot der Diskussion über Geschlechtskrankheiten und ihre schlimmen Folgen - Gegenwärtige verwerfliche Übertreibungen des Ausmaßes von Geschlechtskrankheiten - Irrtümliche und lächerliche Aussagen von „Reformern" - Sinnlose Angst vor der Heirat bei Mädchen aufgrund lächerlicher Übertreibungen - Studie einer Psychologin zeigt schädliche Ergebnisse übertriebener Aussagen - Wahrheit in Bezug auf den Prozentsatz der Männer, die an Geschlechtskrankheiten leiden.

Früheres Schweigen. Noch vor wenigen Jahren wussten seriöse Frauen, und damit meine ich alle Frauen, die nicht zu den „gefallenen" Frauen gehören, nichts von der Existenz der Geschlechtskrankheit. Sie galt als ein verbotenes, schändliches Thema, das in Gesprächen, in Büchern oder Zeitschriften, in Vorträgen oder auf der Bühne nicht erwähnt oder auch nur angedeutet werden durfte. Wenn ich sage, dass sie nicht wussten, dass es so etwas wie Geschlechtskrankheiten *gab*, dass ihnen die Worte Gonorrhoe und Syphilis unbekannt waren, dann benutze ich diese Ausdrücke nicht als Redewendungen, sondern in ihrer wörtlichen Bedeutung. Da ihnen alle Möglichkeiten, sich dieses Wissen anzueignen, verschlossen waren - das tun Laien heute in der Regel nicht und sie kauften und lasen sicherlich auch damals keine rein medizinischen Werke -, woher sollten sie diese Informationen erhalten? Das Ergebnis war, dass eine Frau, die das Pech hatte, sich bei ihrem Mann eine Geschlechtskrankheit zuzuziehen, den Charakter der Krankheit nicht verstand und ihre Ursache nicht vermutete. Das war eine gute Sache - für den Ehemann. Der Familienfrieden war besser gesichert.

Aktuelle Übertreibungen. Nun hat sich in dieser Hinsicht ein Wandel vollzogen, und wie so oft bei Veränderungen in letzter Zeit hat das Pendel ins andere Extrem ausgeschlagen. Das Schweigen früherer Tage ist einem Geschrei von den Dächern gewichen. Der letzte Satz wird auch fast in seinem wörtlichen Sinne verwendet. Viele Männer und Frauen, die von der Gefahr der Geschlechtskrankheiten zutiefst berührt sind und sich aufrichtig darum bemühen, Jungen und Mädchen vor einer Ansteckung zu bewahren, haben sich zu sehr verwerflichen Übertreibungen hinreißen lassen. Besonders reißerisch waren die Übertreibungen in Bezug auf die Verbreitung der Krankheit beim männlichen Geschlecht und die daraus resultierenden katastrophalen Auswirkungen auf verheiratete Frauen. Die Aussage eines Dr. Noeggerath (eines deutschen Arztes, der damals in New York praktizierte), der vor fast einem halben Jahrhundert behauptete, dass 80 Prozent aller Männer an Tripper erkrankt seien und dass 90 Prozent von ihnen unbehandelt blieben und ihre Frauen ansteckten oder dazu neigten, sie anzustecken, hat sich als lächerlich absurde Übertreibung erwiesen. Wäre sie wahr, stünde die Rasse jetzt kurz vor dem Aussterben. Dennoch wird diese Behauptung von Buch zu Buch kopiert, als wäre sie die Wahrheit des Evangeliums, als wäre sie eine wissenschaftlich und statistisch belegte Tatsache und nicht eine wilde, sensationelle Vermutung. Ein geschätzter New Yorker Arzt, Dr. Prince A. Morrow, leistete hervorragende Pionierarbeit, indem er auf die Gefahren der Geschlechtskrankheiten aufmerksam machte. Aber wie bei so vielen „Reformern" ließ er sich gelegentlich von seinem Eifer leiten und machte Aussagen, die den Vernünftigen Sorgen bereiteten und immer noch bereiten. Die Behauptung zum Beispiel, dass es unter unschuldigen, tugendhaften Ehefrauen mehr Geschlechtskrankheiten gibt als unter Prostituierten, ist eine Behauptung, die den wirklich ehrlichen Forscher zum Weinen bringt (wegen der menschlichen Neigung zur Übertreibung) oder ihn in schallendes Gelächter ausbrechen lässt. Die Lächerlichkeit dieser Aussage wird besonders deutlich, wenn wir uns daran erinnern, dass derselbe Herr die Behauptung aufstellte, dass ausnahmslos jede Prostituierte irgendwann einmal krank war. Wenn die Geschlechtskrankheit zu 100 Prozent bei Prostituierten vorkommt, wie kann sie dann in größerem Umfang bei unschuldigen, tugendhaften Ehefrauen vorkommen? Und um die Absurdität der obigen Behauptung noch weiter zu unterstreichen, möchte ich Ihnen sagen, dass das Ausmaß der Geschlechtskrankheiten bei verheirateten Frauen nach Ansicht vorsichtiger, nicht sensationslüsterner Venerologen nicht mehr als fünf Prozent beträgt!

Ja, das Schweigen früherer Jahre ist der reißerischen Übertreibung der heutigen Zeit gewichen. Während das erste im Großen und Ganzen schlimmer war als das zweite, ist das zweite schlimm genug, denn es macht viele Mädchen unglücklich, sät in ihnen die Saat des Misstrauens und des Zynismus, macht sie tendenziell feindselig gegenüber dem gesamten männlichen Geschlecht und impft sie mit einer sinnlosen Angst vor der Ehe. Eine Studie von Miriam C. Gould von der Abteilung für Psychologie und Philosophie an der Universität Pittsburg (*Social Hygiene*, April 1916) bestätigt unsere Ausführungen in eindrucksvoller Weise.

Sie hat vertrauliche Gespräche mit 50 jungen Mädchen geführt, mit denen sie eine gewisse Bekanntschaft gemacht hat; von diesen 50 waren 25 Studentinnen und 25 nicht. Sie hat ihnen eine Reihe von Fragen gestellt, um herauszufinden, ob und welche psychologischen Auswirkungen ihr Wissen über Prostitution und Geschlechtskrankheiten auf sie hatte. In ihren Schlussfolgerungen stellt sie fest, dass „die Geschichten einen großen Prozentsatz an schädlichen Folgen offenbaren, wie an Neurasthenie grenzende Zustände, Melancholie, Pessimismus und *Sexualfeindlichkeit* (Kursivschrift von mir), die direkt auf dieses Wissen zurückzuführen sind. Elf der befragten Mädchen entwickelten eine ausgeprägte Abneigung gegen Männer, obwohl sie vor ihrer „Erkenntnis" die Gesellschaft von Männern genossen hatten. Sie meiden nun den Umgang mit ihnen, und sechs haben erklärt, sie hätten den Glauben an die moralische Reinheit der Männer völlig verloren. Acht von ihnen haben sich bereits geweigert zu heiraten oder beabsichtigen dies zu tun, weil sie das Risiko einer Ansteckung für zu groß hielten. Gäbe es diese Krankheiten nicht, wären sie froh, wenn sie heiraten könnten. Alle sagen, dass ihre Entscheidung sie mehr oder weniger unglücklich gemacht hat."

In dem lobenswerten Bestreben, unsere jungen Frauen rein zu halten und sie vor Ansteckung zu schützen, in dem Bemühen, sie dazu zu bringen, eine einheitliche Moral für beide Geschlechter zu fordern, verurteilen unsere übertreibenden Reformer sie zum lebenslangen Zölibat, was im Falle der Frauen oft lebenslange Neurasthenie und Hypochondrie bedeutet.

Die Wahrheit der Angelegenheit. Hier ist die Wahrheit über Geschlechtskrankheiten - die Wahrheit, wie ich sie kenne, ohne Verschweigen einerseits und ohne Übertreibung andererseits. Genaue Zahlen sind natürlich nirgends erhältlich; aber die Ergebnisse aus unvoreingenommenen Untersuchungen *verschiedener* Gesellschaftsschichten, aus Krankenhausberichten, aus Fragebögen unter Studenten usw. sagen uns, dass wahrscheinlich etwa zwanzig Prozent der erwachsenen männlichen Bevölkerung zu irgendeinem Zeitpunkt Opfer von Gonorrhoe sind; dass wahrscheinlich acht oder zehn Prozent nicht vollständig geheilt sind, wenn sie in die Ehe gehen; und vier oder fünf Prozent. (manche würden sagen zwei Prozent) der Ehefrauen mit Gonorrhoe infiziert werden. Das, sage ich, ist schrecklich genug und macht die größte Sorgfalt und Vorsicht zwingend erforderlich; denn wenn Sie eines der Opfer der zwei oder fünf Prozent sein sollten, wäre es ein schwacher Trost für Sie, dass die anderen achtundneunzig oder fünfundneunzig Prozent der Ehefrauen davon verschont geblieben sind.

Natürlich variiert der Prozentsatz der Geschlechtskrankheiten bei jungen Männern und später bei ihren Frauen stark mit der Gesellschaftsschicht. In den „unteren" Schichten kann die Ansteckungsrate fünfzig Prozent betragen, mit einem sehr hohen Prozentsatz an unbehandelten Fällen. Nicht etwa, weil sie eine geringere Moral hätten als die höheren Klassen, sondern weil die billigen Prostituierten, die sie bevormunden müssen, häufig krank sind und weil sie sich keine fachkundige Behandlung oder überhaupt keine Behandlung leisten können. Unter diesen Klassen findet man natürlich einen viel größeren Prozentsatz kranker Ehefrauen. Aber um dem entgegenzuwirken, müssen wir bedenken, dass es große Klassen von Männern gibt, bei denen Gonorrhoe nur zu fünf oder zehn Prozent vorkommt, und wir haben große Klassen von Ehefrauen, bei denen die Opfer von Gonorrhoe nur einen Bruchteil von einem Prozent ausmachen.

Sie sehen, die obigen Zahlen unterscheiden sich wesentlich von den Aussagen, die in so vielen Sexbüchern zu finden sind, dass „80 Prozent aller verheirateten Männer in New York Tripper haben" und dass „mindestens drei von fünf Prozent der verheirateten Frauen in New York Tripper haben". Wann immer Sie eine solche Aussage lesen oder hören, behandeln Sie sie mit einem Lächeln - oder mit Verachtung, wie alle falschen Aussagen behandelt werden sollten.

Was die Syphilis betrifft, so kann das Ausmaß der Prävalenz mit zwei bis fünf Prozent angegeben werden. Dieser Prozentsatz unterscheidet sich beträchtlich von den 75, 50 oder 25 Prozent, die uns einige Sexualwissenschaftler nennen, was aber auch ohne Übertreibungen schon schrecklich genug ist.

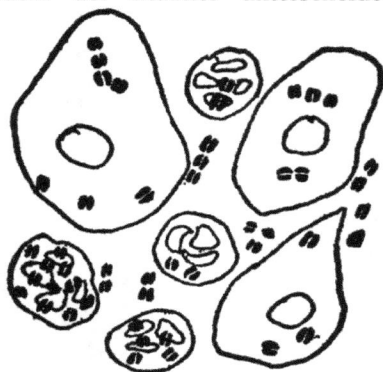

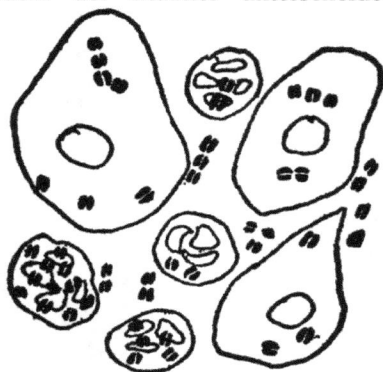

KAPITEL XXIII

GONORRHÖE

Quelle der Gonorrhoe-Schleimhaut der Geschlechtsorgane und des Auges-Hauptsitz der Krankheit-Symptome bei Männern und Frauen-Vagina selten bei Erwachsenen befallen-Niemand erbt Gonorrhoe-Ophthalmia Neonatorum-Unterschiede des Krankheitsverlaufs bei Männern und Frauen-Gonorrhoe weniger schmerzhaft bei Frauen-Symptome von der Frau nicht vermutet-Notwendigkeit für die Frau, einen Arzt zu konsultieren-Selbstbehandlung, wenn Frau keinen Arzt konsultieren kann-Formeln für Injektionen.

Das Thema Gonorrhoe und Syphilis wird in dem Buch *„Sexualwissen für Männer"* des Autors aus der Sicht eines Laien recht ausführlich behandelt. Ich habe nicht die Absicht, der Erörterung der Einzelheiten dieser beiden Krankheiten hier viel Platz zu widmen, weil das Thema für Frauen nicht von so direktem Interesse ist. Anständige Mädchen und Frauen pflegen nicht dieselben unerlaubten Beziehungen wie anständige Männer und Jungen, und ihre Gefahr, sich eine Geschlechtskrankheit zuzuziehen, ist im Vergleich zu derjenigen der Männer unbedeutend. Ich werde daher nur einige wenige Punkte ansprechen, insbesondere was den Verlauf der Krankheiten betrifft, der sich von dem der Männer unterscheidet. Diejenigen, die sich dafür interessieren, können die Kapitel zu diesem Thema im Buch *„Sexualwissen für Männer"* des Autors lesen, und wenn sie noch ausführlichere Informationen wünschen, können sie das Buch *„Behandlung der Gonorrhoe und ihrer Komplikationen bei Männern und Frauen"* des Autors studieren.

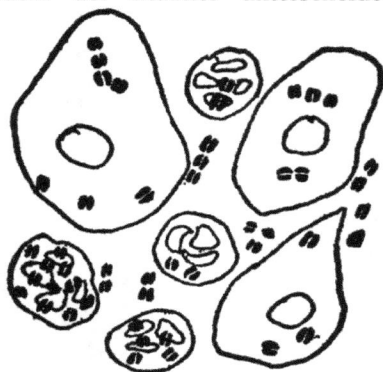

Gonorrhoe-Keime.

Gonorrhoe ist eine Entzündung, die durch einen Keim namens Gonokokken verursacht wird, der 1879 von Dr. A. Neisser aus Breslau entdeckt wurde. Tripper kann jede Schleimhaut befallen, bevorzugt jedoch die Schleimhäute der Geschlechtsorgane und eines weiteren Organs, des Auges. Die Hauptsymptome sind: Entzündung, Schmerzen, Brennen und Ausfluss. Bei Männern befällt sie die Harnröhre, bei Frauen den Gebärmutterhals, die Harnröhre und die Vulva. Die Vagina wird bei erwachsenen Frauen selten befallen, da die Schleimhaut der erwachsenen Vagina eher zäh ist und keinen guten Boden für die Entwicklung des Gonokokken-Keims bietet. Der Ausfluss, den eine Frau bei Gonorrhoe hat, kommt hauptsächlich oder ausschließlich aus dem Gebärmutterhals. Bei kleinen Mädchen, bei denen die Scheidenschleimhaut noch zart ist, ist ein Tripper der Vagina und der Vulva jedoch häufig. (Siehe Kapitel **Vulvovaginitis bei kleinen Mädchen.**) Gonorrhoe ist eine lokale Erkrankung. Zwar wird in einigen Fällen, nachdem die Krankheit einige Zeit gedauert hat, von den Keimen ein gewisses Gift erzeugt, das im Blut zirkuliert, und die Keime können gelegentlich in entfernte Organe wandern, aber dennoch ist Gonorrhoe in 98 Prozent aller Fälle eine lokale Krankheit und wird, wenn sie rechtzeitig behandelt wird, geheilt, ohne irgendwelche Spuren im allgemeinen Organismus zu hinterlassen.

Gonorrhoe ist nicht erblich. Tripper ist also keine Erbkrankheit. Niemand *vererbt Tripper.* Ein Kind kann mit einer Tripperentzündung der Augen (Ophthalmia neonatorum) geboren werden, aber diese Entzündung wird nicht vererbt; sie kann nur erworben werden, wenn die Mutter während der Geburt des Kindes an Tripper leidet: Ein Teil des Eiters im Geburtskanal der Mutter gelangt in die Augen des Kindes, während es die Gebärmutter und die Scheide passiert. Dies ist nicht erblich bedingt, sondern eine einfache Infektion, die vermieden werden kann, indem der Geburtskanal der Mutter vor der Geburt durch antiseptische Spülungen sauber gehalten wird. Kurz gesagt, ich wiederhole, Gonorrhoe ist im Wesentlichen eine lokale und keine konstitutionelle Krankheit, und sie ist nicht erblich. In diesen beiden Aspekten unterscheidet sie sich von der Syphilis, die die konstitutionellste und erblichste aller Krankheiten ist.

Verlauf der Gonorrhoe bei Männern und Frauen. Gonorrhoe verläuft bei Frauen ganz anders als bei Männern. Wenn ein Mann Tripper hat, merkt er das sofort; erstens, weil der Ausfluss ihm sagt, dass etwas mit ihm los ist, denn ein Mann ist es nicht gewohnt, Ausfluss aus der Harnröhre zu haben, wenn nicht etwas mit ihm los ist. Zweitens wird der Urin sofort brennend und schmerzhaft. Bei Frauen ist die Harnröhre ein von der Vagina getrennter Kanal, und die Harnröhre ist bei Gonorrhoe sehr häufig nicht betroffen. Die Infektion beginnt in der Regel im Gebärmutterhals, und die Krankheit kann lange andauern, bevor die Frau sie bemerkt. Im Allgemeinen ist die Gonorrhoe bei der Frau eine weniger schmerzhafte Krankheit, und das ist schlecht, weil sie so die Behandlung vernachlässigt und wertvolle Zeit verliert, in der sich die Krankheit entwickeln kann. Selbst wenn die Harnröhre bei der Frau betroffen ist, treten nicht so starke Symptome auf wie bei einer Harnröhrenentzündung beim Mann. Wenn die Frau Schmerzen hat, schenkt sie ihnen oft keine Beachtung, weil sie an Schmerzen gewöhnt ist; wie wir bereits gesehen haben, leiden fünfzig Prozent aller Frauen mehr oder weniger unter Dysmenorrhöe. Viele von ihnen haben einen mehr oder weniger starken leukorrhoischen Ausfluss, und wenn die Schmerzen oder der Ausfluss zunehmen, wird der Sache daher wenig Aufmerksamkeit geschenkt. Es kann sogar vorkommen, dass eine Frau monatelang oder jahrelang an chronischem Tripper leidet, ohne zu wissen, dass etwas mit ihr los ist. Es ist wichtig, den Frauen beizubringen, einen Arzt aufzusuchen, sobald sie eine Zunahme der Ausflussmenge oder eine Veränderung der Farbe bemerken, insbesondere wenn der Ausfluss grünlich wird, oder wenn der Geruch unangenehm wird, oder wenn die Genitalien scheuern, brennen oder gereizt sind, und vor allem, wenn die Häufigkeit oder Dringlichkeit des Wasserlassens zunimmt, oder wenn beim Wasserlassen ein brennendes, brühendes oder schneidendes Gefühl auftritt. Auch wenn der Geschlechtsakt schmerzhaft wird. Würden Frauen einen Arzt aufsuchen, sobald sie eines der oben genannten Symptome bemerken, könnten sie sich Monate und Jahre des Leidens und der Kosten ersparen, da die Krankheit oft in den Griff zu bekommen wäre, solange sie noch auf den Gebärmutterhals beschränkt ist, und nicht, wie es heute oft der Fall ist, nachdem sich die Entzündung auf die Gebärmutter und die Eileiter ausgeweitet hat.

Selbst-Behandlung. Ich halte nichts von der Selbstbehandlung, weil sie im Allgemeinen unbefriedigend ist und oft sogar gefährlich werden kann, und ich rate jeder Frau, die den Verdacht hat, dass sie sich einen Tripper zugezogen hat, sich sofort an einen kompetenten Arzt zu wenden. Es kommt aber nicht selten vor, dass eine Frau in einer solchen Lage ist, dass sie keinen Arzt aufsuchen kann. Und in der Zwischenzeit besteht die Gefahr, dass sich die Gonorrhoe immer weiter ausbreitet. In solchen Fällen ist es für die Frau ratsam, eine Injektion zu verwenden, bis sie einen Arzt aufsuchen kann. Die Injektion, zu der ich raten werde, kann an sich schon eine Heilung bewirken; und wenn sie keine vollständige Heilung bewirkt, verbessert sie auf jeden Fall den Zustand, verhindert die Ausbreitung der Krankheit, erleichtert die nachfolgende Behandlung und ist außerdem völlig harmlos. Die beste Injektion für den Selbstgebrauch bei Gonorrhoe ist Jodtinktur; das Verhältnis ist zwei Teelöffel auf einen oder zwei Liter Wasser. Wenn die Krankheit sehr schlimm ist, kann eine solche Injektion zweimal am Tag gegeben werden. Ist der Zustand nicht sehr schlimm, genügt eine einmalige Einnahme pro Tag. Nachdem man die Jodtinktur fünf Tage bis eine Woche lang verwendet hat, ist es gut, zu Milchsäure überzugehen. Kaufen Sie etwa einen halben Liter Milchsäure in einer Drogerie, und verwenden Sie einen Esslöffel auf einen Liter Wasser. Am besten ist es, wenn das Wasser heiß ist, etwa 100 Grad, aber wo dies nicht möglich ist, kann es auch lauwarm verwendet werden. Die Milchsäureinjektion wird drei Tage lang angewendet, dann wird die Jodinjektion wieder aufgenommen, dann wieder die Milchsäure, und so weiter. Ich weiß von vielen Fällen, die allein durch diese Behandlung geheilt wurden. Und ich möchte erwähnen, dass diese Injektionen im Allgemeinen auch sehr wirksam bei Leukorrhoe sind, wie im Kapitel über Leukorrhoe beschrieben.

KAPITEL XXIV

VULVOVAGINITIS BEI KLEINEN MÄDCHEN

Frühere Ursachen der Vulvovaginitis bei kleinen Mädchen - Entladung als Hauptsymptom - Üble Folgen der Vulvovaginitis - Psychische Folgen der Behandlung - Auswirkungen auf die Beschleunigung der sexuellen Reife - Vulvovaginitis als Ursache für dauerhafte Sterilität - Maßnahmen zur Verhütung der Krankheit - Toilettensitze und Vulvovaginitis.

Die Schleimhaut oder die Auskleidung der Vulva und der Vagina ist bei kleinen Mädchen sehr zart und daher sehr anfällig für Infektionen. Eine Infektion der Vulva und der Vagina durch Gonokokken oder einen anderen Keim ist bei kleinen Mädchen sehr häufig. Zumindest war dies früher der Fall, insbesondere bei Kindern aus armen Verhältnissen, in Heimen und Krankenhäusern. Der sehr gefährliche infektiöse Charakter der Vulvovaginitis war nicht bekannt, und die Infektion wurde daher leicht durch Handtücher, Bettwäsche, Toilettensitze, Bettpfannen, Spritzenstutzen, Thermometer, die Hände der Krankenschwestern und auf verschiedene andere Arten übertragen. Heute wird mit großer Sorgfalt vorgegangen, und in den meisten Krankenhäusern werden keine Kinder mehr auf den allgemeinen Stationen aufgenommen, wenn nicht sichergestellt ist, dass sie frei von Vulvovaginitis sind.

Im Allgemeinen handelt es sich bei der Vulvovaginitis bei Kindern um eine leichte Infektion. Ein Kind kann mehrere Wochen oder Monate lang daran erkrankt sein, ohne sich dessen bewusst zu sein und ohne etwas darüber zu sagen. Die Diagnose wird oft von der Mutter gestellt, die einen cremigen Ausfluss auf der Bettwäsche oder Unterwäsche des Mädchens bemerkt. Und dies ist das Hauptsymptom bei den betroffenen kleinen Mädchen - der Ausfluss. Dieser Ausfluss kann sehr reichlich sein und die Vulva, die Vagina und den Gebärmutterhals bedecken.

In schweren Fällen kommt es auch zu einer Infektion der Harnröhre, und das Kind kann über Brennen beim Wasserlassen, Juckreiz und

Schmerzen im Bereich der Vulva und des Anus sowie über leichte Schmerzen im Unterleib klagen. Es kann zu einem mäßigen Temperaturanstieg bis zu 101 Grad kommen. F., und in einigen Fällen ist der Anfall akut genug, um zu Schüttelfrost und Fieber zu führen. Eine leichte Entzündung der Gelenke kann innerhalb der ersten Wochen der Infektion auftreten, obwohl sie in der Regel später auftritt.

Schlimme Folgen der Vulvovaginitis. Obwohl die Vulvovaginitis, wie gesagt, eine vergleichsweise milde Infektion ist, was ihre Symptome angeht, hat sie dennoch sehr schlimme Folgen für das Kind, das das Pech hat, Opfer dieser Krankheit zu werden. Zunächst einmal handelt es sich um eine extrem langwierige, hartnäckige Krankheit. Es dauert in der Regel Monate, und diese Monate können sich zu Jahren ausweiten, bevor eine vollständige Heilung eintritt. Zweitens sind Rückfälle recht häufig. Drittens ist die Behandlung für das Kind unangenehm und gelegentlich auch schmerzhaft. Viertens hat sie eine katastrophale Wirkung auf die *Moral* des Kindes; die meisten Eltern, auch wenn sie das Kind sehr lieben, sehen sie mit einem gewissen Misstrauen an; und die ständige vaginale Behandlung hat auf die eine oder andere Weise eine demütigende Wirkung auf das Kind, das beginnt, sich als Ausgestoßener zu betrachten, als etwas, das sich von anderen Kindern unterscheidet. Fünftens wird die Erziehung des Kindes sehr häufig ernsthaft und dauerhaft beeinträchtigt, weil es oft aus der Schule genommen werden muss, sei es aus der öffentlichen oder privaten, und Nachhilfeunterricht ist natürlich nur für wenige machbar. Sechstens, und das ist ein Punkt, der von Fachleuten und Laien nicht ausreichend gewürdigt wird, der aber dennoch wichtig ist: Die Vulvovaginitis bei Kindern hat leider eine verhängnisvolle Auswirkung auf die *Beschleunigung der Geschlechtsreife des Kindes*. Ob dies nun auf die durch die Entzündung hervorgerufene Verstopfung der Organe oder auf die Spekulumuntersuchungen, Malereien, Spülungen, Anwendungen, Tampons, Zäpfchen usw. zurückzuführen ist, Tatsache ist, dass Mädchen, die im Kindesalter an einer Vulvovaginitis leiden, wesentlich früher geschlechtsreif werden als normale Mädchen derselben Klasse, derselben Schicht und desselben Klimas, und ihr Verlangen nach sexueller Befriedigung ist viel eindringlicher. Siebtens: Eine leichte Vulvovaginitis kann die Ursache für eine dauerhafte *Sterilität sein*.

Man sieht also, dass die Vulvovaginitis eine Katastrophe ist, und man sollte alles tun, um weibliche Kinder vor einer Ansteckung zu schützen. *Alle* Kinder sollten *immer* allein schlafen. Unter keinen Umständen sollte ein Kind bei einer anderen Person schlafen, sei es eine Schwester, eine Mutter, eine Freundin, eine Erzieherin oder ein Dienstmädchen. Die Menschen sollten sehr vorsichtig sein, wenn sie ihre Kinder für eine oder zwei Nächte zu Freunden schicken. Die Freunde mögen in Ordnung sein, aber ein Freund der Freunde oder ein Verwandter der Freunde ist es vielleicht nicht. Mir sind mehrere Fälle bekannt, in denen der Ursprung der Vulvovaginitis auf kleine Mädchen zurückgeführt werden konnte, die eine Woche im Haus von Freunden verbrachten, wo ein Untermieter oder ein Verwandter mit Gonorrhöe infiziert war. Es versteht sich von selbst, dass Kinder nicht mit Erwachsenen oder anderen Kindern verkehren oder spielen sollten, die bekanntermaßen eine Gonorrhoe-Infektion haben. Die Genitalien des Kindes sollten von der Mutter häufig inspiziert werden, und es sollte auf peinlichste Sauberkeit durch häufiges Baden, Abwischen mit warmen Lösungen und Pudern geachtet werden. Den Toilettensitzen in der Schule sollte besondere Aufmerksamkeit geschenkt werden. Der Holzsitz ist eine Bedrohung, weil er oft Eiter aus den weiblichen oder männlichen Genitalien beherbergt. Der einzig richtige Sitz ist ein sogenannter U-Sitz, d.h. einer, bei dem die Vorderseite ganz offen ist, wie der Buchstabe U.

KAPITEL XXV

SYPHILIS

Syphilis durch Keime-Syphilis eine konstitutionelle Krankheit-Primärläsion-Inkubationszeit-Roseola-Primärstadium-Sekundärstadium-Schleimhautflecken-Tertiärstadium-Gummi-Hereditäre Natur der Syphilis-Milderer Verlauf bei Frauen als bei Männern-Obskure Symptome bei Syphilis-Notwendigkeit einer ärztlichen Untersuchung-Lokomotorische Ataxie-Erweichung des Gehirns-Chancroide.

Die Syphilis ist eine Krankheit, die durch einen Keim namens Spirocheta verursacht wird; der vollständige Name lautet Spirocheta pallida - ein blasser, spiralförmiger Keim. Obwohl die Krankheit seit Jahrhunderten in Europa und Amerika wütet, wurde ihr Keim erst vor wenigen Jahren, nämlich 1905, entdeckt, und zwar, wie die Gonokokken, ebenfalls von einem deutschen Wissenschaftler, Fritz Schaudinn. Die Syphilis ist eine Konstitutionskrankheit. Innerhalb von zehn Tagen bis drei Wochen nach der Ansteckung mit Syphilis bildet sich an der Stelle, an der die Erreger eingedrungen sind, ein Geschwür. Diese Wunde wird *Schanker* oder *Primärläsion* genannt. Aber wenn dieses Geschwür auftritt, zirkulieren die Spirochäten und das von ihnen produzierte Gift bereits im Blut, und zwar im ganzen Körper. Die Krankheit ist bereits systemisch oder konstitutionell, und der Schanker ist der lokale Ausdruck einer konstitutionellen Krankheit. Das Ausschneiden des Schanks wird die Krankheit nicht heilen, weil, wie gesagt, die Keime bereits im System sind. Die Zeit zwischen der Ansteckung mit der Krankheit (dem infektiösen Verkehr) und dem Auftreten des Schanks wird als *Inkubationszeit bezeichnet*. Die Zeit zwischen dem Auftreten des Schanks und dem Auftreten des Ausschlags auf dem Körper (der Ausschlag sieht aus wie ein Masernausschlag und wird Roseola genannt, was so viel bedeutet wie rosafarbener Ausschlag) wird als *Primärstadium* bezeichnet. Es dauert etwa sechs Wochen. Mit dem Auftreten des Ausschlags beginnt das *Sekundärstadium*. Dieses Stadium ist gekennzeichnet durch alle Arten von *Eruptionen*, leichte und schwere, durch weiße kleine Flecken (sogenannte Schleimflecken) im Hals, im Mund, an den Mandeln, in der Vagina, durch Ausfallen der Haare, usw. Die Dauer dieses sekundären Stadiums hängt stark von der Art der Behandlung ab, die der Patient erhält. Unsachgemäß oder gar nicht behandelt, kann es zwei oder drei Jahre oder länger dauern. Richtig behandelt, kann es in wenigen Tagen beendet werden, so dass der Patient nie wieder einen Ausbruch bekommt. Das dritte oder *tertiäre Stadium* ist durch *Geschwüre* an verschiedenen Stellen des Körpers und durch *Schwellungen* oder Tumore gekennzeichnet. Die Bezeichnung für eine syphilitische Schwellung oder einen Tumor ist gumma (Plural: gummata). Das Tertiärstadium ist das schrecklichste Stadium und war früher der Schrecken der syphilitischen Patienten. Aber heute, unter unseren modernen Behandlungsmethoden, *haben* die Patienten, wenn sie richtig behandelt werden, *nie ein tertiäres Stadium*. Wir haben viele Patienten gesehen, die die Syphilis für eine unbedeutende Krankheit hielten, weil sie von ihrer Krankheit nur den Schanker und den ersten Ausbruch, also die Roseola, und vielleicht einen leichten Haarausfall kannten. Sie haben sich dann einer energischen Behandlung unterzogen, die *Aktivität* der Krankheit wurde eingedämmt, und sie hatten danach nie wieder ein Symptom, obwohl ein Wassermann-Test zeigte, dass die Krankheit nicht völlig ausgerottet war. Sie wurde lediglich in Schach gehalten - was das Zweitbeste ist.

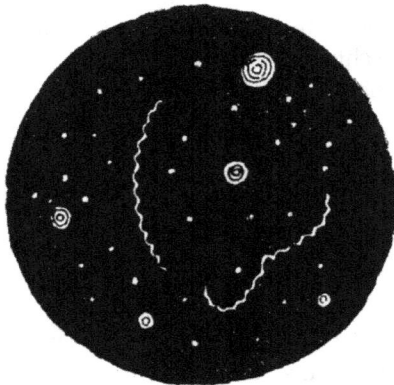

Spirocheta Pallida oder Treponema Pallidum, der Keim der Syphilis, unter dem Mikroskop gesehen.

Wie bereits erwähnt, ist die Syphilis die erblichste aller Krankheiten. Wenn die Krankheit bei den Eltern, insbesondere bei der Mutter, noch sehr aktiv ist, wird das Kind glücklicherweise im Allgemeinen abgetrieben. Bei manchen syphilitischen Müttern kommt es zu einem halben Dutzend oder mehr Fehlgeburten in Folge. Wenn die Krankheit „abgeschwächt" ist, entweder durch die Behandlung oder durch sich selbst - viele Krankheiten verlieren mit der Zeit ihre Virulenz -, kann das Kind ausgetragen werden. Es kann dann tot geboren werden, oder es kann stark syphilitisch geboren werden und in wenigen Tagen oder Wochen sterben, oder es kann ohne jegliche Anzeichen von Syphilis geboren werden und scheinbar gesund sein und dann die Krankheit im Alter von zehn, zwölf, vierzehn oder später entwickeln, oder es kann gesund geboren werden und gesund bleiben. Aber keine Frau, die an Syphilis erkrankt ist oder deren Ehemann an Syphilis erkrankt ist, sollte *es wagen*, ein Kind zu empfangen oder zu gebären, wenn sie nicht die Erlaubnis eines kompetenten Arztes erhalten hat. Ich meine genau das, was ich sage. Es ist keine persönliche Angelegenheit. Eine Frau hat das Recht, einen syphilitischen Ehemann zu heiraten, wenn sie das will und das Risiko eingeht, sich mit Syphilis zu infizieren. Ihr Körper gehört ihr, und wenn sie es mit offenen Augen tut, ist es ihre Sache. Aber eine Frau hat kein Recht, syphilitische oder syphilitisch verseuchte Kinder in die Welt zu setzen. Hier hat die Gesellschaft das Recht, einzugreifen.

Die Syphilis nimmt bei Frauen einen milderen Verlauf als bei Männern. Dieser mildere Verlauf ist jedoch nicht nur ein Segen, sondern kann auch als Unglück angesehen werden, denn wie bei der Gonorrhoe bei Frauen verläuft die Syphilis oft über Monate und Jahre hinweg, bis sie so weit fortgeschritten ist, dass sie kaum noch zu behandeln ist. Bei vielen Frauen verläuft die Krankheit, was eindeutige Symptome betrifft, so mild, dass sie sicher sind, nie etwas gehabt zu haben, und sie leugnen aufrichtig, je eine Infektion gehabt zu haben. Erst wenn sie über obskure Symptome klagen, für die wir keine Erklärung finden, und dann einen Wassermann-Test machen, finden wir oft heraus, was wirklich los ist. Und dann sind die inneren Organe manchmal so tief betroffen, dass man kaum etwas tun kann. Es zeigt sich also, dass die Milde des Krankheitsverlaufs zwar an sich gut ist, aber insofern schlecht, als sie eine rechtzeitige Behandlung verhindert. Deshalb ist es wichtig, dass eine Frau, wenn sie den Verdacht hat, dass sie erkrankt sein könnte, sich untersuchen lässt; und wenn sie den Verdacht hat, dass ihr Mann oder Partner erkrankt ist, sollte sie ihn überreden, sich untersuchen zu lassen.

Die Ataxie des Bewegungsapparates, eine der schlimmsten Folgen der Syphilis, ist bei Frauen viel seltener als bei Männern. Das Gleiche gilt für die allgemeine Parese, auch allgemeine Lähmung des Wahnsinns genannt, oder die Erweichung des Gehirns.

CHANCROIDS

Es gibt noch eine weitere kleine Krankheit, die zu den Geschlechtskrankheiten gehört, nämlich die Chancroide. Chancroide sind kleine Geschwüre an den Genitalien; sie sind rein lokal und beeinträchtigen das System nicht. Sie sind größtenteils auf Unsauberkeit zurückzuführen und kommen nur bei den ärmeren Klassen der Prostituierten und somit bei den ärmeren Klassen der Männer vor. Man sieht sie hin und wieder in öffentlichen Apotheken, aber in der privaten Praxis sind sie heute recht selten. Früher waren sie recht häufig, was zeigt, dass das allgemeine Sauberkeitsniveau in allen Bevölkerungsschichten erheblich gestiegen ist. Auf jeden Fall sind Chancroide im Vergleich zu Syphilis und Gonorrhoe von geringer Bedeutung, und wenn wir von der venerischen Gefahr sprechen, haben wir diese beiden Krankheiten im Sinn.

KAPITEL XXVI

DIE HEILBARKEIT VON GESCHLECHTSKRANKHEITEN

Gonorrhoe kann beim Mann praktisch in jedem Fall geheilt werden - ausgedehnte Gonorrhoe-Infektionen bei der Frau sind schwer zu heilen - positive Heilung bei Syphilis unmöglich zu garantieren.

So wie sich die üblichen Aussagen über das Ausmaß der Geschlechtskrankheiten als unwahr oder stark übertrieben erwiesen haben, bedürfen auch die Aussagen über die Heilbarkeit bzw. Unheilbarkeit von Geschlechtskrankheiten einer sorgfältigen Revision. Das Bild, das gewöhnlich von der Hoffnungslosigkeit der Gonorrhoe und der Syphilis gezeichnet wird, ist zu düster, zu schwarz, und im Gegensatz zu den Behauptungen von Laien und Ärzten, die sich nicht auf die Behandlung von Geschlechtskrankheiten spezialisiert haben, möchte ich die Behauptung aufstellen, dass ausnahmslos jeder Fall von Gonorrhoe beim Menschen, wenn er richtig behandelt wird, vollkommen geheilt werden kann, *soweit es um praktische Zwecke geht.* Ich füge den letzten Satz hinzu, weil die Heilung im wissenschaftlichen Sinne des Wortes nicht vollkommen sein kann, d. h. der Mensch kann nicht in den Zustand zurückversetzt werden, in dem er sich vor der Erkrankung befand. Aber für alle praktischen Zwecke, was ihn selbst, seine Frau und die zukünftigen Kinder betrifft, kann jeder Fall ohne jeden Zweifel geheilt werden. Und ich sage dies auf der Grundlage einer vielfältigen beruflichen Erfahrung, die sich über fast ein Vierteljahrhundert erstreckt.

Was den Tripper bei Frauen betrifft, so hängt dies in hohem Maße von der Virulenz der Krankheit und der Schnelligkeit der Behandlung ab. Wenn sich der Tripper nur auf den Gebärmutterhals, die Vulva und die Harnröhre beschränkt, führt eine rasche Behandlung in der Regel zu einer Heilung in vergleichsweise kurzer Zeit. Hat sich die Tripperentzündung jedoch auf den Gebärmutterkörper oder - noch schlimmer - auf die Eileiter ausgedehnt, kann die Behandlung sehr langwierig werden, und manche Fälle sind ohne Operation nicht heilbar.

Bei der Syphilis ist die Sache anders. Seit der Einführung der verschiedenen Arsenpräparate durch Ehrlich haben wir viel bessere Erfolge bei der Behandlung der Syphilis, und wir können jeden Fall mit Sicherheit für den Partner infektionsfrei machen. Aber was die Garantie einer positiven Heilung betrifft, d.h. die Garantie, dass der Patient in Zukunft nie wieder einen Ausbruch oder Rückfall seiner Krankheit erleiden wird und dass die Kinder vollkommen frei von jeglichem Makel sein werden, so können wir heute nicht mehr tun als vor der Einführung der modernen Syphilisbehandlung. Die Entscheidung, ob wir einem ehemals syphilitischen Patienten die Eheschließung gestatten können oder nicht, hängt daher in hohem Maße davon ab, ob der Ehemann oder die Ehefrau oder beide einen Kinderwunsch haben. Wenn dies der Fall ist, müssen wir oft unsere Erlaubnis verweigern; aber wenn der Mann und die Frau damit einverstanden sind, zu heiraten und ohne Kinder auszukommen, werden wir in den allermeisten Fällen die Erlaubnis zur Heirat erteilen. Das Thema Geschlechtskrankheiten und Ehe wird in separaten Kapiteln weiter behandelt.

Die Geschlechtskrankheit, das muss ich wiederholen, ist an sich schon schrecklich genug, ohne jede Übertreibung, ohne sie in zu schwarzen Farben zu malen. Und es ist notwendig, dass die Menschen keine zu schwarze Vorstellung davon haben. Sie müssen wissen, dass es Tausende und Zehntausende von Patienten gibt, die an Gonorrhoe oder Syphilis litten und vollkommen geheilt wurden, die heirateten, deren Frauen vollkommen gesund blieben und die vollkommen gesunde, unbefleckte Kinder zur Welt brachten.

KAPITEL XXVII

GESCHLECHTSKRANKHEITEN-PROPHYLAXE

Notwendigkeit des Einreibens vor und nach verdächtigem Geschlechtsverkehr - Rezepturen für Einreibungen - Vorsichtsmaßnahmen gegen nicht venerische Infektionsquellen - Syphilis, die durch zahnärztliche Instrumente übertragen wird - Maniküre und Syphilis - Promiskuitives Küssen als Quelle der syphilitischen Infektion.

In seinem Buch *„Sexwissen für Männer"* behandelt der Autor das Thema der Prävention von Geschlechtskrankheiten sehr gründlich. Männer brauchen dieses Wissen. Da Männer sich auf unerlaubte Beziehungen einlassen, müssen wir ihnen beibringen, sich vor einer Ansteckung mit Geschlechtskrankheiten zu schützen. Wir müssen das nicht nur um ihrer selbst willen tun, sondern auch um ihrer Frauen und Kinder willen. Denn eine Ansteckung des Mannes kann eine Ansteckung seiner Frau und seiner Kinder bedeuten. Da aber die Leserinnen dieses Buches wahrscheinlich keine promiskuitiven Beziehungen zu Fremden unterhalten, wäre eine ausführliche Erörterung dieses Themas fehl am Platz.

Ich will nur sagen, dass die Frau, wenn sie den Verdacht hat, dass ihr Mann in einem ansteckenden Zustand ist, sich des Verkehrs mit ihm enthalten sollte, bis sie sicher ist, dass er sicher ist. Wenn aber aus irgendeinem Grund ein Verdacht auf Geschlechtsverkehr besteht, sollte die Frau *vor* und *nach dem* Geschlechtsverkehr eine antiseptische Spülung verwenden. Wenn es unpraktisch ist, sowohl vorher als auch nachher eine Spülung zu benutzen, muss eine Spülung nachher genügen, aber es ist viel sicherer und sicherer, die Spülung sowohl vorher als auch nachher zu benutzen. Bei der Anwendung einer Spülung bleibt immer ein Teil der Lösung in der Scheide zurück, der die infektiösen Keime ganz oder teilweise abtötet. Eine wirksame Spülung ist die folgende: Lösen Sie eine Bichlortablette (es gibt sie im Handel mit einem Gewicht von etwa 7½ Körnern) in zwei Litern heißem, lauwarmem oder kaltem Wasser auf. Verwenden Sie vor dem Geschlechtsverkehr eine kleine Menge - etwa einen halben Liter - und verwenden Sie den Rest nach dem Geschlechtsverkehr. Anstelle des Bichlorids können Sie einen

Esslöffel Karbolsäure, zwei Tabletten Chinosol, einen Esslöffel Lysol oder zwei Esslöffel Borsäure verwenden.

Anstelle der Spülung kann ein antiseptisches Gelee in einer faltbaren Tube mit langer Tülle verwendet werden.

Doch neben den venerischen Infektionsquellen muss sich die Frau auch vor den nicht venerischen Quellen schützen. Benutzen Sie niemals, wenn es sich vermeiden lässt, eine öffentliche Toilette. Wenn Sie gezwungen sind, sie zu benutzen, schützen Sie sich, indem Sie den Sitz mit Papier abdecken.

Benutzen Sie keine öffentlichen Trinkbecher. Wenn Sie einen solchen benutzen müssen, halten Sie Ihre Lippen vom Rand fern. Man kann lernen zu trinken, ohne den Rand des Glases oder der Tasse mit den Lippen zu berühren.

Benutzen Sie unter keinen Umständen ein öffentliches Handtuch. Das Rollenhandtuch ist eine Gefahr für die Gesundheit und sollte in allen Teilen des Landes verboten werden.

Wenn Sie in einem Hotel oder in einem fremden Bett schlafen müssen, achten Sie darauf, dass die Bettwäsche sauber und frisch ist. Schlafen Sie nie auf Bettwäsche, die von einer fremden Person benutzt wurde.

Verwenden Sie niemals eine öffentliche Bürste oder einen Kamm.

Vergewissern Sie sich, dass Ihr Zahnarzt sorgfältig und auf dem neuesten Stand ist und seine Instrumente sorgfältig sterilisiert. Viele Syphilisfälle wurden durch die Instrumente eines Zahnarztes übertragen. Ein Syphilitiker, der einen Zahnarzt aufsucht, um sich behandeln zu lassen, verheimlicht im Allgemeinen seine Krankheit, und wenn der Zahnarzt nicht die Gewohnheit hat, seine Instrumente nach jedem Patienten zu sterilisieren, kann es zu einer Katastrophe kommen.

Vergewissern Sie sich, dass Ihre Maniküre nicht syphilitisch ist, oder zumindest, dass ihre Hände gesund, sauber und frei von Hautausschlägen sind.

Und zu guter Letzt: Küssen Sie sich nicht promiskuitiv. Dies ist eine besonders wichtige Anweisung für junge Mädchen. Dies ist eine echte Gefahr, und es gibt Tausende von Syphilisfällen, von denen bekannt ist, dass sie direkt durch Küssen übertragen wurden. Menschen, die an Syphilis erkrankt sind, haben oft kleine weiße Wunden (Schleimflecken) auf den Lippen, der Zunge und der Innenseite der Wangen. Diese Wunden sind sehr ansteckend, und durch Küssen kann die Krankheit leicht übertragen werden. Kuss-Spiele waren in mehr als einem Fall für die Verbreitung der Syphilis bei vielen Personen verantwortlich. Ich habe jetzt ein neunzehnjähriges Mädchen in Behandlung, das sich in den Sommerferien Syphilis zugezogen hat, weil es einmal einen Mann geküsst hat. Vermeiden Sie promiskuitives Küssen! Es ist aus mehr als einem Grund eine schlechte Praxis.

KAPITEL XXVIII

ALKOHOL, SEX UND GESCHLECHTSKRANKHEITEN

Alkoholischer Genuss und Geschlechtskrankheiten - Ein Champagnerdinner und Syphilis - Anteil der Fälle von Geschlechtskrankheiten, die auf Alkohol zurückzuführen sind - Künstliche Stimulierung des Sexualtriebs beim Mann und bei der Frau - Rücksichtslose sexuelle Ausschweifung durch Alkohol - Alkohol als Hilfsmittel der Verführung.

Dass Bacchus, der Gott des Weines, der stärkste Verbündete von Venus, der Göttin der Liebe, ist, und zwar der Liebe im physischen Sinne, wie die Franzosen das Wort *amour gebrauchen,* war den alten Griechen und Römern wohlbekannt, wie es auch heute noch jedem Saloonbesitzer und jedem Wirt eines anrüchigen Hauses wohlbekannt ist. Und alle Maßnahmen zur Bekämpfung von Geschlechtskrankheiten und zur Verhinderung des Fehltritts von Mädchen werden nur teilweise erfolgreich sein, wenn wir nicht gleichzeitig eine starke Aufklärungskampagne gegen den Alkoholgenuss führen. Was nützt den jungen Männern die Kenntnis der Geschlechtskrankheiten und die Vertrautheit mit der Anwendung von Geschlechtsprophylaktika, wenn unter Alkoholeinfluss der Verstand benebelt ist, sie alles vergessen und Dinge tun, die sie im nüchternen Zustand nie tun würden? Was nützen einem Mädchen Warnungen, wenn unter dem Einfluss eines schweren Abendessens und einer Flasche Champagner, an die sie nicht gewöhnt ist, ihre Leidenschaft in einem Maße geweckt wird, wie sie es noch nie erlebt hat, ihr Wille gelähmt ist und sie nachgibt, obwohl ihr tief in ihrem Bewusstsein etwas sagt, dass sie es nicht tun sollte? Gibt nach, wird schwanger und hat mehrere Monate lang tiefste Qualen und eine Wunde, die wahrscheinlich für den Rest ihres Lebens nicht mehr heilen wird? Was haben ihr all die Vorträge, Bücher und mütterlichen Ermahnungen genützt?

Oder dieser Fall. Hier ist ein junger Anwalt, achtundzwanzig Jahre alt, verlobt mit einem schönen Mädchen und mit allem, was er sich wünscht. Er war immer sehr mäßig und umsichtig in seinem sexuellen Genuss, und obwohl er seine Partnerinnen sorgfältig auswählte, versäumte er es nie, nach dem Geschlechtsverkehr ein Prophylaktikum anzuwenden. Es stand für ihn zu viel auf dem Spiel, und er wollte kein Risiko eingehen, selbst wenn die Chancen eins zu tausend standen. Während eines Jahres, in dem er verlobt war, verzichtete er gänzlich auf Geschlechtsverkehr, auch wenn es ihn große Mühe kostete, dies zu tun. Er sollte in Kürze heiraten. Doch das Pech zwang ihn, eine Einladung zu einem Junggesellenessen anzunehmen, bei dem Champagner und schmutzige Geschichten in Strömen flossen, zu Strömen. Er verließ das Lokal gegen Mitternacht, und da die Nacht so schön war, beschloss er, zu Fuß nach Hause zu gehen. Er traf eine Sirene, die ihn einlud, sie zu begleiten. Unter anderen Umständen hätte er sie auf den Weg geschickt oder zumindest eine Apotheke aufgesucht, um ein Prophylaktikum zu kaufen. Aber durch den Wein, die schmutzigen Geschichten und die einjährige Abstinenz erregt, ging er wie ein Schaf mit, ganz selbstverständlich, ohne zu argumentieren oder Einwände zu erheben. Er erinnert sich deutlich an seine Gefühle und seinen Geisteszustand. Er war nicht betrunken, sondern nur beschwipst, aber dennoch erschien ihm das Ganze so normal, so natürlich, so erwartet, so selbstverständlich, dass er gar nicht anders konnte, als ihre Einladung anzunehmen. Und er blieb zwei oder drei Stunden und benutzte kein Prophylaktikum. Und das Ergebnis - drei Wochen später hatte er eine typische primäre syphilitische Läsion. Wie er sich fühlte und was das alles für ihn bedeutete, kann sich der Leser vorstellen. Es handelt sich keineswegs um einen Einzelfall, um eine Ausnahme.

Aus meiner eigenen Praxis könnte ich eine Reihe von Fällen von Geschlechtskrankheiten anführen, bei denen Alkohol der direkte, primäre Faktor war. Wie viele solcher Fälle es im Laufe eines Jahres insgesamt gibt, kann niemand sagen, aber dass sie einen beträchtlichen Prozentsatz der gesamten venerischen Morbidität ausmachen, wird jeder untersuchende Sexualwissenschaftler bezeugen. Forel behauptet, dass 76 Prozent aller venerischen Infektionen unter Alkoholeinfluss stattfinden; Notthaft ist gemäßigter, differenzierter in seinen Statistiken und seine Behauptungen liegen bei 30 Prozent. Eine soeben von Dr. Hugo Hecht (*Venerische Infektion und Alkohol, Z.B.G.*, Bd. XVI, Nr. 11) veröffentlichte Analyse von 1.000 Fällen von venerischer Infektion ergibt über 40 Prozent. Und das Traurigste daran ist, dass unter den

Infizierten 75 verheiratete Männer waren (der Autor glaubt, dass es mehr waren, aber nur 75 gaben zu, verheiratet zu sein), und von diesen standen 45, also 60 Prozent, unter Alkoholeinfluss, als sie sich ihre Geschlechtskrankheit zuzogen (natürlich außerehelich).

Alkoholgenuss trägt direkt und indirekt zur Verbreitung von Geschlechtskrankheiten bei. In erster Linie erhöht er die Zahl der Geschlechtskontakte enorm. Ich gehöre gewiss nicht zu denjenigen, die glauben, dass der Geschlechtstrieb nur ein lasterhafter Appetit ist, wie der Appetit auf Alkohol oder Drogen, der leicht und vollständig durch die Ausübung von Willenskraft unterdrückt werden kann. Ich glaube, dass der Sexualtrieb nur innerhalb vernünftiger Grenzen unterdrückt werden kann; wenn man versucht, diese Grenzen zu überschreiten, sind schlimme Folgen zu erwarten. Ich glaube aber auch, dass der Geschlechtstrieb künstlich über die natürlichen Bedürfnisse hinaus stimuliert werden kann, und unter den künstlichen Stimulanzien des Geschlechtstriebes nimmt der Alkohol den ersten Platz ein. Und bedenken Sie, dass Alkohol bei Frauen eine noch stärkere Wirkung auf die Erregung der sexuellen Leidenschaft hat als bei Männern. Frauen werden durch Stimulanzien und Narkotika leichter aus dem Gleichgewicht gebracht, und das ist der Grund, warum es für Frauen gefährlicher ist zu trinken als für Männer.

Dies ist also der erste Punkt: Der Mann und die Frau, die sich in nüchternem Zustand leicht zurückhalten würden, geben sich mit ihrer durch den Alkohol stimulierten Libido und ihrer durch den Alkohol gelähmten Willenskraft unnötigerweise hin, mit dem Risiko einer venerischen Infektion für den Mann und dem doppelten Risiko einer venerischen Infektion und Schwangerschaft für die Frau. Zweitens: Der Mann, der im nüchternen Zustand Vorsicht und Unterscheidungsvermögen walten lassen würde, verliert unter Alkoholeinfluss bald sein ganzes Urteilsvermögen und sieht in der schlimmsten und unverschämtesten Hure einen Engel und eine Helena von Troja; mit der Folge, dass die Gefahr einer venerischen Infektion stark zunimmt. Punkt drei: Wo der Mann unter normalen Umständen ein paar Minuten bis zu einer halben Stunde bleiben würde, bleibt er unter Alkoholeinfluss mehrere Stunden oder die ganze Nacht, wodurch sich die Ansteckungsgefahr um das Hundertfache erhöht. Punkt vier: Alkohol erhöht die Stauung in den Geschlechtsorganen von Mann und Frau und macht sie viel *anfälliger* für Infektionen. Wenn alle anderen Faktoren gleich sind, kann eine Verbindung, die bei strenger Nüchternheit ohne schlechte Folgen bleibt, zu einer Infektion führen, wenn einer oder beide Partner unter Alkoholeinfluss stehen. Fünftens: Der Mann, der die Gewohnheit hat, unter Alkoholeinfluss Geschlechtsprophylaxe zu betreiben, wird unvorsichtig und leichtsinnig; er verachtet die vorbeugenden Maßnahmen, und das Ergebnis ist die Geschlechtskrankheit.

Es ist unmöglich, Statistiken und genaue oder auch nur ungefähre Zahlen zu nennen. Aber es steht für mich und für jeden sorgfältigen Forscher außer Frage, dass die Zahl der Fälle von Geschlechtskrankheiten um etwa die Hälfte zurückgehen würde, wenn alkoholische Getränke abgeschafft werden könnten. Und was für die Geschlechtskrankheiten gilt, gilt auch für die Verführung junger Mädchen. Alkohol ist die wirksamste Waffe, die der raffinierte Don Juan oder der vulgäre Zuhälter in seinem Besitz hat.

Sie können nicht auf einen vollständigen Erfolg bei der Beseitigung von Geschlechtskrankheiten und Verführung hoffen, wenn Sie nicht auch den Alkoholismus beseitigen. Denn Bacchus ist nicht nur der Verbündete von Venus Aphrodite, sondern auch von Venus vulgivaga.

KAPITEL XXIX

Heirat und Gonorrhoe

Entscheidung des Arztes über die Eheschließung von Patienten, die mit Gonorrhoe oder Syphilis infiziert sind - Ratsamkeit einer Bescheinigung über die Freiheit von übertragbaren Krankheiten - Voreheliche Untersuchung als allgemeiner Brauch - Wann ein Mann, der Gonorrhoe hatte, heiraten darf - Wann eine Frau, die Gonorrhoe hatte, heiraten darf - Antisepsis vor dem Koitus - Frage der Sterilität des Mannes, der Gonorrhoe hatte, leicht zu beantworten - Unmöglichkeit der Feststellung, ob die Frau fruchtbar ist oder nicht.

Für einen Mann oder eine Frau, die einmal an Gonorrhoe oder Syphilis erkrankt war, ist es eine große Verantwortung, eine Ehe einzugehen, ohne das Gutachten eines kompetenten Arztes eingeholt zu haben. Und eine große Verantwortung ruht auf den Schultern des Arztes, der dazu aufgerufen ist, ein solches Gutachten abzugeben. Denn eine falsche Entscheidung - eine falsche Entscheidung in beide Richtungen -, d. h. die Erlaubnis zu heiraten, obwohl sie nicht hätte erteilt werden sollen, oder die Erlaubnis zu verweigern, obwohl sie hätte erteilt werden sollen, kann für viel zukünftiges Unglück und viel Krankheit verantwortlich sein: Krankheit der Mutter und der Nachkommen. Sie kann sogar für den Tod verantwortlich sein.

Es gibt keinen einfachen, kurzen Weg zu einem positiven Urteil. Es bedarf einer gründlichen, sorgfältigen Untersuchung durch einen erfahrenen Arzt, der mit allen modernen Tests vertraut ist, um festzustellen, ob es für einen Mann, der einmal an einer Geschlechtskrankheit gelitten hat, sicher ist, den Bund der Ehe einzugehen. Manchmal reicht eine Untersuchung nicht aus, und es können mehrere Untersuchungen notwendig sein; aber auf die Meinung eines gewissenhaften, erfahrenen Arztes kann man sich verlassen, und wenn alle Männer und Frauen, die einmal an einer Geschlechtskrankheit gelitten haben, eine solche Meinung einholen und sich von ihr leiten lassen würden, gäbe es keine Fälle von ehelicher Ansteckung, es gäbe keine Kinder, die an Gonorrhoe erkrankt sind, und es gäbe keine Fälle von erblicher Syphilis.

Ich bin der festen Überzeugung, dass eine Zeit kommen wird, in der alle Geschlechtskrankheiten von der Erde verschwunden sein werden. Aber bis es soweit ist, wäre es zum Wohle der Rasse und der Nachkommenschaft, wenn die Menschen als Voraussetzung für eine Heiratserlaubnis eine Bescheinigung über die Freiheit von übertragbaren Geschlechtskrankheiten vorlegen müssten. Die Gewohnheit ist oft wirksamer als das Gesetz, und wenn eine voreheliche Untersuchung zu einer allgemeinen Gewohnheit werden sollte (und es gibt Anzeichen in dieser Richtung), wäre kein Gesetz erforderlich.

Wann darf ein Mann, der an Gonorrhoe erkrankt war, heiraten? Damit ein Mann, der einmal an Tripper erkrankt war, als geheilt und als sicherer Heiratskandidat gilt, müssen die folgenden Bedingungen erfüllt sein:

1. Es darf keine Entladung stattfinden.

2. Der Urin muss vollkommen klar und frei von Fetzen sein.

3. Das durch Prostatamassage gewonnene Sekret aus der Prostata und das durch „Melken" oder „Strippen" der Samenblasen gewonnene Sekret aus den Samenblasen muss frei von Eiter und Gonokokken sein. Um sicher zu gehen, ist es am besten, eine solche Untersuchung zu drei verschiedenen Zeitpunkten zu wiederholen.

4. Es darf weder eine Verengung noch ein Flicken in der Harnröhre vorhanden sein.

5. Der so genannte Komplementbindungstest, ein Bluttest für Gonorrhoe, der dem Wassermann-Bluttest für Syphilis ähnelt, muss negativ sein.

In Bezug auf die Bedingungen 1 und 2 kommt es manchmal vor, dass der Patient eine winzige Menge an Ausfluss oder ein paar Fetzen im Urin hat, und ich erlaube ihm trotzdem zu heiraten; dies geschieht aber erst, nachdem der Ausfluss und die Fetzen wiederholt untersucht wurden und sich herausgestellt haben, dass sie katarrhalischen Charakter haben und absolut frei von Gonokokken oder anderen Keimen sind.

Manchmal kommt es vor, dass ein Patient einige Tage vor dem geplanten Hochzeitstermin zu mir kommt, um sich untersuchen zu lassen. Ich untersuche ihn und stelle fest, dass er nicht in der Lage ist, zu heiraten, und rate ihm daher, die Hochzeit zu verschieben. Manchmal befolgt er diesen Rat, aber in manchen Fällen ist er nicht in der Lage, dies zu tun. Er behauptet, die Hochzeit sei bereits arrangiert, die Einladungskarten seien verschickt worden, und eine Verschiebung der Hochzeit würde zu endlosen Schwierigkeiten und vielleicht zu einem Skandal führen. In solchen Fällen übernehme ich natürlich keine Verantwortung; ich rate dem Mann jedoch, ein antiseptisches Zäpfchen oder eine andere Methode zu verwenden, die die Braut vorerst vor einer Infektion schützt, während er, der Ehemann, die Möglichkeit hat, sich bis zur Heilung behandeln zu lassen. Von den vielen Fällen, in denen ich diese Methode empfohlen habe, ist mir kein einziger bekannt, in dem es zu einer Infektion gekommen ist.

Wann darf eine Frau, die einmal Gonorrhoe hatte, heiraten? Bei einer Frau kann die Entscheidung schwieriger sein als bei einem Mann. Natürlich muss der Urin klar und die Harnröhre normal sein, aber wir können nicht darauf bestehen, dass kein Ausfluss vorhanden sein darf. Denn praktisch jede Frau hat einen leichten Ausfluss, wenn auch nicht immer, so doch zumindest unmittelbar vor und nach der Menstruation. Natürlich muss der Ausfluss frei von Gonokokken und Eiter sein. Auch die Komplementbindungs-Tests müssen negativ sein. Aber auch dann kann man nicht absolut sicher sein, denn Gonokokken können in der Gebärmutter oder in den Eileitern versteckt sein.

Hier müssen wir uns weitgehend auf die Anamnese verlassen. Wenn die Frau während des Verlaufs der Gonorrhoe eine Salpingitis, also eine Eileiterentzündung, hatte, dann können wir nie mit Sicherheit sagen, dass sie geheilt ist, sondern bestenfalls: vermutlich geheilt. Und wenn sie keine Schmerzen in den Gebärmutteranhängen hat, weder spontan noch bei der Untersuchung, und wenn mehrere Untersuchungen innerhalb von ein oder zwei Tagen nach der Menstruation negativ sind, dann können wir davon ausgehen, dass sie geheilt ist. Es ist jedoch wichtig, dass diese Untersuchung am letzten Tag der Menstruation oder am ersten oder zweiten Tag nach der Menstruation durchgeführt wird; denn es gibt viele Fälle, in denen sich kein Eiter und keine Gonokokken in der Zeit zwischen den Menstruationen zeigen, sondern an diesen Tagen, weil die Gonokokken, wenn sie hoch oben versteckt sind, wahrscheinlich mit dem Menstruationsblut und Teilen der Schleimhaut, die während der Menstruation abgestoßen werden, herunterkommen.

Im besten Fall handelt es sich um ein heikles Problem, so dass ich immer, wenn auch nur der geringste Verdacht bestand, dass die Frau Gonokokken beherbergen könnte, der Frau geraten habe (wie es meine Gewohnheit ist, um auf der sicheren Seite zu sein), vor dem Koitus entweder ein antiseptisches Zäpfchen oder eine antiseptische Spülung zu benutzen. Mit diesen Vorsichtsmaßnahmen ist bei mir noch nie ein Unfall passiert.

Die Frage der wahrscheinlichen Sterilität. Bisher habe ich das Problem der Ehe unter dem Gesichtspunkt der Infektiosität betrachtet. Wir wissen jedoch, dass die Gonorrhoe neben den Auswirkungen auf das Individuum auch einen weitreichenden Einfluss auf die Rasse hat; mit anderen Worten, dass sie dazu neigt, die Betroffenen - sowohl Männer als auch Frauen - steril zu machen. Und ein Heiratskandidat kann und will oft wissen, ob er nicht nur nicht infektiös ist, sondern auch in der Lage ist, Kinder zu zeugen oder zu bekommen.

Im Falle des Mannes ist das Problem glücklicherweise sehr einfach. Wir können leicht eine Probe des Samens des Mannes gewinnen und mit dem Mikroskop feststellen, ob er Spermien enthält oder nicht. Enthält sie eine normale Anzahl von lebhaften, sich schnell bewegenden Spermien, ist der Mann fruchtbar, unabhängig davon, ob er jemals eine Nebenhodenentzündung hatte oder nicht. Enthält die Samenflüssigkeit keine oder nur einige deformierte oder träge Spermien, ist der Mann unfruchtbar.

Bei der Frau ist es *absolut* unmöglich festzustellen, ob die Gonorrhoe sie unfruchtbar gemacht hat oder nicht, weil es keine Möglichkeit gibt, eine Eizelle aus dem Eierstock auszudrücken. Es kann sein, dass die Frau keine Schmerzen oder Entzündungen in den Eileitern hatte, und doch kann die Entzündung so stark gewesen sein, dass die Eileiteröffnungen verschlossen wurden. Andererseits kann sie eine schwere Salpingitis auf *beiden Seiten gehabt haben und dennoch fruchtbar sein.* Es lässt sich auch nicht feststellen, ob die Eierstöcke so stark in den Prozess involviert waren, dass sie nicht mehr in der Lage waren, gesunde Eizellen oder überhaupt Eizellen zu produzieren. Kurz gesagt, es gibt absolut keine Möglichkeit zu sagen, ob eine Frau steril oder fruchtbar ist - wir können nur Vermutungen anstellen. Und unsere Vermutung kann genauso oft falsch wie richtig sein. Die einzige Möglichkeit, diese Frage zu entscheiden, ist die Erfahrung. Wenn der künftige Ehemann bereit ist, ein Risiko einzugehen, ist das gut.

Zwar heiraten ebenso viele Mädchen wie junge Männer, doch werden wir in der Praxis immer unvergleichlich mehr männliche als weibliche Kandidaten untersuchen müssen. Das liegt nicht nur daran, dass unvergleichlich mehr Männer an Geschlechtskrankheiten leiden, sondern auch daran, dass nur sehr wenige Frauen ihren Verlobten gestehen werden, dass sie jemals eine außereheliche Beziehung hatten und - was noch schlimmer ist - mit einer Geschlechtskrankheit infiziert waren. Das liegt natürlich an unserer Doppelmoral, die das, was sie bei der Frau als abscheuliches Verbrechen verurteilt, beim Mann als Kavaliersdelikt oder gar nicht ansieht. Ich habe Hunderte von Männern gekannt, die ihren Verlobten freimütig gestanden haben, dass sie Tripper hatten, aber ich habe nur zwei Mädchen gekannt, die ihren zukünftigen Ehemännern diese Tatsache gestanden haben. Sie heirateten jedoch und lebten mit ihren Ehemännern bis an ihr Lebensende glücklich zusammen.

KAPITEL XXX

HEIRAT UND SYPHILIS

Regeln für die Erlaubnis zur Eheschließung eines syphilitischen Patienten - Strengere Regeln in Fällen, in denen Kinder gewünscht werden - Wenn beide Partner syphilitisch sind - Gefahr einer Parese bei einigen syphilitischen Patienten - Ein Fall aus der Praxis des Autors.

Das Problem des Syphilitikers unterscheidet sich von dem des exgonorrhoischen Patienten. Wenn ein Gonorrhö-Patient, was die Infektiosität betrifft, geheilt und nicht steril ist, besteht keine Besorgnis hinsichtlich der Nachkommenschaft. Gonorrhoe ist nicht erblich, und das Kind eines Gonorrhoe-Patienten unterscheidet sich nicht von dem Kind einer nicht an Gonorrhoe erkrankten Person. Bei der Syphilis ist das anders. Der Patient mag zwar sicher sein, was die Ansteckung des Partners betrifft, aber dennoch kann eine Gefahr für die Nachkommenschaft bestehen.

Für die Eheschließung eines Mannes oder einer Frau, die an Syphilis erkrankt sind, gelten daher andere Regeln als für Gonorrhoe-Patienten. Hier sind die Regeln:

1. Ich würde es zu einer unveränderlichen Regel machen, dass kein syphilitischer Patient vor Ablauf von *fünf* Jahren nach dem Tag der Ansteckung heiraten sollte oder die Erlaubnis zur Heirat erhalten sollte. Aber die Zeitspanne allein reicht nicht aus; es müssen noch andere Bedingungen erfüllt sein, bevor wir einem syphilitischen Patienten die Erlaubnis zur Heirat geben können.

2. Der Mann oder die Frau muss mindestens drei Jahre lang systematisch und gründlich behandelt worden sein, und zwar entweder ständig oder gelegentlich, je nach dem Urteil des Arztes.

3. Mindestens ein Jahr vor der beabsichtigten Eheschließung muss die Person absolut frei von Syphilis-Erscheinungen sein, d. h. frei von Hautausschlägen, Schleimhautflecken, Knochenschwellungen, Geschwüren und dergleichen.

4. Vier Wassermann-Tests, die im Abstand von drei Monaten und zu einem Zeitpunkt durchgeführt werden, zu dem *der Patient keine spezifische Behandlung erhalten hat*, müssen absolut negativ sein.

Wenn diese vier Bedingungen vollständig erfüllt sind, kann dem Patienten die Eheschließung gestattet werden.

Es ist jedoch wichtig, darauf hinzuweisen, dass wir uns bei der Zulassung oder Verweigerung der Eheschließung von syphilitischen Personen in hohem Maße davon leiten lassen, ob sie *erwarten, bald Kinder zu bekommen oder nicht.*

Im Falle eines Paares, das bald nach der Heirat Kinder haben möchte, müssen die Bedingungen für unsere Erlaubnis strenger sein, als wenn das Paar bereit oder bestrebt ist, in den ersten Ehejahren verhütende Maßnahmen zu ergreifen. Denn wenn der Mann frei von Hautverletzungen und Schleimhautflecken ist, ist seine Frau vor Infektionen sicher, solange *sie nicht schwanger wird.* Wenn sie jedoch schwanger wird, kann sie sich über den Fötus anstecken, und natürlich kann auch das Kind syphilitisch werden. Daher sind für Syphilitiker, die erwarten, Eltern zu werden, viel strengere Anforderungen erforderlich als für diejenigen, die dies nicht tun.

Wenn sowohl der Mann als auch die Frau syphilitisch sind oder waren, kann die Erlaubnis zur Eheschließung bedenkenlos erteilt werden, da die Gefahr einer Ansteckung nicht besteht, aber die Erlaubnis, Kinder zu bekommen, muss *absolut* und *eindeutig* verweigert werden. Unabhängig von der Zeit, die seit der Infektion vergangen sein mag, unabhängig von der Behandlung, unabhängig von Wassermann-Tests, ist die Gefahr für das Kind zu groß, wenn beide Elternteile den syphilitischen Makel in sich tragen. Ein gesundes Kind *kann* von zwei syphilitischen Eltern geboren werden, die sich einer energischen Behandlung unterzogen haben, aber wir haben kein Recht, dieses Risiko einzugehen. Ich jedenfalls wollte und will eine solche Verantwortung nie übernehmen.

Die Gefahr einer Ataxie oder Parese des Bewegungsapparates. Es gibt noch einen weiteren Punkt, der im Umgang mit einem syphilitischen Patienten zu beachten ist. Bei Patienten, die nicht von Anfang an energisch behandelt wurden, und auch bei Patienten, die nur unregelmäßig und sporadisch behandelt wurden, können wir trotz fehlender äußerer Symptome, trotz einer negativen Wassermann-Reaktion, nie garantieren, dass sich später im Leben nicht irgendwelche Beschwerden entwickeln.

Was sollen wir in solchen Fällen tun und vor allem, wenn wir bei der allgemeinen Untersuchung des Patienten den Eindruck gewinnen, dass der Mann zwar frei von Ansteckungsgefahr ist, aber kein gutes Risiko darstellt? Unter diesen Umständen müssen wir jede persönliche Verantwortung ablehnen und die Übernahme der Verantwortung der zukünftigen Ehefrau überlassen.

Hier ist ein Beispiel dafür. Vor etwa fünf Jahren kam ein Mann mit seiner Verlobten zu mir zur Untersuchung. Er hatte sich zehn Jahre zuvor mit Syphilis angesteckt und wurde unregelmäßig mit dem Mund behandelt, ab und zu. Fünf Jahre lang hatte er keinerlei Symptome mehr gehabt. Er *hielt sich für* geheilt, wollte aber wissen, und seine Verlobte wollte wissen, ob er wirklich geheilt war. Es gab keinerlei Symptome, und der Wassermann-Test war negativ. Dennoch konnte ich ihm keine Entwarnung geben. Mir fiel auf, dass sein Denken langsamer wurde und er ein wenig zögerte.

Ich sagte dem Mädchen (der Mann war fünfunddreißig, sie zweiunddreißig), dass ich in dieser Angelegenheit keine endgültige Entscheidung treffen könne, dass alles in Ordnung sein könne und dann wieder nicht; aber die Frage der Kinder müsse sie endgültig und ein für alle Mal entscheiden, nämlich, dass sie keine Kinder haben solle. Sie sei in dieser Hinsicht völlig zufrieden; sie selbst sei gegen Kinder und wolle keine haben und wisse, wie sie für sich selbst sorgen könne. Sie wollte nur wissen, ob sie in Gefahr sei, sich anzustecken. Ich sagte ihr, dass dies nicht der Fall sei, dass aber meines Erachtens die Gefahr bestehe, dass ihr Mann eine allgemeine Parese oder eine Ataxie des Bewegungsapparates entwickeln könnte.

Das Mädchen war seit etwa zwölf Jahren Lehrerin und hatte die Arbeit so satt, sehnte sich so sehr nach einem eigenen Heim, dass sie sich entschloss, das Risiko einzugehen. Und sie heirateten. Die Ehe blieb kinderlos. Der Mann erkrankte drei Jahre später an einer allgemeinen Parese (Erweichung des Gehirns) und starb etwa ein Jahr später. Die Frau, die inzwischen Witwe ist, bereut den Schritt, den sie getan hat, meines Wissens nicht. Das zeigt, wofür unsere sozioökonomischen Bedingungen und unser Moralkodex verantwortlich sind.

KAPITEL XXXI

WER DARF UND WER DARF NICHT HEIRATEN

Der Arzt wird oft zu Rate gezogen, wenn es um die Frage geht, ob von einer Ehe abzuraten ist - *Geschlechtskrankheiten* sind die häufigste Frage - *Tuberkulose* - Sexueller Appetit von Tuberkulosepatienten - Auswirkungen der Schwangerschaft - Verhütungswissen für die tuberkulöse Ehefrau - *Herzkrankheit* - *Ernsthaftes* Hindernis für die Ehe - Einfluss des Geschlechtsverkehrs - Krebs - Angst vor erblicher Übertragung Ehe-Einfluss des *Geschlechtsverkehrs-Krebs-Angst* vor erblicher *Übertragung-Kropf-am* häufigsten bei Frauen-Einfacher Kropf-Ausnahmen von der Regel-Fettleibigkeit-Familienanamnese-Fettleibigkeit und Beleibtheit nicht gleichbedeutend-Arteriosklerose-Gefahr *Gicht-Wirkliche* Ursachen von Gicht-Mumps-Parotidaldrüsen und Geschlechtsorgane-Mumps und Sterilität-Öphoritis durch *Mumps-Hämophilie-Hämophile* Söhne dürfen heiraten-Hämophile Töchter dürfen nicht heiraten-Anämie-Chlorose-Epilepsie-Hysterie-Symptome Hysterie-Ehe mit hysterischen *Frauen-Alkoholismus-Wirkung* auf Nachkommen-Alkoholiker und *Impotenz-Schwachsinn-Schädliche* Wirkung auf Nachkommen-Sterilisation von Schwachsinnigen nur präventiv-Irrsinn-Funktionaler Geisteskrankheit-Organische Geisteskrankheit-Hereditäre Übertragbarkeit von Geisteskrankheit-Angst, die zu Geisteskrankheit führt-Umwelt versus Vererbung bei *Geisteskrankheit-Neurose-Neurasthenie-Psychasthenie-Neuropathie-Psychopathie-Nervöse* Zustände und Genie-Sexuelle Impotenz und *Genie-Drogensucht-Äußere* Ursachen-Konsanguinöse *Ehen-Wann* sind konsanguine Ehen ratsam-Nachkommen konsanguiner Ehen-Homosexualität-Homosexuelle wissen oft nichts von ihrem Zustand-Sexuelle Repression und Homosexualität - Sadismus und Scheidung - Masochismus - Sexuelle Impotenz und Ehe - Auswirkungen auf die Ehefrau - Starrheit - Eheliche Beziehungen und frigide Frau - Übermäßige Libido und Ehe - Übermäßige Ansprüche an die Ehefrau - Satyriasis - Die übermäßig libidinöse Ehefrau-Nymphomanie-Behandlung-Hasenscharte-Myopie-Astigmatismus-Vorzeitige Glatze-Kriminalität-Verbrechen als Folge der Umwelt-Rechtliches und moralisches Verbrechen-Abstammungskriminalität und Ehe-Regeln der Vererbung-Pauperismus-Unterschied zwischen Pauperismus und Armut.

In früheren Jahren kam niemand auf die Idee, einen Arzt um Erlaubnis zu fragen, wenn er heiraten wollte. Er wurde in dieser Angelegenheit überhaupt nicht konsultiert. Die Eltern erkundigten sich nach der gesellschaftlichen Stellung des jungen Mannes, nach seiner Fähigkeit, seinen Lebensunterhalt zu bestreiten, nach seinen Gewohnheiten, vielleicht, ob er ein Trinker war oder nicht, aber den fachkundigen Rat des Arztes zu fragen - warum, wie gesagt, dachte niemand daran. Und wie viel Kummer und Unglück, wie viele Tragödien hätte der Arzt abwenden können, wenn er rechtzeitig gefragt worden wäre! Glücklicherweise hat sich in den letzten Jahren in dieser Hinsicht eine große Veränderung vollzogen. Heute ist es durchaus üblich, dass intelligente Laien, die von Verantwortungsgefühl für das Wohlergehen ihres mutmaßlichen Nachwuchses und vielleicht auch von einer gewissen Angst vor Ansteckung beseelt sind, einen Arzt über die Zweckmäßigkeit der Heirat befragen und ihm die Entscheidung überlassen, an die sie sich dann halten.

Tatsächlich droht das Pendel, wie so oft, in das andere Extrem zu schwingen, denn wenig Wissen ist gefährlich, und der Laie neigt dazu, die Dinge zu übertreiben und sie absolut statt relativ zu sehen. Das führt dazu, dass viele Laien heutzutage auf einer gründlichen Untersuchung ihrer eigenen Person und der ihres zukünftigen Partners bestehen, obwohl es mit beiden nichts zu bemängeln gibt. Doch das ist ein kleines Übel, und es ist besser, zu vorsichtig zu sein als nicht vorsichtig genug.

Ich werde häufig konsultiert, ob es ratsam ist oder nicht, eine bestimmte Ehe einzugehen. Ich hielt es daher für wünschenswert, in einem gesonderten Kapitel die verschiedenen Faktoren - körperliche und geistige, persönliche und angestammte - zu erörtern, die einen Einfluss auf den Ehepartner und die zu erwartenden Nachkommen ausüben können, und so kurz wie möglich und soweit es unser gegenwärtiger Wissensstand zulässt, darzulegen, welche Faktoren als eugenisch, d.h. für die Nachkommen günstig, und welche als dysgenisch, d.h. für die Nachkommen ungünstig, angesehen werden können.

Die Fragen, mit denen sich sowohl der Laie als auch der Mediziner am häufigsten auseinandersetzen muss, sind die Fragen der Geschlechtskrankheiten. Wegen der Wichtigkeit des Themas wurden diese unter den Überschriften „Gonorrhoe und Ehe" und „Syphilis und Ehe" recht ausführlich behandelt. Andere Faktoren, die sich auf die Ehe auswirken, entweder im eugenischen oder im dysgenischen Sinne, werden im vorliegenden Kapitel in kürzerer Form und mehr oder weniger in der Reihenfolge ihrer Bedeutung erörtert.

TUBERKULOSE

Die Tuberkulose, die jedes Jahr einen großen Teil der Menschheit dahinrafft, wird durch den bekannten, von Koch entdeckten Bazillus tuberculosis verursacht. Der Keim wird in der Regel über die Atemwege eingeatmet und siedelt sich am häufigsten in der Lunge an, was zu einer so genannten Lungenschwindsucht führt. Aber auch viele andere Organe und Gewebe können von Tuberkulose betroffen sein.

Früher galt die Tuberkulose als die Erbkrankheit *schlechthin*. Ganze Familien wurden von ihr dahingerafft, und wenn man einen tuberkulösen Vater oder eine tuberkulöse Mutter und dann tuberkulöse Kinder sah, nahm man an, dass die Infektion durch Vererbung auf die Kinder übertragen worden war. Tatsächlich wurde die Krankheit aber durch Ansteckung verbreitet. In früheren Jahren wurde wenig darauf geachtet, den Sputum zu vernichten; die Patienten spuckten wahllos auf den Boden, und der Sputum, der eintrocknete, wurde mit dem Staub vermischt und eingeatmet. Oft brachten die Kinder, die auf dem Boden krabbelten, das infektiöse Material direkt ein, indem sie ihre kleinen Finger in den Mund steckten.

Heute weiß man, dass die Tuberkulose keine Erbkrankheit ist, das heißt, dass die Erreger nicht vererbt werden. *Die schwache Konstitution*, die die Entwicklung der Tuberkulose begünstigt, wird jedoch vererbt. Kinder tuberkulöser Eltern müssen daher nicht nur vor einer Ansteckung geschützt, sondern auch mit besonderer Sorgfalt erzogen werden, um ihre Widerstandskraft zu stärken und die ererbte Konstitutionsschwäche zu überwinden.

Dass eine Person mit einer aktiven tuberkulösen Läsion nicht heiraten sollte, versteht sich von selbst. Aber es ist eine gute Regel, wenn eine tuberkulöse Person zwei oder drei Jahre lang nicht heiratet, bis alle tuberkulösen Läsionen von einem kompetenten Arzt für geheilt erklärt worden sind. Ein tuberkulöser Patient ist in der Regel ein schlechter Versorger, und das gilt auch für den Rat, nicht zu heiraten. Dann hat der Geschlechtsverkehr in der Regel einen starken Einfluss auf die Entwicklung der Krankheit. Leider ist der sexuelle Appetit von Tuberkulosepatienten nicht vermindert, sondern sehr häufig gesteigert; und häufige sexuelle Beziehungen schwächen sie und beschleunigen den Verlauf der Krankheit.

Was die Schwangerschaft betrifft, so hat sie einen äußerst schädlichen Einfluss auf den Verlauf der Tuberkulose, und keine tuberkulöse Frau sollte jemals heiraten. Wenn eine solche Frau heiratet oder die Krankheit nach ihrer Heirat ausbricht, sollte man ihr Mittel an die Hand geben, um sie vom Kinderkriegen abzuhalten. Während der Schwangerschaft scheint die Krankheit keine Fortschritte zu machen - gelegentlich scheint sich die Patientin sogar zu bessern -, aber nach der Geburt macht die Krankheit sehr schnelle Fortschritte und die Patientin kann schnell daran zugrunde gehen. In den ersten Tagen meiner Praxis habe ich eine Reihe solcher Fälle gesehen. Wenn Vorsichtsmaßnahmen gegen eine Schwangerschaft getroffen werden, kann die Erlaubnis zu sexuellen Beziehungen gegeben werden, vorausgesetzt, sie werden selten und in Maßen durchgeführt.

Wenn ein Patient, der an Tuberkulose erkrankt ist, diese Tatsache vor seinem zukünftigen Partner verheimlicht, liegt ein Betrug vor, und die Ehe ist moralisch nichtig. In einer kürzlich ergangenen Entscheidung eines New Yorker Richters wurde sie für rechtlich nichtig erklärt.

HERZKRANKHEIT

Auch Herzkrankheiten gelten nicht mehr als erblich. Dennoch ist eine Herzerkrankung, wenn sie überhaupt ernsthaft ist, eine Kontraindikation für eine Heirat. Erstens, weil das Leben des Patienten jederzeit beendet werden kann. Zweitens ist der Geschlechtsverkehr für Herzkranke schädlich; er kann die Krankheit verschlimmern oder sogar zum plötzlichen Tod führen. Er ist sogar noch schädlicher als bei Tuberkulose. Drittens - und das betrifft nur die Frau - hat eine Schwangerschaft eine *sehr* schädliche Wirkung auf ein krankes Herz. Ein Herz, das bei richtiger Pflege jahrelang seine Arbeit verrichten könnte, wird oft durch die zusätzliche Belastung, die Schwangerschaft und Geburt ihm auferlegen, plötzlich gebrochen. Manchmal hält eine Frau mit einem kranken Herzen bis zur letzten Minute der Geburt des Kindes durch, um dann plötzlich zu keuchen und zu versterben. Im ersten Jahr meiner Praxistätigkeit habe ich einen solchen Fall gesehen, und ich habe nie wieder einen anderen sehen wollen. Frauen, die an einer ernsthaften Herzerkrankung leiden, sollten unter keinen Umständen schwanger werden dürfen.

KREBS

Kein Mann wird wissentlich eine Frau heiraten, und keine Frau wird einen Mann heiraten, der an Krebs erkrankt ist. Diese Frage stellt sich jedoch häufig in Fällen, in denen die Heiratskandidaten zwar nicht an Krebs erkrankt sind, es aber in der Familie Krebs gegeben hat.

Krebs ist im Gegensatz zu den vorherrschenden Meinungen keine Erbkrankheit, und wenn der Heiratskandidat ansonsten gesund ist, braucht man wegen der Vererbung nicht zu zögern. Die Angst vor einer Vererbung der Krankheit hat viel Unheil angerichtet und die Menschen unnötig beunruhigt. Wissenschaftlich durchgeführte Untersuchungen und sorgfältig erstellte Statistiken haben gezeigt, dass viele Krankheiten, die früher als erblich galten, nicht im geringsten vererbbar sind.

Sollte sich jedoch herausstellen, dass in einer Familie *viele* Mitglieder an Krebs gestorben sind, würde dies darauf hindeuten, dass es in dieser Familie eine Krankheit oder Dyskrasie gibt, und es wäre nicht ratsam, eine Ehe mit einem Mitglied dieser Familie einzugehen.

EXOPHTHALMISCHER KROPF (BASEDOW-KRANKHEIT)

Die exophthalmische Struma ist eine Krankheit, die durch eine Vergrößerung der Schilddrüse, ein Hervortreten der Augäpfel und schnelles Herzklopfen gekennzeichnet ist. Die Krankheit ist fast ausschließlich, wenn auch nicht ausschließlich, auf Frauen beschränkt, und ich würde keiner exophthalmischen Frau raten, zu heiraten; ebenso wenig würde ich einem Mann raten, eine Frau mit exophthalmischem Kropf zu heiraten. Es ist eine sehr lästige Krankheit, und der Geschlechtsverkehr verschlimmert alle Symptome, insbesondere das Herzklopfen. Die Kinder, wenn sie nicht von der exophthalmischen Struma betroffen sind, neigen dazu, sehr neurotisch zu sein.

Die einfache Struma, d. h. die Vergrößerung der Schilddrüse (die vor allem in bestimmten Hochgebirgsregionen wie der Schweiz vorkommt), ist nicht so stark dysgenetisch wie die exophthalmische Struma. Dennoch sind Kropfpatienten kein gutes Heiratsrisiko.

Natürlich gibt es immer Ausnahmen. Ich kenne eine Frau mit exophthalmischem Kropf, die vier Kinder großgezogen hat, und es sind sehr gute, gesunde Kinder. Aber beim Schreiben kann man nur vom Durchschnitt sprechen und nicht von Ausnahmen.

FETTLEIBIGKEIT

Fettleibigkeit oder übermäßiges Dicksein ist eine übermäßige Entwicklung von Fett im ganzen Körper. Dass sie vererbbar ist, dass sie in Familien vorkommt, steht außer Frage. Und obwohl die Fettleibigkeit bei entsprechender Veranlagung in der Regel durch sorgfältige Ernährung und angemessene körperliche Betätigung vermieden werden kann, entwickelt sie sich dennoch häufig trotz aller Gegenmaßnahmen. Einige sehr fettleibige Menschen essen nur die Hälfte oder weniger von dem, was viele dünne Menschen tun; aber bei den ersteren scheint alles in Fett zu laufen.

Fettleibigkeit muss als dysgener Faktor betrachtet werden. Fettleibige Menschen sind anfällig für Herzkrankheiten, Asthma, Schlaganfall, Gallensteine, Gicht, Diabetes und Verstopfung; sie überstehen Lungenentzündungen und akute Infektionskrankheiten schlecht, und sie sind ein schlechtes Risiko, wenn sie sich größeren chirurgischen Eingriffen unterziehen müssen. Außerdem ermüden sie in der Regel leicht bei körperlicher und geistiger Arbeit. (Was letzteres betrifft, so gibt es bemerkenswerte Ausnahmen. Einige sehr fettleibige Menschen können ein großes Arbeitspensum bewältigen und sind in ihrer ständigen Aktivität fast unermüdlich). Jeder Fall sollte individuell und im Hinblick auf die jeweilige Familiengeschichte betrachtet werden. Wenn der Übergewichtige aus einer gesunden, langlebigen Familie stammt und keine Kreislaufstörungen aufweist, ist gegen ihn oder sie nichts einzuwenden. Generell muss aber festgehalten werden, dass Adipositas ein dysgener Faktor ist.

Aber bedenken Sie, dass Übergewicht und Fettleibigkeit keine Synonyme sind.

ARTERIOSKLEROSE

Arteriosklerose bedeutet Verhärtung der Arterien. Alle Männer über fünfzig beginnen, einen gewissen Grad an Arteriosklerose zu entwickeln; wenn der Prozess jedoch sehr allmählich verläuft, kann er als normal angesehen werden und stellt keine Lebensgefahr dar; wenn er sich jedoch schnell entwickelt und der Blutdruck hoch ist, besteht die Gefahr eines Schlaganfalls. Folglich müssen Arteriosklerose und hoher Blutdruck als entschiedene Hindernisse für die Ehe angesehen werden.

Es ist zu bedenken, dass der Sexualakt an sich eine Gefahr für Arteriosklerotiker und Menschen mit hohem Blutdruck darstellt, da er zum Reißen eines Blutgefäßes führen kann. Es gibt viele Fälle von plötzlichem Tod aus dieser Ursache, von denen die Öffentlichkeit natürlich nie erfährt. Verheiratete, bei denen Arteriosklerose oder Bluthochdruck festgestellt wird, sollten auf sexuelle Beziehungen ganz verzichten oder sie nur in seltenen Abständen und in Maßen ausüben.

GICHT

Eine Betrachtung der Gicht im Zusammenhang mit der Frage der Vererbung wird zeigen, wie kurzsichtig Menschen sein können, wie sie jahrhundertelang an eine bestimmte Sache glauben, ohne sie zu hinterfragen, bis ihnen jemand plötzlich die Absurdität der Sache vor Augen führt. Die Gicht wurde immer als typische Erbkrankheit angesehen, denn sie trat bei den Großvätern, Vätern, Kindern, Enkeln usw. auf. Also muss sie doch erblich sein! Unsere Ärzte kamen nicht auf den Gedanken, dass vielleicht doch nicht die Vererbung schuld war, sondern dass *dieselben Bedingungen*, die bei den Vorfahren die Gicht hervorriefen, sie auch bei den Nachkommen hervorriefen.

Wir wissen heute, dass Gicht durch übermäßiges Essen, übermäßigen Alkoholkonsum, Bewegungsmangel und eine fehlerhafte Ausscheidung verursacht wird. Und da Kinder im

Allgemeinen das gleiche Leben führen wie ihre Väter, werden sie wahrscheinlich die gleichen Krankheiten entwickeln wie ihre Väter. Ein armer Mann, der enthaltsam lebt, erkrankt nicht an Gicht, und wenn seine Kinder ebenso enthaltsam leben, erkranken sie auch nicht an Gicht. (Es gibt einige Fälle von Gicht unter den Armen, aber sie sind sehr selten.) Aber wenn sie anfangen würden zu schlemmen und ein unangemessenes Leben zu führen, wären sie anfällig für diese Krankheit.

Die Krankheit kann daher in keiner Weise als erblich angesehen werden. Bei der Eheschließung ist Gicht bei einem der beiden Partner nicht wünschenswert, aber sie ist kein Hindernis für die Ehe; und wenn der Kandidat individuell gesund und frei von Gicht ist, sollte die Tatsache, dass es Gicht in der Vorfahrenschaft gab, keine Rolle spielen.

MUMPS

Mumps ist der gebräuchliche Name für etwas, das in der Fachsprache Parotitis (oder Parotiditis) genannt wird. Parotitis ist eine Entzündung der Ohrspeicheldrüsen. Die Ohrspeicheldrüsen befinden sich auf jeder Seite unmittelbar vor und unter der Ohrmuschel und wiegen zwischen einer halben und einer Unze. Sie gehören zu den Speicheldrüsen, das heißt, sie produzieren Speichel, und jede Ohrspeicheldrüse hat einen Ausführungsgang, durch den sie den Speichel in den Mund abgibt. Diese Gänge öffnen sich gegenüber den zweiten oberen Backenzähnen.

Es mag überraschen, dass diese Ohrspeicheldrüsen irgendetwas mit den Geschlechtsorganen zu tun haben können, aber es gibt kein anderes entferntes Organ, das eine so enge und ziemlich mysteriöse Beziehung zu den Geschlechtsdrüsen hat wie die Ohrspeicheldrüsen. Wenn eine oder beide Ohrspeicheldrüsen entzündet sind, können auch die Hoden oder Eierstöcke von einer Entzündung befallen werden. Die Entzündung der Hoden kann so schwerwiegend sein, dass sie schrumpfen und austrocknen; oder, selbst wenn keine Schrumpfung, keine Atrophie der Hoden auftritt, können sie so angegriffen werden, dass sie nicht mehr in der Lage sind, Samenzellen zu produzieren. Auch in Fällen, in denen die Hoden eines Mumps-Patienten scheinbar nicht angegriffen waren - d. h., der Patient war sich keiner Entzündung bewusst, hatte keine

Schmerzen und keine anderen Symptome - können die Hoden unfähig geworden sein, Spermien zu produzieren.

Neben den Hoden kann auch die Prostata, deren Sekretion für die Fruchtbarkeit der Spermien notwendig ist, angegriffen werden und *verkümmern*.

Es kommt daher häufig vor, dass Männer, die in ihrer Kindheit an Mumps erkrankt waren, für unfruchtbar erklärt werden.

Die Potenz der Mumps-Patienten ist unterschiedlich. Manche Patienten verlieren ihre Potenz völlig, andere bleiben potent, werden aber unfruchtbar.

Das Gleiche gilt für Mädchen, die an Mumps erkrankt sind. Sie können eine schwere Entzündung der Eierstöcke (Ovaritis oder Oöphoritis) haben oder die Entzündung kann so leicht sein, dass sie nicht bemerkt wird. In beiden Fällen kann das Mädchen, wenn es zur Frau geworden ist, unfruchtbar werden.

Ein Mann, der nie eine Geschlechtskrankheit hatte, aber an Mumps erkrankt ist, sollte sich auf Sterilität untersuchen lassen, bevor er heiratet. Wie im Kapitel „Heirat und Tripper" erläutert, können wir bei einem Mann leicht herausfinden, ob er fruchtbar oder steril ist. Bei einer Frau ist dies jedoch nicht möglich. Die Zeit muss diese Frage unbedingt beantworten. In jedem Fall verringert Mumps die Chancen auf Fruchtbarkeit, und kein Mann und keine Frau, die einmal Mumps hatte, sollte heiraten, ohne den jeweiligen Partner darüber zu informieren. Vor der Eheschließung sollte nichts verheimlicht werden. Wenn die Partner des Ehevertrags über die Tatsachen Bescheid wissen, können sie entscheiden, ob die Ehe für sie wünschenswert ist oder nicht.

HÄMOPHILIE, ODER BLUTERKRANKHEIT

Hämophilie ist eine eigentümliche Krankheit, die mit häufigen und oft unkontrollierbaren Blutungen einhergeht. Der kleinste Schnitt oder das Ziehen eines Zahns kann eine schwere oder sogar gefährliche Blutung auslösen. Der kleinste Schlag, Druck oder Schmerz verursacht *Ekchymosen* oder Verfärbungen der Haut. Die

Besonderheit dieser Erbkrankheit besteht darin, dass sie fast ausschließlich die Männer befällt, aber fast ausschließlich durch die weiblichen Mitglieder übertragen wird. Fräulein A. zum Beispiel, die selbst *keine* Bluterin ist, stammt aus einer Bluter-Familie. Sie heiratet und bekommt drei Jungen und drei Mädchen; die drei Jungen werden Bluter sein, die drei Mädchen nicht; die drei Jungen heiraten und bekommen Kinder; ihre Kinder werden *keine* Bluter sein; die drei Mädchen heiraten, und *ihre männlichen* Kinder werden Bluter sein.

Was ist die Lehre daraus? Die Lehre ist, dass Jungen, die Bluter sind, heiraten dürfen, weil sie die Krankheit höchstwahrscheinlich *nicht* übertragen werden; aber Mädchen, die aus einer hämophilen Familie stammen, unabhängig davon, ob sie selbst hämophil sind oder nicht, dürfen nicht heiraten, weil sie die Krankheit höchstwahrscheinlich übertragen *werden*.

ANÄMIE

Anämie ist ein schlechter Zustand des Blutes. Das Blut kann eine unzureichende Anzahl roter Blutkörperchen oder einen unzureichenden Prozentsatz des Blutfarbstoffs, also des Hämoglobins, enthalten. Eine besondere Form der Anämie, von der junge Mädchen betroffen sind, heißt Chlorose.

Anämie und Chlorose können nicht als Kontraindikationen für die Heirat angesehen werden, da sie in der Regel gut behandelbar sind. In der Tat sind einige Fälle von Anämie und Chlorose auf das Fehlen normaler sexueller Beziehungen zurückzuführen, und die Betroffenen werden sehr bald nach der Heirat wieder gesund. Am besten und sichersten ist es jedoch, anämische Patienten einer Behandlung zu unterziehen und ihren Zustand zu verbessern, bevor sie heiraten.

EPILEPSIE

Obwohl Epilepsie - allgemein als Anfälle oder Fallsucht bekannt - nicht so erblich ist, wie man früher dachte, da ihr erblicher Charakter nur in etwa 5 Prozent der Fälle festgestellt werden kann, ist sie dennoch ein entschieden dysgenes Agens, und von der Heirat mit einem Epileptiker wird ausdrücklich abgeraten. Wenn beide Elternteile Epileptiker sind, werden die Kinder mit ziemlicher Sicherheit auch epileptisch sein, und eine solche Ehe sollte gesetzlich verboten werden. Unter keinen Umständen sollten Eltern, die beide Epileptiker sind, Kinder in die Welt setzen. Es sollte die Pflicht des Staates sein, sie in Methoden zur Verhinderung der Empfängnis zu unterrichten.

HYSTERIE

Die Hysterie ist eine Krankheit, deren Hauptmerkmale die *mangelnde Kontrolle* über die eigenen Gefühle und Handlungen, die *Nachahmung* der Symptome verschiedener Krankheiten und ein *übertriebenes* Selbstbewusstsein sind. Die Patientin kann extreme Schmerzen im Bereich des Kopfes, der Eierstöcke, der Wirbelsäule haben; an einigen Stellen der Haut besteht eine extreme Überempfindlichkeit (Hyperästhesie), so dass die geringste Berührung große Schmerzen verursacht; an anderen Stellen besteht eine völlige Anästhesie, d. h. eine Abwesenheit von Empfindungen, so dass die Patientin den Stich einer Nadel nicht spürt. Ein sehr häufiges Symptom ist ein Würgegefühl, als ob ein Ball in den Hals gelangt und dort stecken geblieben wäre (Globus hystericus). Dann kann es zu Krämpfen, Zuckungen, Harnverhalt, Lähmungen, Aphonie (Stimmverlust), Blindheit und vielem mehr kommen. Es gibt kaum eine funktionelle oder organische Nervenstörung, die die Hysterie nicht simulieren kann.

In den letzten Jahren haben sich unsere Vorstellungen über Hysterie radikal geändert, und wir wissen jetzt, dass die meisten, wenn nicht alle Fälle von Hysterie auf eine Unterdrückung oder Nichtbefriedigung des Sexualtriebs oder auf einen Schock sexueller Art in der Kindheit zurückzuführen sind. Nur allzu oft verliert ein Mädchen, das vor der Heirat sehr hysterisch war, seine Hysterie wie von Zauberhand, wenn es eine *zufriedenstellende* Ehe eingeht. Andererseits kann ein gesundes Mädchen schnell hysterisch werden, wenn sie einen Mann heiratet, der sexuell impotent ist oder der ihr unsympathisch und unfähig ist, sie sexuell zu befriedigen.

Obwohl Hysterie an sich nicht erblich ist, stellt sich dennoch die Frage, ob eine stark hysterische Frau eine befriedigende Mutter abgeben würde. Die gesamte Familiengeschichte sollte untersucht werden. Stellt sich heraus, dass die Hysterie bei dem betreffenden Mädchen nur vereinzelt auftritt, kann sie vernachlässigt werden, wenn sie nicht extrem ist; sind jedoch die gesamte Familie oder mehrere Familienmitglieder neuropathisch, handelt es sich um eine dysgene Erkrankung. Eine Ehe kann geschlossen werden, vorausgesetzt, dass keine Kinder in die Welt gesetzt werden, bis einige Jahre verstrichen sind und die Organisation der Mutter stabiler geworden zu sein scheint. In manchen Fällen wirkt ein Kind wie eine gute Medizin gegen Hysterie. Kurz gesagt, jeder Fall muss individuell auf seine Vorzüge hin untersucht werden, und der Rat eines guten Psychologen oder Psychoanalytikers kann sich als sehr wertvoll erweisen.

ALKOHOLISMUS

Vieles hängt davon ab, was wir unter Alkoholismus verstehen. Die Fanatiker halten einen Menschen für einen Alkoholiker, der ein Glas Bier oder Wein zu den Mahlzeiten trinkt. Das ist Unsinn. Das ist kein Alkoholismus und kann auch nicht als dysgenetischer Faktor betrachtet werden. Wenn jedoch eine ausgeprägte Gewohnheit besteht, so dass der Betreffende täglich Alkohol trinken *muss*, oder wenn er sich gelegentlich betrinkt, muss von einer Heirat abgeraten werden. Und wenn der Mann (oder die Frau) ein echter Trinker ist, sollte von der Ehe nicht nur abgeraten werden, sondern sie sollte sogar gesetzlich verboten werden.

Alkoholismus als Gewohnheit ist einer der schlimmsten dysgenetischen Faktoren, mit denen zu rechnen ist. Erstens kann die Nachkommenschaft davon betroffen sein, was an sich schon ausreicht, um eine Ehe mit einem Alkoholiker zu verurteilen. Zweitens ist die Erwerbsfähigkeit eines Alkoholikers im Allgemeinen vermindert und wird wahrscheinlich nach und nach immer mehr abnehmen. Drittens ist ein Alkoholiker reizbar, streitsüchtig und neigt dazu, seiner Frau körperliche Schäden zuzufügen. Viertens entwickelt ein Alkoholiker oft sexuelle Schwäche oder völlige sexuelle Impotenz. Fünftens neigt der Alkoholiker zu extremer Eifersucht, die krankhafte Züge annehmen kann, bis hin zu einer Psychose.

Wenn sowohl der Ehemann als auch die Ehefrau Alkoholiker sind, dann ist eine Ehe zwischen ihnen, aus der Kinder hervorgehen, nicht nur eine Sünde, sondern ein Verbrechen.

Heutzutage gibt es nicht mehr so viele Fälle, in denen Frauen Trunkenbolde heiraten, in der Hoffnung oder in der Hoffnung, sie zu bessern. Aber solche Fälle gibt es immer noch. Das ist ein sehr törichtes Vorgehen. Lassen Sie den Mann sich zuerst bessern, lassen Sie ihn zwei oder drei Jahre lang bessern, und dann kann die Frau das Risiko eingehen, wenn sie will.

SCHWACHSINN

Schwachsinn in all seinen Abstufungen - einschließlich Idiotie, Schwachsinn, Idiotismus usw. - ist stark vererbbar und einer der dysgensten Faktoren, mit denen wir es zu tun haben. Es ist der dysgenste aller Faktoren. Er ist noch dysgener als der Wahnsinn. Von der Heirat mit einer geistesschwachen Person sollte nicht nur abgeraten, sondern sie sollte gesetzlich verboten werden. Ein geistesschwacher Mann hat viel weniger Chancen auf eine Ehe als eine geistesschwache Frau. Schwachsinnige Mädchen, selbst wenn sie schwachsinnig sind, haben, wenn sie hübsch sind (was sie oft sind), sehr gute Chancen, zu heiraten, und bekommen nicht selten junge Männer aus guten Familien zum Mann, die zwar selbst geistig nicht sehr stark sind, aber noch lange nicht als schwachsinnig gelten.

Es gibt viele Fälle von brillanten Männern - mehr, als die Öffentlichkeit ahnt -, die hübsche, schüchterne, zurückhaltende, aber dennoch geistesschwache Mädchen geheiratet haben, und das Ergebnis war in den meisten Fällen sehr katastrophal. In vielen Fällen sind alle Kinder schwachsinnig oder, wenn sie nicht schwachsinnig sind, geistig so schwach, dass es unmöglich ist, sie durch irgendein College oder eine Schule zu bringen. Alle Nachhilfestunden sind oft vergebens. Und das Herz des brillanten Vaters bricht. Man muss bedenken, dass Schwachsinn oder eine schwache Mentalität bei einer Frau viel schwieriger zu erkennen ist als bei einem Mann. Schwachsinn bei einer Frau geht oft als „Niedlichkeit" durch, und da von einer Frau unter den Konservativen nicht erwartet wird, dass sie in der Lage ist, über aktuelle Themen zu diskutieren, wird ihr intellektuelles Kaliber von dem verblendeten Ehemann oft erst einige Wochen nach der Trauung entdeckt.

Da jede Unterweisung in der Verwendung von Verhütungsmitteln bei Schwachsinnigen verschwendet wäre, besteht die einzige Möglichkeit, die Rasse vor einer Verunreinigung mit Schwachsinnigen zu schützen, darin, sie entweder auszusondern oder zu sterilisieren. Die Gesellschaft hätte nichts dagegen einzuwenden, wenn Schwachsinnige heiraten oder sexuelle Beziehungen eingehen, sofern sie sicher sein kann, dass sie keine Schwachsinnigen in die Welt setzen werden. Nachdem der Mann und die Frau sterilisiert worden sind, gibt es keine Einwände gegen ihre Heirat.

Wenn ein normaler, fähiger oder brillanter Ehemann zu spät herausfindet, dass die Mentalität seiner Frau eher minderwertig ist, ist es sicherlich gerechtfertigt, Verhütungsmittel zu verwenden; und wenn er entschlossen ist, Kinder zu bekommen, wird er gezwungen sein, sich von seiner Frau scheiden zu lassen. Dies gilt natürlich auch für die Frau eines geistig schwachen Mannes.

UNZURECHNUNGSFÄHIGKEIT

Unzurechnungsfähigkeit kann kurz definiert werden als eine Krankheit des Geistes. Wir werden hier nicht diskutieren, was wirkliche Geisteskrankheit ist, was unter Geisteskrankheit im juristischen Sinne zu verstehen ist usw., sondern nur darauf hinweisen, dass wir zwei Bereiche haben.

Die eine ist die funktionelle Unzurechnungsfähigkeit. Sie kann vorübergehend oder periodisch auftreten, ist auf eine äußere Ursache zurückzuführen, ist heilbar und nicht erblich. Ein Mensch kann zum Beispiel durch einen schweren Schock, durch Ärger, durch Angst, durch einen schweren Unfall (wie einen Schiffbruch), durch einen plötzlichen und totalen Verlust seines Vermögens, seiner Frau und seiner Kinder (durch Feuer, Erdbeben, Schiffbruch oder Eisenbahnunfall) wahnsinnig werden. Solche Wahnsinnszustände sind heilbar und nicht übertragbar. Ein weiteres Beispiel ist der so genannte Wochenbett-Wahnsinn. Einige Frauen werden während der Entbindung, wahrscheinlich aufgrund einer toxischen Infektion, wahnsinnig. Dieser Wahnsinn kann einen extremen und wahnsinnigen Charakter haben. Er vergeht jedoch oft innerhalb weniger Tage, *ohne Spuren zu hinterlassen,* und kehrt vielleicht nie wieder zurück, oder, wenn doch, dann nur bei einer weiteren Geburt. Diese Art des Wahnsinns ist nicht übertragbar.

Die zweite Unterteilung ist das, was wir organische Geisteskrankheit nennen. Dieser äußert sich in Manie und Melancholie, dem sogenannten manisch-depressiven Wahnsinn. Sie ist auf eine Degeneration des Gehirns und des Nervengewebes zurückzuführen und ist erblich bedingt.

Aber unsere gesamte Auffassung von der erblichen Übertragbarkeit des Wahnsinns hat sich radikal gewandelt. Es gibt kaum eine andere Krankheit, bei der die Angst vor ihrer Vererbbarkeit für so viel Angst und Qual verantwortlich ist. Wenn es früher einen wahnsinnigen Onkel oder eine wahnsinnige Tante oder einen wahnsinnigen Großelternteil gab, lastete diese Tatsache wie ein wahrer Inkubus auf der gesamten Familie. Jedes Familienmitglied wurde von der heimlichen Angst gequält, dass er oder sie als nächstes von dieser schrecklichsten aller Krankheiten - der Geisteskrankheit - betroffen sein könnte. Wenn ein Mitglied der Familie in einem bestimmten Alter wahnsinnig wurde, lebten alle Familienmitglieder in Angst und Schrecken, bis einige Jahre *nach* diesem kritischen Alter vergangen waren, und erst dann konnten sie wieder frei atmen. In der Tat wurden viele Menschen allein aus der Angst heraus, verrückt zu werden, wahnsinnig. Es kann kein Zweifel daran bestehen, dass viele Menschen aus der Angst heraus, unausgeglichen zu werden, geistig unausgeglichen werden. Angst hat einen enormen Einfluss auf die reinen Körperfunktionen, aber ihr Einfluss auf die geistigen Funktionen ist unvergleichlich größer, und ein Mensch wird oft das bekommen, was er befürchtet zu bekommen.

Nun wird der erbliche Charakter des Wahnsinns nicht mehr in demselben absoluten Sinne verstanden wie früher. Während wir sie immer noch als einen dysgenetischen Faktor betrachten, erkennen wir doch die überragende Bedeutung der Umwelt an; und wir wissen, dass durch richtige Erziehung - wobei wir den Ausdruck Erziehung im weitesten Sinne verwenden - einschließlich einer angemessenen geistigen und körperlichen Disziplin - jedem erblichen Makel entgegengewirkt werden kann. Im Zusammenhang mit diesem Thema sind die folgenden sehr aktuellen Statistiken von Interesse.

Die Familien von 558 Geisteskranken, die in den Londoner Bezirksasylen betreut werden, wurden untersucht, und nach den Berichten der Erziehungsbehörden hatten nur 15 von ihnen (weniger als 3 %) geistig behinderte Kinder. Hinsichtlich des Zeitpunkts der Geburt der Kinder, ob vor oder nach dem Ausbruch der Geisteskrankheit, finden wir folgende Zahlen: 56 von 573 Eltern bekamen Kinder nach ihrem ersten Anfall von Geisteskrankheit, und 106 Kinder wurden nach dem Beginn der Geisteskrankheit des Elternteils geboren; die übrigen 1259 Kinder wurden geboren, bevor der Elternteil geisteskrank wurde.

Wie die Erörterung der verschiedenen Faktoren für die Zulässigkeit oder Unzulässigkeit einer Ehe zeigt, bin ich insgesamt geneigt, die Umwelt als wichtigeren Faktor zu betrachten als die Vererbung. Die rein körperlichen Merkmale tragen den unauslöschlichen Eindruck der Vererbung. Aber die moralischen und kulturellen Eigenschaften, die beim modernen zivilisierten Menschen viel wichtiger sind als die physischen, sind fast ausschließlich das Ergebnis der Umwelt.

NEUROSEN-NEURASTHENIE-PSYCHASTHENIE-NEUROPATHIE-PSYCHOPATHIE

Ich werde nicht versuchen, die in der Überschrift genannten Begriffe erschöpfend oder kurz zu definieren, und zwar aus dem einfachen Grund, dass es unmöglich ist, sie zufriedenstellend zu definieren. Die Zustände, die diese Begriffe bezeichnen, stellen keine eindeutigen Krankheitsentitäten dar, und unter diesen Begriffen werden von verschiedenen Menschen sehr unterschiedliche Dinge verstanden. Es sollen nur kurze Hinweise auf die Bedeutung gegeben werden.

Die Neurose ist eine funktionelle Erkrankung des Nervensystems.

Neurasthenie ist ein Zustand nervöser Erschöpfung, der durch verschiedene Ursachen hervorgerufen werden kann, z. B. durch Überarbeitung, Sorgen, Angst, sexuelle Exzesse, sexuelle Abstinenz usw. Die Grundlage der Neurasthenie ist jedoch häufig oder sogar generell eine erbliche Veranlagung, eine von den Eltern vererbte Nervenschwäche.

Die Psychasthenie ist eine der Neurasthenie ähnliche Neurose oder Psychoneurose, die durch eine Erschöpfung des Nervensystems sowie durch Willensschwäche, Gewissenlosigkeit, Angst und ein Gefühl der *Unwirklichkeit* der Dinge gekennzeichnet ist.

Neuropathie ist eine Krankheit oder Störung des Nervensystems. Psychopathie ist eine Krankheit oder Störung des Geistes.

In den letzten Jahren hört man oft, dass Menschen als Neurotiker, Neurastheniker, Psychastheniker, Neuropathen oder Psychopathen bezeichnet werden. Dabei handelt es sich zweifellos um abnorme Zustände, die im Allgemeinen als dysgene Faktoren zu betrachten sind.

Aber ein dysgener Faktor in einem Tier *ist* ein dysgener Faktor, und das ist alles, was zählt. Es gibt keine zwei Seiten in dieser Frage. Aber wenn es etwas gibt, das den Unterschied zwischen Tieren und Menschen aufzeigt und zeigt, warum die Prinzipien der Eugenik, die aus dem Studium der Tiere abgeleitet wurden, niemals *vollständig* auf den Menschen anwendbar sein können, dann sind es diese Überlegungen, die wir jetzt diskutieren. Um es noch einmal zu sagen: Neurosen, Neurasthenie, Psychasthenie und die verschiedenen Formen von Neuropathie und Psychopathie sind dysgene Faktoren. Aber Menschen, die an diesen Krankheiten leiden, gehören oft zu den *größten Genies der Welt*, haben einige der größten Werke der Welt vollbracht, und wenn wir die Heirat von Menschen, die etwas „abnormal" oder „seltsam" sind, verhindern oder davon abraten würden, würden wir der Welt einige ihrer größten Männer und Frauen vorenthalten. Denn der Wahnsinn ist mit dem Genie verwandt, und wenn wir alle geistig oder nervlich abnormen Menschen ausrotten würden, würden wir gleichzeitig einige der Männer und Frauen ausrotten, die das Leben lebenswert gemacht haben.

Und was für geistig abnorme Menschen gilt, gilt auch für körperlich minderwertige Menschen. Ein minderwertiges Pferd oder ein minderwertiger Hund *ist* minderwertig. Es gibt keinen Ausgleich für die Minderwertigkeit. Aber ein Mensch kann körperlich minderwertig sein, er kann zum Beispiel ein Schwindsüchtiger sein, und doch kann er der Welt einige der schönsten und wunderbarsten Gedichte geschenkt haben. Ein Mann kann lahm oder taub oder schielend sein, er kann ein Buckliger oder ein Krüppel und insgesamt körperlich abstoßend sein, und doch kann er einer der größten Philosophen oder Mathematiker der Welt sein. Ein Mann kann sexuell impotent und für die Rasse absolut unbrauchbar sein, und doch kann er einer der größten Sänger oder Entdecker der Welt sein.

Kurz gesagt, das eugenische Problem beim Menschen ist nicht so einfach wie im Tier- und Pflanzenreich und wird es auch nie sein. Wenn wir ein gesundes, normales Mittelmaß anstreben wollen, dann werden die Prinzipien der Tier-Eugenik auf die menschliche Rasse anwendbar. Wollen wir dagegen Talent, wollen wir Genie, wollen wir Wohltäter der menschlichen Rasse, dann müssen wir mit unseren eugenischen Anwendungen sehr langsam vorgehen.

DROGENABHÄNGIGKEIT ODER NARKOTISMUS

Die Abhängigkeit von Drogen, sei es Opium, Morphin, Heroin oder Kokain, ist ein stark dysgener Faktor. Die Abhängigkeit von der Droge selbst ist nicht übertragbar, aber die geschwächte Konstitution oder Degeneration, die im Allgemeinen für die Entwicklung der Drogenabhängigkeit verantwortlich ist, ist vererbbar.

Einige wenige Fälle von Drogenabhängigkeit sind äußerlich bedingt, d. h. der Patient kann eine gute, gesunde Konstitution haben, ohne erbliche Beeinträchtigung, und dennoch kann er, weil er während einer Krankheit mehrmals Morphium erhalten hat, eine Abhängigkeit von der Droge entwickelt haben. Aber diese Fälle sind selten. Und solche Fälle können, wenn sie geheilt werden und wenn die Abhängigkeit vollständig überwunden ist, heiraten.

Aber in den meisten Fällen ist es nicht die Drogenabhängigkeit, die die Degeneration verursacht, sondern die Degeneration oder die neuropathische oder psychopathische Konstitution, die die

Drogenabhängigkeit verursacht. Und solche Fälle sind ein schlechtes Eherisiko.

Und es ist sehr riskant für eine Frau, einen Süchtigen zu heiraten mit dem Gedanken, ihn zu bessern. Wie ich schon über den Alkoholiker sagte: Lasst ihn sich zuerst bessern, lasst ihn ein paar Jahre lang bessern, und dann ist der Rest nicht mehr so toll.

BLUTSVERWANDTE EHEN

Blutsverwandtschaft bedeutet Blutsverwandtschaft, und Blutsverwandtschaftsehen sind Ehen zwischen nahen Blutsverwandten. Der Arzt wird häufig konsultiert, wenn es um die Zulässigkeit oder Gefahr von Ehen zwischen nahen Verwandten geht. Die Frage betrifft im Allgemeinen Cousins und Cousinen ersten und zweiten Grades, Onkel und Nichte sowie Neffe und Tante.

Die landläufige Meinung ist, dass blutsverwandte Ehen *per se* schlecht sind. Die Kinder von nahen Verwandten, z. B. von Cousins und Cousinen ersten Grades, neigen zu Defekten, sind taubstumm, blind, schwachsinnig und so weiter. Diese populäre Vorstellung ist, wie so viele populäre Vorstellungen, falsch. Und dennoch gibt es natürlich, wie immer, eine Grundlage dafür. Die Sache ist jedoch ganz einfach.

Wir wissen, dass viele Eigenschaften, gute wie schlechte, durch Vererbung weitergegeben werden. Und wenn sowohl Vater als auch Mutter diese Eigenschaften besitzen, ist die Wahrscheinlichkeit, dass sie an die Nachkommen weitergegeben werden, natürlich viel größer, als wenn sie nur von einem der Elternteile getragen werden. Wenn nun eine bestimmte schlechte Eigenschaft, wie Epilepsie oder Wahnsinn, in einer Familie vorkommt, ist diese Eigenschaft bei beiden Cousins vorhanden, und die Wahrscheinlichkeit, dass die Kinder aus einer solchen Ehe diese Eigenschaft erben, ist viel größer, als wenn die Eltern sich fremd sind, da der Makel nur in der Familie eines der Elternteile vorhanden ist. Wenn aber in der Familie der Vettern kein erblicher Makel vorhanden ist, und mehr noch, wenn es sich um eine intelligente Familie handelt, wenn es Genies in der Familie gibt, dann kann es nicht den geringsten

Einwand gegen die Heirat zwischen Vettern geben, und die Kinder solcher Ehen sind geneigt, in hohem Maße die Talente oder das Genie ihrer Vorfahren zu erben. Kurz gesagt, wenn es sich um eine schlechte Familie handelt, eine Familie unter dem Niveau, dann sollte die Ehe zwischen Cousins und Cousinen oder zwischen Onkel und Nichte verboten werden. Handelt es sich um eine gute Familie, die überdurchschnittlich gut ist, dann sollte die Heirat zwischen Verwandten dieser Familie gefördert werden.

Die Vorstellung, dass Kinder aus blutsverwandten Ehen dazu neigen, taubstumm zu sein, entbehrt jeglicher Grundlage. Jüngste Statistiken aus verschiedenen Heimen in Deutschland haben zum Beispiel gezeigt, dass nur etwa fünf Prozent der taubstummen Kinder aus blutsverwandten Ehen stammten. Wenn 95 Prozent der Taubstummen *nicht blutsverwandte* Eltern hatten, wie kann man dann sagen, dass auch bei den anderen fünf Prozent die Blutsverwandtschaft die Ursache war? Wäre es andersherum, könnten wir natürlich die Blutsverwandtschaft verantwortlich machen. So aber können wir auch bei diesen fünf Prozent von einem bloßen Zufall ausgehen, und wir haben kein Recht zu sagen, dass Blutsverwandtschaft und Taubstummheit in einem Verhältnis von Ursache und Wirkung zueinander stehen.

Es ist interessant zu wissen, dass bei den Ägyptern, Persern und Inkas in Peru enge blutsverwandte Ehen sehr verbreitet waren. Die ägyptischen Könige heirateten im Allgemeinen ihre Schwestern. Wenn die aus solchen Ehen hervorgegangenen Kinder Missbildungen oder Monstrositäten gewesen wären, wäre dies schnell aufgefallen und der Brauch wäre abgeschafft worden. Offensichtlich war der Nachwuchs aus sehr enger Blutsverwandtschaft normal oder sogar überdurchschnittlich normal, sonst wäre diese Praxis nicht so lange fortgesetzt worden.

Es ist vielleicht erwähnenswert, dass einer der größten Wissenschaftler der Welt, Charles Darwin, das Kind von Eltern war, die Cousins ersten Grades waren.

HOMOSEXUALITÄT

Homosexualität (homos-das gleiche) ist eine Perversion, bei der sich eine Person nicht zu Personen des anderen, sondern zu Personen des gleichen Geschlechts hingezogen fühlt. Ein homosexueller Mann interessiert sich also nicht für Frauen, sondern fühlt sich zu Männern hingezogen. Eine homosexuelle Frau fühlt sich nicht zu Männern hingezogen; sie interessiert sich nur für Frauen und kann Männer sogar verabscheuen. Ein Homosexueller, ob Mann oder Frau, hat kein Recht zu heiraten. Das Unrecht, das durch die Heirat eines Homosexuellen begangen wird, ist ein doppeltes: Es ist ein Unrecht für den Partner und ein Unrecht für die Kinder. Der normale Partner wird zwangsläufig die Abnormität entdecken, und wenn er (oder sie) das tut, wird das Eheleben sehr unglücklich sein. Selbst wenn der abnorme Partner sich alle Mühe gibt, die Abnormität zu verbergen, kann er dem normalen Partner keine Freude bereiten, weil der unter Abscheu begangene Sexualakt nicht befriedigend sein kann. Das andere Unrecht wird an den Nachkommen begangen. Homosexualität ist vererbbar, und niemand hat das Recht, Homosexuelle in die Welt zu setzen, denn es gibt kein unglücklicheres Wesen als einen Homosexuellen. Ich kenne eine homosexuelle Frau, die im Wissen um ihre Abnormität geheiratet hat, um ein komfortables Heim zu haben. Es ist ihr gelungen, ihre Abnormität vor ihrem Mann zu verbergen, der sie einfach für frigide hält. Aber jeder sexuelle Akt kostet sie Qualen. Bislang ist es ihr gelungen, eine Schwangerschaft zu vermeiden. Ich kenne auch einen sehr kultivierten und gebildeten homosexuellen Herrn, der heiratete, bevor er seinen Zustand verstand. Viele Homosexuelle, die nicht wissen, dass es so etwas wie Homosexualität überhaupt gibt, verstehen ihren eigenen Zustand nicht; sie fühlen sich ein wenig seltsam, ein wenig verwirrt, aber sie wissen nicht, dass sie nicht heiraten sollten. Bald nach seiner Heirat wurde ihm sein Zustand klar, aber in der Zwischenzeit wurde seine Frau schwanger, und er ist jetzt Vater eines gesunden, gut aussehenden Jungen. Es ist möglich, dass bei richtiger Erziehung die Entwicklung homosexueller Züge verhindert wird. Es sollte bedacht werden, dass lange sexuelle Unterdrückung die Entwicklung von Homosexualität begünstigt.

Aber um es zu betonen: Homosexualität ist ein dysgenetischer Faktor, und kein Homosexueller sollte heiraten.

SADISMUS

Sadismus ist eine sexuelle Perversion, bei der die Person nur dann Freude empfindet, wenn sie die Person des anderen Geschlechts schlägt, beißt, schlägt oder ihr auf andere Weise Schmerzen zufügt. Der Grad der Grausamkeit ist unterschiedlich, aber alle Sadisten sollten gemieden werden. Leider wird die Tatsache, dass ein Mann ein Sadist ist, oft erst nach der Heirat entdeckt, aber sobald die Ehefrau es herausgefunden hat, sollte sie den Mann verlassen und die Scheidung verlangen. Sadismus ist ein ausreichender Grund für eine Trennung oder Scheidung. Kein Mensch, der ein moralisches Empfinden hat, sollte dafür verantwortlich sein, dass Kinder mit einer möglichen sadistischen Veranlagung auf die Welt kommen.

Sadistische Grausamkeit ist oft von der groben, brutalen, abstoßenden Art, aber manchmal fügt der Sadist seinem „geliebten" Objekt raffinierte Qualen zu, zu denen nur ein listiger „Dämon" fähig ist. Die Leiden, die die Ehefrauen mancher Sadisten erleiden müssen, sind nur ihnen selbst und einigen wenigen - sehr wenigen - Ärzten bekannt.

MASOCHISMUS

Masochismus ist eine sexuelle Perversion, bei der die Person, Mann oder Frau, *gerne* Schmerzen, Schläge, Beleidigungen und andere Grausamkeiten durch das geliebte Objekt erleidet. Es handelt sich um einen dysgenetischen Faktor, der aber viel weniger wichtig ist als Sadismus.

SEXUELLE IMPOTENZ

Sexuelle Impotenz ist nicht erblich, aber die Impotenz des Mannes, die entweder so vollständig ist, dass er den Akt nicht vollziehen kann, oder die nur in vorzeitigen Ejakulationen besteht (relative Impotenz oder sexuelle Unzulänglichkeit), sollte ein Ehehindernis darstellen. Diese Impotenz darf die Befruchtung nicht beeinträchtigen; die Frau kann Kinder bekommen, und die Kinder werden in keiner Weise defekt sein, aber die Frau selbst wird, wenn sie nicht völlig frigide ist, die Qualen der Hölle erleiden und kann schnell zu einem sexuellen Neurastheniker, einem Nervenwrack werden oder sogar eine Psychose entwickeln. Ein Mann, der an Impotenz leidet, sollte sich vor der Heirat behandeln lassen, bis er geheilt ist; wenn seine Impotenz unheilbar ist, sollte er um seiner selbst willen und um des Mädchens oder der Frau willen, die er lieben soll, den Gedanken an die Ehe aufgeben. Die einzige zulässige Ausnahme sind Fälle, in denen die zukünftige Ehefrau die Art des Problems ihres zukünftigen Ehemannes kennt und behauptet, dass sie sich nicht um grobe sexuelle Beziehungen kümmert und ihr daher die Impotenz nichts ausmacht. Wenn die Frau absolut *frigide* ist, kann die Ehe zufriedenstellend verlaufen. Aber ich hätte immer meine Bedenken, und wenn die scheinbar abwesende, aber in Wirklichkeit nur schlummernde Libido der Frau plötzlich erwachen würde, gäbe es Ärger für beide, Mann und Frau. Es ist daher notwendig zu betonen: in allen Fällen von Impotenz - Vorsicht!

FRIGIDITÄT

Frigidität ist, wie wir in einem früheren Kapitel erklärt haben, ein Begriff für das Fehlen von sexuellem Verlangen oder sexuellem Vergnügen bei Frauen. Natürlich sind sich viele Frauen vor der Ehe ihres sexuellen Zustandes nicht bewusst. Da sie gelernt haben, ihre Triebe zu zügeln und jede sexuelle Regung zu unterdrücken, können sie selbst oft nicht sagen, ob sie eine starke oder schwache oder überhaupt eine Libido haben. Und ob eine Frau dem sexuellen Akt überhaupt etwas abgewinnen kann, lässt sich erst nach der Heirat herausfinden. Viele Mädchen wissen jedoch sehr wohl, ob sie „leidenschaftlich" sind oder nicht, aber sie würden es nicht sagen. Sie haben Angst, sich zu ihrer fehlenden Leidenschaft zu bekennen - sie fürchten, einen Mann zu verlieren.

Die Frigidität als Faktor in der Ehe kann unter zwei Gesichtspunkten betrachtet werden: der Nachkomme und der Ehemann. Der Nachwuchs wird durch die Frigidität der Mutter nicht beeinträchtigt. Eine sehr frigide Frau kann, wenn die Frigidität nicht auf schwerwiegende organische Ursachen zurückzuführen ist, sehr gesunde Kinder haben und eine ausgezeichnete Mutter sein. Was den Ehemann anbelangt, so hängt dies stark vom Grad der Frigidität ab. Wenn die Frau nur kalt ist und den Akt zwar nicht genießt, aber keine Einwände dagegen erhebt, kann dies nicht als Hindernis für die Ehe angesehen werden. Tatsächlich beten viele Männer, die selbst sexuell nicht übermäßig stark sind, um etwas frigide Ehefrauen. (Es muss jedoch gesagt werden, dass für manche

Ehemänner Beziehungen mit frigiden und nicht teilnehmenden Ehefrauen äußerst unangenehm sind.) Wenn die Frigidität jedoch ein solches Ausmaß annimmt, dass sie auf eine starke körperliche Abneigung gegen den Akt hinausläuft, sollte sie als ein Hindernis für die Ehe betrachtet werden. Eine solche Frigidität ist oft die Ursache für eine zerrüttete Ehe, führt oft zur Scheidung und wird rechtlich als ausreichender Grund für eine Scheidung oder die Annullierung der Ehe angesehen, ebenso wie die Impotenz des Mannes.

ÜBERMÄßIGE LIBIDO BEI MÄNNERN

Wir haben gesehen, dass sexuelle Impotenz ein dysgenetischer Faktor ist und, wenn sie vollständig und unheilbar ist, ein Hindernis für die Ehe darstellen sollte. Der entgegengesetzte Zustand ist die übermäßige Libido. Libido ist das Verlangen nach dem anderen Geschlecht. Ein angemessenes Maß an Libido ist normal und wünschenswert. Ein Mangel an Libido ist abnormal. Und ein Übermaß an Libido ist ebenfalls abnormal. Aber viele Männer haben ein Übermaß an Libido, das entweder angeboren oder *erworben ist*. Manche Männer quälen ihre Frauen „zu Tode", nicht wörtlich, sondern im übertragenen Sinne. Mit der vorherrschenden Vorstellung, dass eine Frau in dieser Hinsicht keine Rechte hat, dass ihr Körper nicht ihr eigener ist, dass sie sich immer bereithalten muss, um seine abnormen Begierden zu befriedigen, übt ein solcher Ehemann seine ehelichen Rechte aus, ohne Rücksicht auf den körperlichen Zustand oder die seelischen Gefühle seiner Partnerin. Manche Ehemänner verlangen von ihren Frauen, dass sie sie ein- bis fünfmal oder öfter *am Tag befriedigen*. Manche Ehefrauen, die zufällig über eine ebenso starke Libido verfügen, stören sich nicht an diesen übermäßigen Forderungen (obwohl sie mit der Zeit fast sicher die schlechten Auswirkungen spüren), aber wenn die Frau nur ein mäßiges Maß an Sexualität besitzt und wenn sie körperlich und willensmäßig zu schwach ist, um den Forderungen ihres Herrn und Meisters zu widerstehen, wird ihre Gesundheit oft ruiniert und sie wird zu einem Wrack. (Völlige Enthaltsamkeit und übermäßiger Genuss haben oft das gleiche böse Ende.) Manche Männer „töten" vier oder fünf Frauen, bevor die Wut ihrer Libido endlich gebändigt ist. Natürlich ist es schwer, die Libido eines Mannes im Voraus zu bestimmen. Aber wenn ein zartes Mädchen oder eine Frau mit gemäßigter Sexualität Grund zu der Vermutung hat, dass ein Mann eine abnorm übersteigerte Libido besitzt, tut sie gut daran, zweimal nachzudenken, bevor sie den oft unwiederbringlichen Schritt tut.

Ich habe bisher von übermäßiger Libido bei normalen Männern gesprochen, d.h. bei Männern, die ansonsten normal und gesund sind und ihre Begierden, *wenn nötig*, kontrollieren können. Es gibt eine Form von übermäßiger Libido bei Männern, die Satyriasis genannt wird, die einen solchen Grad erreicht, dass die Männer oft nicht in der Lage sind, ihr Verlangen zu kontrollieren, und sie werden ihre Leidenschaft befriedigen, selbst wenn sie wissen, dass das Ergebnis sicher eine venerische Infektion oder mehrere Jahre im Gefängnis sein wird. Natürlich ist die Satyriasis ein dysgenetischer Faktor; die Betroffenen sind nicht normal, sie befinden sich an der Grenze zum Wahnsinn und sollten nicht nur nicht heiraten dürfen, sondern in Anstalten eingewiesen werden, wo sie einer angemessenen Behandlung unterzogen werden können.

ÜBERMÄßIGE LIBIDO BEI FRAUEN

So wie es impotente und übermäßig libidinöse Männer gibt, so gibt es auch frigide und übermäßig libidinöse Frauen. Eine Frau mit übermäßiger Libido ist ein schreckliches Unglück für einen Ehemann mit normaler oder gemäßigter Sexualität. So manche libidinöse Frau hat ihren Mann, vor allem wenn sie jung und er alt ist, in ein vorzeitiges Grab getrieben. Und „Grab" wird hier im wörtlichen, nicht im übertragenen Sinne des Wortes verwendet. Es wäre gut, wenn ein Mann den Charakter der Libido seiner zukünftigen Frau vor der Heirat herausfinden könnte. Leider ist das nicht möglich. Bestenfalls kann man sie nur erahnen. Aber eine wirklich übermäßige Libido von Mann oder Frau sollte ein triftiger Grund für eine Scheidung sein. Wenn die Libido einer Frau so stark ausgeprägt ist, dass sie ihre Leidenschaft *nicht* kontrollieren *kann* und sich unter Missachtung von Religion, Moral, Anstand, Sitte und möglicher sozialer Konsequenzen jedem Mann anbietet, den sie trifft, spricht man von Nymphomanie. Es handelt sich um eine Krankheit, die der Satyriasis bei Männern entspricht, und was ich über die Satyriasis gesagt habe, gilt mit gleicher Kraft für die Nymphomanie. Nymphomanische Frauen sollten nicht heiraten oder frei herumlaufen dürfen, sondern in Anstalten eingewiesen werden, in denen sie einer angemessenen Behandlung unterzogen werden können.

HARELIP

Hierbei handelt es sich um einen angeborenen Defekt, der in einer Kerbe oder einem Spalt in der Oberlippe besteht. Er ist auf eine fehlerhafte Entwicklung des Embryos zurückzuführen und tritt in der Regel in Verbindung mit einer Gaumenspalte auf. Sie ist wahrscheinlich erblich bedingt, aber nicht häufig und nicht von großer Bedeutung.

MYOPIE

Myopie bedeutet Kurzsichtigkeit. Diese Fehlsichtigkeit ist zweifellos bis zu einem gewissen Grad erblich, aber es ist zweifelhaft, ob ein Mann ein Mädchen aufgeben würde, weil sie kurzsichtig ist, oder umgekehrt, wenn die anderen Bedingungen günstig sind. Wenn der Zustand jedoch extrem ist, wie es manchmal der Fall ist, sollte er in Betracht gezogen werden. Und wenn sowohl der Mann als auch die Frau stark kurzsichtig sind, sollte man bei der Eheschließung etwas zögern. Wenn nur der Mann kurzsichtig ist, kann der Fehler auf die Söhne übertragen werden, nicht aber auf die Töchter, und diese Töchter können den Fehler wiederum auf ihre Söhne übertragen, nicht aber auf ihre Töchter. Mit anderen Worten, der Defekt ist mehr oder weniger *geschlechtsgebunden*.

ASTIGMATISMUS

Hierbei handelt es sich um einen Defekt des Auges, der auf einer Unregelmäßigkeit der Hornhaut oder der Linse beruht und bei dem die Lichtstrahlen in verschiedenen Meridianen nicht in denselben Brennpunkt gebracht werden. Er ist bis zu einem gewissen Grad erblich, spielt aber nur eine unbedeutende Rolle. Es handelt sich um eine unerwünschte Eigenschaft, die jedoch nicht als dysgenetischer Faktor angesehen werden kann.

KAHLHEIT

Vorzeitige Kahlheit ist ein eindeutig vererbbares Merkmal. Dasselbe gilt für vorzeitiges Ergrauen der Haare. Aber es ist zweifelhaft, ob eine Frau zulassen würde, dass diese Faktoren bei der Wahl ihres Mannes eine Rolle spielen.

KRIMINALITÄT

Unsere Vorstellungen von Kriminalität haben sich fast vollständig gewandelt, und es gibt nur noch wenige Kriminologen, die an den Lombros'schen Unsinn glauben, wonach die meiste Kriminalität vererbt wird und mit körperlichen Stigmata der Degeneration einhergeht. Die Idee, dass der Kriminelle geboren und nicht gemacht wird, wird nur noch von einer unbedeutenden Anzahl von Denkern vertreten. Wir wissen heute, dass der weitaus größte Prozentsatz der Kriminalität das Ergebnis der Umwelt ist, der Armut, mit allem, was dieses Wort beinhaltet, der schlechten Erziehung, der schlechten Gesellschaft. Wir wissen, dass sich das Kind eines Kriminellen, wenn es richtig erzogen wird, zu einem vorbildlichen Bürger entwickelt, und dass sich umgekehrt das Kind eines Heiligen, das in den Slums aufwächst, zu einem Kriminellen entwickeln kann.

Dann müssen wir bedenken, dass es viele Verbrechen gibt, die keine Verbrechen im eigentlichen Sinne sind, sondern lediglich Verstöße gegen von Menschen geschaffene Gesetze oder rebellische Handlungen gegen eine ungerechte und grausame Gesellschaftsordnung darstellen. So wäre z. B. ein Mann oder eine Frau, die unter Missachtung des Gesetzes Informationen über Geburtenkontrolle weitergibt und dafür verurteilt wird, rechtlich gesehen ein Verbrecher. Moralisch gesehen wäre er oder sie ein hochgesinnter Menschenfreund. Ein Mann, der eine Bombe auf den russischen Zaren oder auf einen mörderischen, pogromhetzenden russischen Gouverneur werfen würde, würde als Attentäter betrachtet und, wenn er erwischt würde, gehängt werden; und bei der Erstellung des Stammbaums einer solchen Familie wäre ein engstirniger Eugeniker geneigt zu sagen, dass es in dieser Familie Kriminalität gibt. Tatsächlich aber könnte dieser „Mörder" zu den edelsten Helden der Geschichte gehört haben.

Die Eugeniker werden daher der Kriminalität in der Abstammung als dysgenem Faktor wenig Aufmerksamkeit schenken. Solange der Heiratskandidat selbst nicht kriminell ist, sollte die Kriminalität der Vorfahren kein Hindernis für die Ehe darstellen. Es ist nicht zu erwarten, dass sie sich atavistisch in den Kindern niederschlägt. Insgesamt ist viel Unsinn über Atavismus geschrieben worden. Und man vergisst, dass die gleichen Vererbungsregeln, die für körperliche Eigenschaften gelten, nicht auf geistige und moralische Qualitäten angewandt werden können, da letztere viel stärker von der Umwelt abhängig sind als erstere. Natürlich müssen die verschiedenen Umstände berücksichtigt werden, und jeder Fall muss nach seinen eigenen Vorzügen entschieden werden. Verallgemeinerungen sind unzulässig. Die *Art des* Verbrechens muss immer berücksichtigt werden.

Außerdem ist zu bedenken, dass nicht nur eine kriminelle Abstammung *per se* kein Hindernis für eine Heirat ist, sondern dass der Heiratskandidat selbst ein ehemaliger Krimineller sein kann, der vielleicht im Gefängnis gesessen hat und trotzdem aus eugenischer Sicht ein sehr wünschenswerter Vater oder eine sehr wünschenswerte Mutter sein kann. Ein Mann, der in einem Wutanfall oder während eines Streits, vielleicht unter leichtem Alkoholeinfluss, einen Menschen geschlagen oder getötet hat, ist also kein wirklicher Verbrecher. Nachdem er seine Zeit im Gefängnis verbüßt hat, wird er vielleicht nie wieder die geringste unsoziale Handlung begehen, er wird ein moralischer Bürger und ein idealer Ehemann und Vater sein.

Dies ist kein Plädoyer für den Unterhund. Denn in diesem Fall, wo es um die Zukunft der Rasse geht, müssen alle anderen Überlegungen in den Hintergrund treten. Ich plädiere einfach für eine intelligente Betrachtung des Themas. Viele ehrenwerte Bürger sind schlimmere Verbrecher und schlechtere Väter als viele Menschen, die eine Gefängnisstrafe abgesessen haben.

VERARMUNG

Es mag seltsam erscheinen, den Pauperismus im Zusammenhang mit der Ehe zu erörtern und von ihm als einem erblichen Faktor zu sprechen, aber es ist notwendig, ihn zu erörtern, denn es herrscht große Unkenntnis über dieses Thema, da es im Allgemeinen mit Armut verwechselt wird. Es gibt einen radikalen Unterschied zwischen Pauperismus und Armut. Menschen können über Generationen hinweg arm sein, sogar sehr arm, und werden dennoch nicht als Bettler betrachtet oder eingestuft. Pauperismus bedeutet im Allgemeinen einen Mangel an körperlicher und geistiger Ausdauer, den Verlust der *Selbstachtung* und unüberwindbare Faulheit. Natürlich wissen wir heute, dass Faulheit oft eine körperliche

Ursache hat, die auf eine unvollkommene Funktion der inneren Drüsen zurückzuführen ist. Aber was auch immer die Ursache für die Faulheit sein mag, Tatsache ist, dass sie eines der Merkmale des Armen ist. Zwar kann man nicht von einer Vererbung des Pauperismus sprechen, aber die Eigenschaften, die den Pauper ausmachen, sind übertragbar. Keine normale Frau würde einen Bettler heiraten, und die Frau, die einen Bettler heiraten würde, ist für keinen Ratschlag und kein Buchwissen zugänglich. Aber Männer sind manchmal versucht, Töchter von Bettlern zu heiraten, wenn sie hübsch sind. Sie sollten sich die Sache sehr gut überlegen, denn einige der angestammten Eigenschaften könnten sich in den Kindern manifestieren.

KAPITEL XXXII

GEBURTENKONTROLLE ODER DIE BEGRENZUNG DER NACHKOMMENSCHAFT

Kenntnisse über Empfängnisverhütung unerlässlich - Missverständnisse in Bezug auf die Propaganda zur Geburtenkontrolle - Moderne Verhütungsmittel sind nicht gesundheitsschädlich - Unvollkommenheit von Verhütungsmaßnahmen aufgrund von Geheimhaltung - Verhütung von Empfängnis und Abtreibung unterscheiden sich grundlegend - Mehr Ehen würden geschlossen, wenn Informationen zur Geburtenkontrolle legal zugänglich wären - Die Nachfrage nach Prostitution würde eingeschränkt - Geschlechtskrankheiten aufgrund mangelnder Kenntnisse - Eine weitere Phase des Problems der GeburtenkontrolleInformationen zur Geburtenkontrolle legal erhältlich wären - Die Nachfrage nach Prostitution würde eingedämmt - Geschlechtskrankheiten aufgrund mangelnden Wissens - Eine weitere Phase des Geburtenkontrollproblems - Kenntnis von Verhütungsmethoden mit dem Beigeschmack des Wahnsinns, und die glücklichen Ergebnisse.

Kein Mädchen und auch kein Mann sollte den Bund der Ehe eingehen, ohne die neuesten Mittel zur Verhinderung der Empfängnis und zur Regulierung der Zahl der Nachkommen zu kennen. Mit Leuten, die jeden Versuch, die Zahl der Kinder zu regulieren, für eine Sünde halten, haben wir nichts zu besprechen, obwohl wir glauben, dass es außer dem untersten Abschaum der Gesellschaft nur sehr wenige Menschen gibt, die nicht irgendwelche Maßnahmen zur Regulierung anwenden. Sonst gäbe es in den meisten Familien zehn bis zwanzig Kinder statt zwei oder drei. Ich habe auch nicht die Absicht, dieses Kapitel einer detaillierten Darstellung der Argumente für eine rationale Regulierung des Nachwuchses zu widmen. Es würde sich lediglich um eine Wiederholung der Argumente handeln, die ich bereits an anderer Stelle dargelegt habe.[8] Aber ein paar Punkte können hier durchaus angerissen werden.

---

[8] Die Begrenzung der Nachkommenschaft durch Verhinderung der Empfängnis.

Obwohl das Thema Geburtenkontrolle heute viel besser bekannt ist als zu Beginn unserer Propaganda, kann es dennoch nicht oft genug erwähnt werden, denn die Irrtümer darüber halten fast mit der Propaganda Schritt. Erstens gibt es die törichte Vorstellung, dass wir versuchen würden, die Anzahl der Kinder gewaltsam zu regulieren, dass wir die Menschen zwingen würden, eine geringe Anzahl von Kindern zu haben. Nichts könnte scheinbar absurder sein, und dennoch glauben viele Menschen aufrichtig daran. Nichts ist weiter von der Wahrheit entfernt. Im Gegenteil: So sehr wir auch die Geburtenkontrolle befürworten, raten wir doch dazu, die Zahl der Kinder nur auf diejenigen zu beschränken, die aus verschiedenen Gründen - finanziellen, erblichen oder hygienischen - nicht in der Lage sind, viele Kinder zu bekommen. Wir sind der festen Überzeugung, dass Paare, die sich bester Gesundheit erfreuen, die erblich unbelastet sind, die in der Lage sind, Kinder zu erziehen, und die die Mittel dazu haben, mindestens ein halbes Dutzend Kinder haben sollten. Sollten sie ein Dutzend haben, würden sie den Dank der Gemeinschaft verdienen. Wir fordern lediglich, dass in einer so wichtigen Angelegenheit wie der Zeugung von Kindern die Eltern, die die volle Last der Erziehung dieser Kinder zu tragen haben, das Recht haben sollten, zu entscheiden. Sie sollten die Möglichkeit der Kontrolle haben. Sie sollten sagen können, ob sie zwei oder sechs oder ein Dutzend Kinder haben wollen.

EMPFÄNGNISVERHÜTENDE MAßNAHMEN

Und das Argument, Verhütungsmittel seien gesundheitsschädlich für die Frau, den Mann oder für beide, kann kurz und bündig zurückgewiesen werden. Es trifft auf keines der modernen Verhütungsmittel zu. Aber selbst wenn es wahr wäre, wäre der Schaden, der durch Verhütungsmittel angerichtet werden kann, wie ein Tropfen Wasser im Vergleich zu den Schäden, die durch übermäßige Schwangerschaften und Geburten entstehen. Einige der Verhütungsmittel sind zwar etwas mühsam in der Anwendung, einige sind unästhetisch, aber das sind Kleinigkeiten, die einen geringen Preis für das Privileg darstellen, die Zahl der eigenen Nachkommen nach den eigenen intelligenten Wünschen regulieren zu können.

Das häufigste Argument gegen Verhütungsmittel ist, dass sie nicht absolut sicher sind, d.h. dass man sich nicht absolut auf sie verlassen kann, dass sie nicht in jedem Fall verhüten. Das ist richtig, aber es gibt drei Antworten, die diesen Einwand unwirksam machen. Erstens sind viele der Fälle, in denen sie versagen, nicht auf die Verhütungsmittel selbst zurückzuführen, sondern auf ihre unsachgemäße, unvorsichtige und unintelligente Anwendung. Die besten Methoden der Welt werden versagen, wenn sie unsachgemäß angewendet werden. Zweitens: Wenn die Maßnahmen in 98 oder 99 Prozent wirksam sind und in einem oder zwei Prozent versagen, dann sind sie ein Segen. Manche Frauen wären die glücklichsten Frauen der Welt, wenn sie 98 Prozent ihrer ehelichen Beziehungen unfruchtbar machen könnten. Drittens sind die Unzulänglichkeiten unserer Empfängnisverhütungsmaßnahmen auf die Geheimhaltung zurückzuführen, mit der das gesamte Thema notwendigerweise umgeben sein muss. Könnte das Thema Geburtenkontrolle in medizinischen Büchern ausführlich erörtert werden, so hätten wir zweifellos in kurzer Zeit Maßnahmen, die absolut sicher wären und nichts zu wünschen übrig ließen. Aber selbst so, wie sie sind, sind die Maßnahmen besser als gar keine, und wie zu Beginn dieses Kapitels gesagt, ist es die Pflicht jeder jungen Frau, sich als einen der Bestandteile ihrer Sexualerziehung das Wissen anzueignen, wie man zu häufige Schwangerschaften vermeiden kann. In der Tat halte ich dies für den wichtigsten Punkt in der Sexualerziehung einer Frau, und wenn sie nichts anderes gelernt hat, sollte sie dies lernen. Denn diese Information ist *absolut* notwendig für ihre zukünftige Gesundheit und ihr Glück.

EIN PAAR ALLTÄGLICHE FÄLLE

In meiner zwanzigjährigen Arbeit für die Sache der vernünftigen Geburtenkontrolle bin ich mit Tausenden von Fällen in Berührung gekommen, die auf die überzeugendste Weise die tragischen Folgen einer erzwungenen oder unerwünschten Mutterschaft und der Angst vor einer erzwungenen oder unerwünschten Mutterschaft zeigen.

Einige der Fälle stammten aus meiner eigenen Praxis, andere wurden mir von ärztlichen Kollegen berichtet, wieder andere wurden mir von den Opfern aus allen Teilen dieses riesigen Landes beschrieben. Würde ich alle Fälle, die mir in diesen zwanzig Jahren zu Ohren kamen, sammeln und berichten, würden sie ohne Übertreibung einen Band von der Größe der neuesten Ausgabe des Standardwörterbuchs ergeben, gedruckt in der gleichen kleinen

Schrift. Einige von ihnen sind geradezu herzzerreißend. Sie machen einen krank angesichts der Dummheit der Menschen, der Dummheit und Brutalität der Gesetzgeber. Aber ich möchte nicht an Ihre Gefühle appellieren. Ich möchte keine extremen und einzigartigen Fälle aufgreifen. Ich werde daher kurz einige alltägliche Fälle schildern, die Ihnen den Nutzen des Wissens über Empfängnisverhütung und die Tragödie und das Elend, die durch das Fehlen eines solchen Wissens verursacht werden, vor Augen führen werden.

Fall 1. Diese Art von Fällen ist so häufig, dass ich mich fast dafür entschuldigen möchte, sie zu erwähnen. Die Frau, die ich mit dem nachsichtigen Namen Mrs. Smith bezeichne, war seit etwas mehr als neun Jahren verheiratet und hatte fünf Kinder zur Welt gebracht. Sie war eine ausgezeichnete Mutter, zog sie selbst auf, kümmerte sich gut um sie, und alle fünf waren lebendig und gesund. Doch als sie sich allein um die Kinder und den Haushalt kümmerte, weil sie sich weder ein Dienstmädchen noch eine Krankenschwester leisten konnten, war ihre ganze Lebenskraft aufgebraucht, ihre ursprünglich großartige Energie war auf ein Minimum geschrumpft; ihre Nerven waren am Ende und sie war nur noch ein Schatten ihrer selbst. Und die Angst vor einer weiteren Schwangerschaft wurde für sie zur Besessenheit. Nachts träumte sie davon, und tagsüber vergiftete sie ihre wachen Stunden. Sie spürte, dass sie eine weitere Schwangerschaft, eine weitere Geburt mit ihren schlaflosen Nächten und mühsamen Tagen einfach nicht durchstehen konnte. Sie bat ihren Arzt, der ihre Kinder auf die Welt gebracht hatte, ihr etwas zur Vorbeugung zu geben, aber er lachte nur darüber. „Seien Sie einfach vorsichtig", war der einzige Rat, den sie von ihm bekam. Und als sie trotz aller Vorsicht zum Entsetzen aller wieder schwanger wurde, nahm sie ihren Mut zusammen, ging zu demselben Arzt und bat ihn, eine Abtreibung vorzunehmen. Aber er war ein hoch angesehener Arzt, ein christlicher Gentleman, und er war höchst entrüstet über ihre Unverschämtheit, zu ihm zu kommen und ihn zu bitten, „Mord" zu begehen. Ihre Tränen und Bitten waren vergeblich. Er blieb unnachgiebig.

Ob er genauso hartnäckig geblieben wäre, wenn es sich bei der Patientin anstelle von Mrs. Smith, die nur fünfundzwanzig Dollar für die Abtreibung zahlen konnte, um eine seiner Society-Kunden gehandelt hätte, die zweihundertfünfzig Dollar zahlen konnte, ist eine Frage, die ich weder bejahen noch verneinen werde. Ich werde sie offen lassen. Ich möchte lediglich anmerken, dass in der Frage der Abtreibung in bestimmten Fällen die moralische Entrüstung einiger Ärzte umgekehrt proportional zur Höhe des zu erwartenden Honorars ist. Ein Arzt, der furchtbar beleidigt ist, wenn eine arme Frau, die nur zehn oder fünfzehn Dollar zahlen kann, darum bittet, von der Frucht ihres Schoßes befreit zu werden, wird gewöhnlich feststellen, dass die Frau, die es sich leisten kann, hundert Dollar zu zahlen, dringend eine Ausschabung benötigt. Aber nein. Er führt keine Abtreibung durch. Er küretiert lediglich die Gebärmutter.

Aber um auf Frau Smith zurückzukommen. Sie ging von dem empörten, unnachgiebigen Arzt weg. Aber sie war fest entschlossen, kein weiteres Kind zu gebären. Sie vertraute ihr Problem einer Nachbarin an, die sie zu einer Hebamme schickte. Die Hebamme war weder besonders fachkundig noch besonders sauber. Frau Smith musste zwei oder drei Mal zu ihr gehen. Nachdem sie etwa zehn Tage lang geblutet hatte, erkrankte sie an einer Blutvergiftung, an der sie einige Tage später im frühen Alter von neunundzwanzig Jahren starb. Sie hinterließ einen untröstlichen Vater, der in der Zukunft wahrscheinlich Trost bei einer anderen Frau finden wird, und fünf mutterlose Kinder, die niemals Trost finden werden. Für eine Ehefrau kann man vielleicht einen Ersatz finden, für eine Mutter gibt es keinen Ersatz.

Und solche Tragödien sind an der Tagesordnung. Möge der Herr sich der Seelen derer erbarmen, die dafür verantwortlich sind.

Bevor ich fortfahre, möchte ich sagen, dass es die schreckliche Verbreitung des Übels der Abtreibung mit den damit verbundenen Übeln der Infektion, der Krankheit, der chronischen Invalidität und des Todes ist, die uns mehr als jeder andere Faktor zu unserer Propaganda zur Geburtenkontrolle drängt. Und diejenigen, die die Verbreitung von Informationen über die Verhütung von Empfängnis verbieten wollen, spielen den professionellen Abtreibern direkt in die Hände. Sie könnten nicht eifriger handeln, wenn sie mit ihnen im Bunde wären und von ihnen bezahlt würden. Und nachdem ich das Thema Abtreibung erwähnt habe, möchte ich eine Warnung aussprechen. In unserer Propaganda zur Geburtenkontrolle müssen wir sehr darauf achten, die Frage der Verhinderung der Empfängnis und der Abtreibung getrennt zu halten. Das dumme Gesetz wirft beides in denselben Paragraphen, einige unwissende Laien und ebenso unwissende Ärzte behandeln beides, als wäre es dasselbe, aber wir müssen in unseren Reden und Schriften beides getrennt halten, wir müssen den Menschen den wesentlichen Unterschied zwischen Verhütung und Abtreibung, zwischen dem Verzicht auf die Schaffung von Leben und der Zerstörung von bereits geschaffenem Leben aufzeigen; Wir müssen zeigen, wie bösartig es ist, zwei Dinge zu bestrafen, die von Grund auf verschieden sind, verschieden nicht nur im Grad, sondern auch in der Art - und nur wenn wir die beiden Dinge auseinanderhalten, wenn wir zeigen, dass wir für das eine - die Verhütung - und nicht für das andere - die Abtreibung - eintreten, können wir jemals die allgemeine Sympathie der Öffentlichkeit und die Mitarbeit der Gesetzgeber gewinnen. Ich sage nicht, dass es nicht viele Fälle gibt, in denen die Einleitung einer Abtreibung nicht nur gerechtfertigt, sondern zwingend notwendig ist; aber das ist eine andere Frage, und die beiden Themen dürfen nicht verwechselt werden. Und wir würden und sollten jeden Versuch von Feind oder Freund ablehnen, sie zu verwechseln.

Fall 2. Herr A. und Fräulein B. sind ineinander verliebt. Aber sie können nicht heiraten, denn sein Gehalt ist zu gering. Sie könnten es wagen, zu heiraten, wenn nicht das Schreckgespenst einer unbestimmten Anzahl von Kindern seine schützende Hand ausstrecken würde. Sie stammt aus einer guten Familie, sie ist, wenn auch nicht im Schoß des Luxus, so doch im Schoß des Komforts und der Gemütlichkeit aufgewachsen, und es ist der Ehrgeiz eines jeden guten Amerikaners, seiner Frau wenigstens ein so gutes Heim zu bieten, wie es ihr Vater ihr gegeben hat. Ihr Vater starb übrigens vorzeitig an Überarbeitung, weil er versuchte, einer Schar von sechs unverheirateten und heiratsfähigen Töchtern alle möglichen Annehmlichkeiten und Vorteile zu bieten.

Wie ich schon sagte, hielt die Angst vor Kindern sie zurück. Jedes Jahr keimte die Hoffnung auf, dass sie in einem weiteren Jahr den Bund der Ehe schließen würden. Aber die Jahre vergingen. Das Haar von Herrn A. wurde dünn und grau, Fräulein B. sah allmählich abgehärmt und gekniffen aus - und dennoch konnte die Ehe nicht vollzogen werden. Fräulein B. war sehr religiös und sehr anständig und würde nichts tun, was unanständig wäre. A war nicht ganz so anständig; er besuchte sie gelegentlich woanders, und da die

Unterweisung in der Geschlechtskrankheitenprophylaxe nicht zu seinem Studium gehörte, zog er sich einen Tripper zu, von dem er erst nach sechs Monaten wieder loskam. Um die Geschichte abzukürzen: A war neununddreißig und Fräulein B fünfunddreißig, als die oft verschobene Ehe vollzogen wurde, aber Amor schien anderweitig beschäftigt zu sein, als die Zeremonie stattfand, und es gibt sehr wenig Romantik in ihrem Eheleben. Die Ehe ist kinderlos geblieben, wie ich Herrn A. gesagt habe.

Ich betrachte dies als ein ruiniertes Leben - und das alles wegen des Fehlens von ein wenig Wissen.

Wären die Präventionsgegner, die gegen jede Information über die Verhütung von Empfängnis sind, nicht so hoffnungslos dumm, würden sie erkennen, dass es aus ihrer Sicht besser wäre, wenn solche Informationen legal erhältlich wären. Denn sie würde dazu beitragen, dass mehr Ehen geschlossen werden, die sonst unvollzogen bleiben, und indem sie frühe Eheschließungen begünstigt, würde sie dazu beitragen, die Nachfrage nach Prostitution einzudämmen und Geschlechtskrankheiten zu verringern. Und bekanntlich sind Geschlechtskrankheiten einer der Hauptfaktoren für den Selbstmord der Rassen.

Fall 3. Eine junge Frau war mit einem Mann verheiratet, der nicht nur ein brutaler Trunkenbold war, sondern auch immer wieder Anfälle von Geisteskrankheit bekam. Alle ein bis zwei Jahre wurde er für ein paar Wochen oder Monate in die Irrenanstalt eingeliefert und dann entlassen. Und jedes Mal, wenn er entlassen wurde, feierte er seine Freiheit, indem er seine Frau schwängerte. Sie hasste und verabscheute ihn, konnte sich aber vor seinen „Umarmungen" nicht schützen. Und sie musste mit ansehen, wie sie ein abnormales Kind nach dem anderen zur Welt brachte. Sie flehte ihren Arzt an, ihr ein Mittel zur Vorbeugung an die Hand zu geben, doch dieser berief sich auf Unwissenheit und die Illegalität der Sache. Die Frau beging schließlich Selbstmord, aber nicht bevor sie sechs abnorme Kinder zur Welt gebracht hatte, die wahrscheinlich zu Säufern, Kriminellen oder Geisteskranken heranwachsen werden.

Und weil wir gegen diese Art von Zucht sind, werden wir beschuldigt, Feinde der menschlichen Rasse zu sein, den Selbstmord der Rasse zu befürworten, die Gesetze Gottes und der Menschen zu verletzen. Oh, ein mächtiger Sampson, der die Schwachköpfe mit dem Kiefer eines Esels schlägt, ein geistiger Herkules, der die Fontanellen ihrer versteinerten Schädel lockert und sie zur Vernunft bringt!

Fall 4. Diese Beobachtung betrifft ein Paar, das beide eine sehr schlechte Vererbung hatten. Das Blut der beiden war stark verunreinigt. Der Arzt, der den Ehemann behandelt hatte, warnte sie und sagte ihnen, sie hätten kein Recht, Kinder zu bekommen. Aber hier wurde der Spieß umgedreht. Der Arzt wollte ihnen Mittel zur Vorbeugung an die Hand geben, aber der Mann und die Frau, fromme Katholiken, wollten sich nicht gegen ihre Religion und Gott stellen (als ob Gott eine Welt voller Schwachköpfe wollte) und weigerten sich, irgendwelche Vorsichtsmaßnahmen zu treffen. Sie haben bis jetzt vier Kinder bekommen. Eines von ihnen scheint ziemlich normal zu sein, außer dass es dumm ist, in dieser Hinsicht ist es wie seine Eltern; zwei sind taub und auf einem Auge blind; das vierte ist ein Kretin, praktisch ein Idiot.

Dieser Fall bringt uns mit einer anderen Phase des Problems in Berührung. Was soll man tun, wenn die Eltern, dumm und unwissend, sich weigern, wertloses Material zu züchten? Eugenische Agitation, Erziehung, wird eine so starke öffentliche Meinung hervorbringen, dass niemand außer Idioten, die vasektomiert oder ausgesondert werden, es wagen wird, körperlich und geistig behinderte Kinder in die Welt zu setzen.

Fall 5. Dieses Paar war acht Jahre verheiratet und hatte fünf Kinder. Die Frau sagte, sie könne es nicht mehr aushalten. Ein weiteres Kind - nein, sie zog den Tod vor. Sie praktizierten eine Zeit lang den Koitus interruptus, mit gegenseitigem Ekel, aber als die Frau wieder erwischt wurde, sagte sie: „Nie wieder!" Und sie ließ ihren Mann nicht mehr in ihre Nähe kommen. Er konnte tun, was er wollte - es war ihr egal. Nach ein paar Monaten fing er an, woanders hinzugehen - er erkrankte an Syphilis, musste seine Stellung aufgeben, das Heim wurde aufgelöst, die Frau ging arbeiten, die Kinder sind verstreut - kurzum, ein Heim, von dem es heißt, es sei die Grundlage unserer Gesellschaft, ist zerbrochen, und überall herrscht Elend und Unglück - und das alles nur, weil ein wenig rechtzeitige Information fehlt.

Fall 6. Herr A und Fräulein B, achtundzwanzig bzw. fünfundzwanzig Jahre alt, kennen sich seit mehreren Jahren und sind trotz ihres Berufes, der die Menschen blasiert und zynisch machen soll - er ist Reporter, sie schreibt Spezialgeschichten -, sehr verliebt ineinander. Aber ihr Beruf und ihr Einkommen sind so beschaffen, dass sie es sich unmöglich leisten können, Kinder zu haben und zu erziehen. Sie würden gerne heiraten, aber der Gedanke an ein Kind - oder vielmehr an Kinder - macht ihnen Angst, und sie bleiben ledig, zum großen körperlichen und seelischen Schaden für beide. Durch Zufall lernen sie geeignete Mittel zur Regulierung der Empfängnis kennen, heiraten und leben glücklich bis an ihr Lebensende, das heißt, bis sie in der Lage sind, Kinder zu bekommen und sie richtig zu erziehen.

Inwiefern wurde die Gesellschaft dadurch geschädigt, dass sich dieses junge Paar über Verhütungsmittel informierte?

Fall 7. Herr C. und Fräulein D. sind ineinander verliebt. Leider gibt es auf beiden Seiten einen starken erblichen Beigeschmack des Wahnsinns. Sie sind zu hochmütig, um daran zu denken, Kinder zu gebären. Sie sind vielleicht ganz in Ordnung, aber bei Wahnsinn geht man kein Risiko ein. Die Sache ist zu schrecklich. Sie sind zu einem Leben im Zölibat verdammt, was für sie ein Leben in Einsamkeit und Elend bedeutet. Aber wie ein Engel vom Himmel kommt ihnen die Erkenntnis, dass man ein Liebesleben führen kann, ohne dass damit irgendwelche Strafen verbunden sind. Sie heiraten, und es gibt kein glücklicheres Paar mehr.

Inwiefern wurde die Gesellschaft dadurch geschädigt, dass dieses Paar das Wissen über Verhütungsmittel erlangt hat?

Fall 8. Herr und Frau E. sind seit fünf Jahren verheiratet. Sie haben ein vierjähriges Kind, das unverkennbare Symptome von Epilepsie zeigt. Sie sind entsetzt und eine Untersuchung offenbart die Tatsache, dass es in der vorangegangenen Generation auf ihrer Seite viel Epilepsie gab. Natürlich kann es sein, dass das nächste Kind nicht epileptisch ist. Aber es kann auch sein. Keine Eltern mit Verantwortungsbewusstsein würden ein solches Risiko eingehen. Sie beschließen, die ehelichen Beziehungen aufgeben. Das halten sie etwa dreizehn oder vierzehn Monate lang durch; dann passiert eines Nachts ein Unfall, und sehr bald ist sie schwanger. Sie erklärt, sie würde lieber sterben, als ein weiteres epileptisches Kind zur Welt zu bringen und zu versorgen. Sie geht zu einem befreundeten Arzt, der eine Abtreibung vornimmt, und nun beschließt das Paar, das gegen künftige Unfälle nicht abgesichert ist, wenn es zusammenlebt, sich zu trennen, und eine Tragödie zeichnet sich ab. Glücklicherweise lernen sie, dass eine Empfängnis verhindert werden kann, und sie leben weiter zusammen, ohne sich selbst zu schaden.

Inwiefern wurde die Gesellschaft dadurch geschädigt, dass diese Menschen Informationen über Verhütungsmittel erhalten haben?

Fall 9. Herr und Frau F. sind seit sechs Jahren verheiratet, und in diesen sechs Jahren haben sie vier Kinder bekommen. Als er heiratete, bekam er zweiundzwanzig Dollar pro Woche, und genau so viel bekommt er auch jetzt noch. In der Zwischenzeit sind die Lebenshaltungskosten um fünfundzwanzig Prozent gestiegen, und es gibt vier zusätzliche Münder zu füttern und vier zusätzliche Körper zu kleiden. Welchen Unterschied dies in dem kleinen Haushalt gemacht hat, kann man sich besser vorstellen als sagen. Die kleine Mutter ist in diesen sechs Jahren um sechzehn Jahre gealtert, und von ihrer Mädchenhaftigkeit und Jugendlichkeit ist keine Spur mehr übrig. Sie liebt ihre Kinder und will sie nicht mehr loswerden. Sie würde nicht einmal eine Million Dollar für eines von ihnen nehmen, aber sie würde keine fünf Cent für ein anderes geben. Aber genau das macht ihnen Angst: die Möglichkeit eines weiteren. Und diese Möglichkeit macht sie reizbar, lässt sie die kleinsten Annäherungsversuche ihres Mannes abwehren, lässt sie sein Bett in ein anderes Zimmer verlegen. Sie sagt ihm sogar, er solle seine sexuellen Wünsche woanders befriedigen - und gleichzeitig fürchtet sie, dass er ihren Rat befolgen könnte. Kurzum, ein schönes, junges Heim steht vor dem Scherbenhaufen. Glücklicherweise liest er irgendwo einen Artikel über das Thema der freiwilligen Begrenzung der Nachkommenschaft, er beginnt nachzuforschen; sein Arzt beruft sich auf Unwissenheit, aber er ist hartnäckig, der Arzt forscht nach und erhält die gewünschten Informationen, die er mit dem Patienten teilt. Die Harmonie ist wiederhergestellt und ein glückliches Zuhause ist wiederhergestellt.

Wer wurde durch das Paar, das diese Informationen erhalten hat, geschädigt? Und wenn niemand geschädigt wurde und alle

Beteiligten davon profitiert haben, warum sollte dann die Weitergabe solcher Informationen als Verbrechen betrachtet werden, das wie das grausamste aller Verbrechen bestraft wird?

Fall 10. Herr und Frau G. sind seit fünfzehn Jahren verheiratet. Sie waren Eltern von sieben Kindern, was für eine Familie eine ausreichende Zahl ist. Diese sieben Kinder wurden in den ersten elf Jahren ihrer Ehe geboren. In den letzten fünf Jahren haben sie sich aus Angst vor weiteren Kindern zunächst enthalten und dann eine Methode angewandt, von der jeder moderne Sexualwissenschaftler weiß, dass sie dem Nervensystem sowohl des Mannes als auch der Frau schadet. Der Mann wurde zum Wrack: erst neurasthenisch, dann impotent, launisch und griesgrämig, unfähig, im Büro zurechtzukommen, ständig im Streit mit seiner Frau, die ein ebenso schlimmes Wrack wurde. Ihre wirtschaftliche Lage und zu viele kleine Kinder verhinderten die Trennung der Eltern. Sie blieben zusammen, aber sie lebten wie Hund und Katz in einem Sack. Jeder betete im Stillen darum, den anderen loszuwerden. Doch ein zufällig mitgehörtes Gespräch in einer türkischen Badeanstalt brachte ihn auf die richtige Spur, und ein Jahr später finden wir das Paar versöhnt vor, beide bei guter Gesundheit und in einem friedlichen und ziemlich harmonischen Leben. Und diejenigen, die am meisten von dieser Veränderung profitiert haben, sind die Kinder. Inwiefern wurde die Gesellschaft geschädigt? Und wenn der Arzt, der Herrn G. die Informationen gegeben hat, gefasst und verurteilt worden wäre, wäre er für ein oder zwei oder fünf Jahre ins Gefängnis gekommen. Hätte er das verdient? Wir haben hier mehrere schlichte, einfache, ungeschminkte und ungeschönte Fälle, die typisch für Millionen ähnlicher Fälle sind und die schlüssig beweisen, dass das Gesetz gegen die Weitergabe von Informationen zur Verhütung von Empfängnis brutal, bösartig und asozial ist. Sollte ein solches Gesetz nicht aufgehoben, aus den Gesetzbüchern gestrichen werden?

KAPITEL XXXIII

RATSCHLÄGE FÜR MÄDCHEN, DIE AN DER SCHWELLE ZUR WEIBLICHKEIT STEHEN

Die unwiderstehliche Anziehungskraft des jungen Mädchens auf den Mann - Die Verlockungen des ungeschützten Mädchens - Einige Männer, die das junge Mädchen belästigen - Gefahr der Geschlechtskrankheit - Gefahr der Befruchtung - Verwendung von Verhütungsmitteln durch die unverheiratete Frau - Auf die Natur der Männer, die Mädchen verführen - Ausnahmen Ausnahmen - Uneheliche Mutterschaft - Schwierigkeiten für die uneheliche Mutter, die ihren Lebensunterhalt verdienen muss - Das Kind aus dem Findelhaus - Gesellschaftliche Einstellung zur Unehelichkeit - Verantwortlich für das Übel der Abtreibung - Gefahren der Abtreibung - Das Mädchen, das seine Jungfräulichkeit verloren hat.

Wenn ein Mädchen die Übergangsphase der Pubertät hinter sich hat und in das junge Frauenalter eintritt, übt es eine unwiderstehliche Anziehungskraft auf das männliche Geschlecht aus. Ob sie nun den Eindruck einer üppigen roten Rose oder einer zarten weißen Lilie erweckt, die Reize eines schönen, gesunden, aufgeweckten Mädchens von siebzehn oder achtzehn Jahren sind unbestreitbar und ihre Anziehungskraft auf den ästhetischen und sexuellen Sinn jedes normalen Mannes ist ein normales, *natürliches* Phänomen. Ob es gut oder schlecht ist, dass dies so ist, wollen wir hier nicht weiter diskutieren. Aber es ist ein natürliches Phänomen, ein Naturgesetz, wenn man so will, und mit natürlichen Phänomenen streitet man nicht. Es ist nutzlos. Aber die Anziehungskraft, die das Mädchen auf den Mann ausübt, birgt Gefahren für sie, und deshalb sind ein paar Worte des Rates und der Warnung nicht unangebracht.

Versuchungen. Du kannst dich glücklich schätzen, meine junge Freundin, wenn du aus einem wohlbehüteten Elternhaus kommst, wenn du gut erzogen wurdest, wenn du eine gute und weise Mutter hast, die es versteht, für dich zu sorgen. Der weise Rat einer Mutter, der zur rechten Zeit erteilt wird, und ihre ständige Kameradschaft sind unverwundbarer als eine bronzene Rüstung und sicherer als verschlossene Türen und vergitterte Fenster. Wenn du aber deine Mutter in jungen Jahren verloren hast, oder wenn deine Mutter nicht von der richtigen Sorte ist - es hat keinen Zweck, die Tatsache zu verbergen, dass manche Mütter nicht das sind, was sie sein sollten -, wenn du für dich selbst schieben musst, wenn du in einem Geschäft, in einem Büro arbeiten musst, und besonders, wenn du allein und nicht bei deinen Eltern lebst, dann werden dir auf Schritt und Tritt Versuchungen in Form von Männern, jungen und alten, begegnen; sie werden um dich herumschwirren wie Fliegen um ein Stück Zucker; sie werden an dir kleben wie Bienen an einem Strauß Geißblatt.

Ich möchte nicht, dass Sie die falsche Vorstellung bekommen, dass alle Männer oder die meisten Männer schlecht und gemein sind und ständig darauf aus sind, junge Mädchen zu ruinieren. Nein. Die meisten Männer sind gut und ehrenhaft und zu gewissenhaft, um ein junges Leben zu ruinieren. Aber es gibt einige Männer, junge und alte, die kein Gewissen haben, die so egoistisch sind, dass ihr persönliches Vergnügen ihr einziger Leitfaden für ihr Verhalten ist. Sie werden dich belästigen. Einige werden lügnerisch behaupten, dass sie in dich verliebt sind; einige werden vielleicht aufrichtig glauben, dass sie in dich verliebt sind, und eine vorübergehende Leidenschaft mit dem heiligen Gefühl der Liebe verwechseln. Einige werden sogar versprechen, Sie zu heiraten - manche versprechen es aufrichtig, andere mit der Absicht, Sie zu täuschen. Wieder andere werden versuchen, dich davon zu überzeugen, dass Keuschheit ein alter Aberglaube ist und dass an sexuellen Beziehungen nichts Falsches ist. Kurzum, diese Männer werden alle Mittel und Wege nutzen, um Sie dazu zu bringen, sexuelle Beziehungen mit ihnen einzugehen.

Tun Sie das nicht!

Ich halte Ihnen keine Predigt oder Ansprache. Ich appelliere nicht an Ihre Religion oder Ihre Moral. Denn wenn Sie starke religiöse oder moralische Vorstellungen gegen unerlaubte sexuelle Beziehungen haben, brauchen Sie weder meinen noch den Rat eines anderen. Aber ich gehe davon aus, dass Sie ein mehr oder weniger modernes Mädchen sind, mit wenig oder keiner religiösen Erziehung, oder vielleicht ein radikales Mädchen, das die Fesseln der Religion und der Tradition abgeschüttelt hat. Und zu dir sage ich: *Tun Sie es nicht.* Warum? Weil Ihr Wohlergehen, Ihr zukünftiges Glück auf dem Spiel steht. Ich spreche vom Standpunkt deines eigenen Wohls, und von diesem Standpunkt aus sage ich: Widerstehe allen Versuchen, die Männer ausschließlich zur Befriedigung ihrer sexuellen Begierde, ihrer Lust unternehmen.

Sie werden wieder fragen: Warum? Aus mehreren Gründen. Erstens besteht die Gefahr einer Ansteckung mit Geschlechtskrankheiten. Die Gefahr ist heute nicht mehr so groß wie früher, aber sie ist groß genug. Es gibt immer noch viele Männer, die unehrlich genug sind, sich auf sexuelle Beziehungen mit einer Frau einzulassen, wenn sie wissen, dass sie nicht radikal geheilt sind. Derselbe Mann, der nicht heiraten will, solange er nicht sicher ist, dass er vollkommen geheilt ist, wird nicht zögern, ein vorübergehendes Mädchen oder eine Frau dem Risiko einer Geschlechtskrankheit auszusetzen. Ich weiß das persönlich, weil ich sie behandelt habe; ja, ich habe mehrere intelligente und radikale junge Männer behandelt, die junge Mädchen infiziert haben. Und einige dieser Mädchen haben ihrerseits in ihrer Unwissenheit und Unschuld andere Männer angesteckt. Die erste Gefahr ist also die Gefahr der venerischen Ansteckung.

Die zweite Gefahr, die noch größer und sicherer ist als die erste, ist die Gefahr einer Schwangerschaft. Und eine Schwangerschaft ist für ein Mädchen unter unseren heutigen moralischen und sozialökonomischen Bedingungen ein schreckliches Unglück. Sie wird überall geächtet und bedeutet, wenn sie entdeckt wird, ihren sozialen Tod. Aber Sie werden sagen: „Gibt es denn keine Mittel, mit denen man die Empfängnis verhindern kann? Gehören Sie nicht selbst zu den wichtigsten Geburtenkontrolleuren der Welt, zu den wichtigsten Befürwortern von Verhütungsmitteln?" Ja, meine liebe junge Dame, aber ich habe nie behauptet, dass die Verhütungsmittel *absolut* unfehlbar sind, ich habe nie behauptet, dass sie in *100 Prozent aller* Fälle *100 Prozent* wirksam sind. Aber wenn sie 999 Mal oder sogar 990 Mal von 1000 wirksam sind, sind sie ein Segen. Und Tausende von Familien betrachten sie so. Und wenn eine verheiratete Frau hin und wieder erwischt wird, ist das Unglück nicht so groß. Aber wenn der Unfall einer nicht verheirateten Frau passiert, *ist das* Unglück groß. Andererseits muss man bedenken, dass verheiratete Frauen seltener verunglücken als unverheiratete. Die verheiratete Frau hat keine Angst, braucht keine Geheimhaltung und kann die Vorbereitungsmethode sorgfältig und überlegt durchführen. Das unverheiratete Mädchen hat in der Regel nicht die entsprechenden Annehmlichkeiten, es muss mehr oder weniger geheim gehalten werden, nicht selten ist Eile geboten, und deshalb kommt es trotz der Verwendung von Verhütungsmitteln eher zu Unfällen. Die zweite Gefahr, die noch unheilvoller ist als die erste, ist die Gefahr einer Schwangerschaft. „Aber wenn ein Unglück passiert, kann ich dann nicht eine Abtreibung vornehmen lassen?" Nein, nicht immer. Ärzte, die bereit sind, eine Abtreibung vorzunehmen, gibt es nicht an jeder Ecke. Aber das ist nicht der springende Punkt. Was ich zu diesem Thema zu sagen habe, werde ich im weiteren Verlauf dieses Kapitels erläutern.

Dann sollten Sie bedenken, dass gerade die Männer, die sich mit aller Kraft um Sie bemühen, die jede Faser und jeden Nerv strapazieren, um Sie zu bekommen, Sie verachten und verabscheuen werden, sobald es ihnen gelungen ist, Sie dazu zu bringen, ihren Wünschen nachzugeben. Dies ist einer der schlimmsten Schandflecke des männlichen Charakters, ein Schandfleck, von dem der weibliche Charakter völlig frei ist. Und manche Männer - zum Glück ist ihre Zahl nicht sehr groß - sind solche Sittenstrolche, dass sie ein krankhaftes Vergnügen daran finden, öffentlich mit ihren sexuellen Eroberungen zu prahlen und skrupellos mit dem Namen des Mädchens hausieren zu gehen, das sie durch listige falsche Versprechungen oder andere Mittel zu verführen vermochten. Und natürlich ist es für ein solches Mädchen schwierig oder unmöglich, zu heiraten, und es muss sein Leben in der Einsamkeit beenden, ohne die Hoffnung auf ein eigenes Heim.

Aus den oben genannten Gründen rate ich Ihnen ernsthaft und aufrichtig, nicht den Bitten gedankenloser oder skrupelloser Menschen nachzugeben, die an nichts anderes denken als an ihre groben sinnlichen Vergnügungen. Es ist ein Rat, der vom gesunden Menschenverstand diktiert wird, von Ihrem eigenen tieferen Interesse, abgesehen von allen religiösen oder moralischen Erwägungen.

Der obige Ratschlag, oder nennen Sie ihn Predigt, wenn Sie wollen, ist vor allem für junge Mädchen gedacht, Mädchen zwischen achtzehn und fünfundzwanzig Jahren. Wenn ein Mädchen achtundzwanzig oder dreißig Jahre alt ist und bereit ist, mit offenen Augen und in voller Kenntnis der möglichen Folgen unerlaubte sexuelle Beziehungen einzugehen, dann ist das ihre Sache, und niemand darf sie daran hindern. Niemand hat das Recht, sich einzumischen.

Mein Rat sollte auch nicht so verstanden werden, dass er sich auf Fälle bezieht, in denen aufrichtige gegenseitige Zuneigung und gegenseitiges Verständnis bestehen. Das ist eine ganz andere Sache und hat nichts mit Fällen zu tun, in denen der Mann der Verfolger oder Verführer und die Frau ein unwilliges oder widerstrebendes Opfer ist.

Aber was auch immer die Beziehungen zwischen dem Mann und dem Mädchen sein mögen, ob sie in einem Anfall von Leidenschaft nachgegeben hat oder durch falsche Versprechungen, durch „moralisches" Zureden, durch hypnotischen Einfluss oder durch die vulgäre Methode, sich betrunken zu machen, verführt wurde, was soll sie tun, wenn sie zu ihrem Entsetzen eine Schwangerschaft feststellt? Es gibt zwei Möglichkeiten: entweder die Schwangerschaft austragen lassen oder eine Abtreibung vornehmen lassen.

Lässt sie die Schwangerschaft zu Ende gehen, hat sie die Alternative, das Kind öffentlich aufzuziehen oder es heimlich in ein Findelhaus zu geben. Im ersten Fall erfordert die Notwendigkeit, sich öffentlich zur unehelichen Mutterschaft zu bekennen, so viel Zivilcourage, dass keine von tausend Frauen dazu in der Lage ist. Es ist nicht nur Zivilcourage, die gefordert wird; die gesellschaftliche Ächtung könnte mit Stoizismus und sogar mit Gleichmut ertragen werden, wenn damit nicht oft die Angst oder die reale Gefahr des Verhungerns verbunden wäre. Denn unter unserem gegenwärtigen System sind der unehelichen Mutter viele Wege der Tätigkeit versperrt. Eine Lehrerin würde ihre Stellung sofort verlieren, ebenso wie eine Frau in einem öffentlichen Amt. Es wird befürchtet, dass ihr Beispiel einen verderblichen Einfluss auf die Kinder oder auf ihre Kollegen haben könnte. Sie könnte auch keine Sozialarbeiterin sein - ich kenne mehr als eine Frau, die ihre Stellung bei sozialen oder philanthropischen Einrichtungen verlor, sobald entdeckt wurde, dass sie sich nicht streng an den konventionellen Kodex der Sexualmoral hielt. Sie konnte auch keine private Erzieherin sein.

Man sieht also, dass das Bekenntnis zur unehelichen Mutter so viel Mut, so viel Opferbereitschaft erfordert, dass es nur noch sehr, sehr wenige Mütter gibt, die dieser Aufgabe gewachsen sind. Vor allem, wenn man bedenkt, dass die Demütigungen und Erniedrigungen, denen das Kind ausgesetzt ist, und die späteren Vorwürfe des Kindes selbst das Leben der Mutter zu einer wahren Hölle machen. Diese Alternative kommt also in der Regel nicht in Frage.

Das Kind in ein Findelhaus oder eine „Babyfarm" zu geben, bedeutet im Allgemeinen, es zu einem langsamen Tod zu verurteilen - und so langsam ist es auch nicht. Denn wie Statistiken zeigen, sterben etwa neunzig bis fünfundneunzig Prozent aller Babys in diesen Einrichtungen innerhalb weniger Monate. Und die ganz wenigen, die überleben und aufwachsen, haben kein glückliches Leben. Das Leben ist für jeden schwer genug; für Kinder, die durch die Schande der Unehelichkeit behindert auf die Welt kommen, ist das Leben in der Tat eine Qual. Mit gebrochenem Herzen und weil es keinen anderen Ausweg aus dem Dilemma gibt, gibt eine Mutter ihr Kind in ein Findelhaus. Sie hofft und betet für seinen baldigen Tod.

In Anbetracht des bedauernswerten Schicksals der unehelichen Mutter und des unehelichen Kindes ist es kein Wunder, dass jede unverheiratete Frau, sobald sie schwanger ist, wild entschlossen ist, das Kind im Mutterleib so schnell wie möglich loszuwerden. Und die Abtreibung floriert in jedem zivilisierten Land. Tausende und Abertausende von Ärzten und Halbärzten und Hebammen verdienen in diesem Land ein reiches Einkommen mit der Durchführung von Abtreibungen. Je größer die Schande ist, mit der die Unehelichkeit in einem Land betrachtet wird, je strenger das Verbot der Anwendung von Maßnahmen zur Verhütung der Empfängnis ist, desto größer ist die Zahl der Abtreibungen in diesem Land. Die Abtreibung ist jedoch keine Lappalie, die man leichtfertig vornimmt. Wenn sie von einem kompetenten Arzt unter Einhaltung aller aseptischen Vorsichtsmaßnahmen durchgeführt wird, ist sie praktisch ungefährlich. Wird er jedoch von einem nachlässigen Arzt oder einer unwissenden Hebamme durchgeführt, kann es zu Problemen kommen. Es kann zu einer Blutvergiftung kommen, und die Patientin kann eine Zeit lang sehr krank sein und nach der Genesung von der akuten Krankheit ein Leben lang ein chronischer Invalide bleiben. Und gelegentlich stirbt die Patientin. Ob ein

Schwangerschaftsabbruch unter besonderen Umständen gerechtfertigt ist oder nicht, ist eine andere Frage, die ich an anderer Stelle diskutiert habe. Aber abgesehen von der ethischen Frage sollten Sie, wenn Sie sich entschlossen haben, eine Abtreibung vornehmen zu lassen, unbedingt zu einem gewissenhaften Arzt gehen und Quacksalber und Hebammen meiden. Eine unerwartete und unerwünschte Schwangerschaft ist Strafe genug, und es gibt keinen Grund, warum Sie noch zusätzlich bestraft werden sollten, indem Sie zu einem chronischen Invaliden werden oder mit Ihrem Leben bezahlen. Das hat keinen Sinn. Niemand wird von Ihrer Invalidität oder Ihrem Tod profitieren.

Ich möchte dieses Thema nicht verlassen, ohne noch einmal zu betonen, dass Abtreibung keine Lappalie ist, die man auf die leichte Schulter nimmt oder über die man sogar leichtfertig spricht. Zu viele Frauen, nicht nur in den radikalen, sondern auch in den konservativen Reihen, haben die Angewohnheit, die Abtreibung als einen Scherz zu betrachten, als ein unbedeutendes Ärgernis, so etwas wie eine Erkältung im Kopf, die zwar unangenehm ist, aber sicher in ein oder zwei Tagen vergeht. Sie kennen Frau A und Frau B und vielleicht auch Fräulein C, bei denen eine Abtreibung vorgenommen wurde und die nach zwei oder drei Tagen wieder so gut wie vorher waren. Ja. Aber sie kennen Frau D nicht, die in ihrem Grab ruht, und sie wissen auch nicht, warum Frau E und Frau F lebenslang invalide sind. Die Frauen, die ihre Abtreibungserfahrungen leicht überwinden, neigen dazu, von ihrem Glück zu sprechen; die Frauen, die als Folge einer Abtreibung chronisch invalide geworden sind oder im Grab ruhen, neigen nicht dazu, darüber zu sprechen.

Und deshalb noch einmal: Ein Schwangerschaftsabbruch ist keine Bagatelle.

Noch ein Ratschlag und ich bin fertig. Einige Männer von niedrigem moralischen und geistigen Kaliber stehen unter dem Einfluss der verderblichen Vorstellung, dass ein Mädchen, das seine Jungfräulichkeit verloren hat - egal unter welchen Umständen -, nicht mehr viel wert ist und freie Beute für jeden ist, der sie haben will. Und wie Raubtiere bedrängen diese erbärmlichen Exemplare der Menschheit ein solches Mädchen mit viel mehr Unverschämtheit, mehr Dreistigkeit, als sie es bei einem Mädchen, das noch als Jungfrau gilt, zu tun wagen. Mehr noch, die Mädchen selbst werden von dieser verderblichen Idee vergiftet und wagen nicht, denselben Widerstand zu leisten wie die Jungfrau. Und sie geben oft resigniert nach, obwohl sie es nicht wollen und obwohl sie vielleicht ein Gefühl des Ekels gegen den Mann empfinden.

Also noch einmal: *Tun Sie es nicht.* Pflegen Sie nicht die mittelalterliche Idee, dass Sie, weil Sie keine Jungfrau im physischen Sinne sind, „ruiniert", „nicht gut" und ein Ausgestoßener sind. Sie sind nichts dergleichen. Wenn Sie aus irgendeinem Grund kein intaktes Jungfernhäutchen mehr haben, ist das Ihre Sache oder Ihr Pech und das von niemandem sonst. Werfen Sie deshalb nicht den Blick nach unten und meiden Sie Begegnungen mit Menschen. Tragen Sie Ihren Kopf hoch, fürchten Sie sich nicht, Menschen zu begegnen, und verachten Sie den Spott der Dummen und Unwissenden. Der gesamte Charakter eines Menschen hängt nicht vom Vorhandensein oder Fehlen des Jungfernhäutchens ab, und ein einziger Fehltritt sollte nicht das ganze Leben eines Menschen ruinieren. Ein Junge ist nicht „ruiniert", ist kein Ausgestoßener, weil er vor der Ehe sexuelle Beziehungen hatte, und obwohl die Fälle des Jungen und des Mädchens nicht genau identisch sind, sollte das arme Mädchen nicht sein ganzes Leben lang für einen Fehler büßen müssen.

Das ist nicht fair.

KAPITEL XXXIV

RATSCHLÄGE FÜR ELTERN VON UNGLÜCKLICHEN MÄDCHEN

Die Haltung der Eltern gegenüber dem unglücklichen Mädchen - Der Fall Edith und was ihr Vater tat - Die bedauernswerten Fälle von Mary B. und Bridget C.

Angenommen, Sie sind die Eltern eines Mädchens, dem ein Unglück widerfahren ist. Ich gebe zu, es ist ein Unglück, eine Katastrophe. Wahrscheinlich die größte Katastrophe, die einer unverheirateten jungen Frau in unserem heutigen Gesellschaftssystem widerfahren kann. Was werden Sie nun tun? Werden Sie sie entehren - und damit auch sich selbst -, werden Sie sie aus dem Haus werfen und sie zu einem Selbstmordgrab oder zu einem Leben verurteilen, das oft schlimmer ist als der Tod? Oder werdet ihr ihr in ihren dunklen Stunden beistehen, sie beschützen, sie mit einer Mauer des Schutzes gegen eine grausame und mutwillig neugierige Welt umgeben und so ihre ewige Dankbarkeit verdienen und sie auf den Weg der Selbstverbesserung und nützlichen sozialen Arbeit bringen? Was soll es sein? Doch bevor Sie sich entscheiden, bedenken Sie bitte, dass Ihr Mädchen nicht die ganze Schuld trägt, sondern dass ein Teil der Schuld bei Ihnen liegt. Wenn sie *richtig erzogen worden wäre*, wäre das nicht passiert. Ich weiß, dass so etwas in meinem Haushalt niemals hätte passieren können. Aber ich weiß, wie ich mich verhalten hätte, wenn so etwas passiert wäre. Und ich werde Ihnen sagen, wie ein Vater und eine Mutter unter diesen Umständen gehandelt haben.

Sie waren bei weitem nicht reich, sondern nur einigermaßen komfortabel; sie hatten ein gut bezahltes Geschäft. Edith war ihr Schatz, denn sie war so hübsch und so lebensfroh. Leider war sie zu hübsch und zu lebensfroh. Sie war erst siebzehn, aber schon voll entwickelt und hatte viele hohlköpfige junge Verehrer, die sie mit albernen Komplimenten und aufdringlichen Süßigkeiten überschütteten. Sie wurde leichtsinnig und kokett und begann, in der Highschool schlecht abzuschneiden. Sie fiel in ihrem letzten Jahr durch und weigerte sich, das Jahr zu wiederholen. Nun, da sie die ganze Zeit für sich allein war und niemandem Rechenschaft ablegen musste, ging sie viel aus und flirtete mehr denn je. Eines Abends blieb sie länger aus als sonst, ihre Eltern machten sich Sorgen, und als sie gegen zwei Uhr morgens nach Hause kam, gab es einen Streit, und der Vater, ein strenger, impulsiver Mann, verpasste ihr eine kräftige Tracht Prügel. Danach ging sie nur noch wenig aus, zog sich zurück, wurde ziemlich melancholisch, verlor ihren Appetit und schlief schlecht. Auf alle Nachfragen antwortete sie, dass nichts mit ihr los sei, sie fühle sich nur ein wenig unwohl. So vergingen vier oder fünf Monate.

Doch schließlich ließ sich der Zustand nicht mehr verbergen. Die Mutter war die erste, die es entdeckte. Als ihr bewusst wurde, dass ihre schöne, noch nicht ganz achtzehnjährige Edith schwanger war, fiel sie sofort in Ohnmacht, und es dauerte eine ganze Weile, bis Edith und das Hausmädchen sie wieder zu Bewusstsein brachten. Sie war verwirrt. Sie schwankte bedauernd hin und her und wusste nicht, was sie tun und welche Entscheidung sie treffen sollte. Sie versuchte, die Sache vor dem Vater zu verheimlichen, aber er sah, dass etwas nicht stimmte, und es dauerte nicht lange, bis er ihr die Wahrheit entlockte. So wie die Mutter, als sie die tragische Wahrheit erfuhr, sich in eine Ohnmacht flüchtete, so flüchtete er sich in eine Berserkerwut. Er wütete und stürmte und war in Gefahr, einen Schlaganfall zu erleiden. Er wollte die Tochter schlagen, aber die Mutter kam ihm dazwischen. Dann befahl er Edith, das Haus zu verlassen und seine Schwelle nie wieder zu überschreiten. Edith sah ihn an, um zu sehen, ob er es ernst meinte; die Mutter versuchte zu intervenieren, aber er war unnachgiebig und verlangte, dass sie sofort gehen sollte. Edith begann, ein paar ihrer Habseligkeiten zusammenzusuchen, während ihr die Tränen leise über das Gesicht liefen.

Und hier kam eine plötzliche Veränderung über den Vater. Manche Männer (und Frauen) werden von kleinen Missgeschicken erdrückt; echte Katastrophen erwecken ihre feineren Qualitäten, die in ihnen schlummerten und die vielleicht für immer in ihnen geschlummert hätten. In diesen wenigen Minuten scheint er eine vollständige Metamorphose durchgemacht zu haben. Er ging auf Edith zu, nahm sie in die Arme, küsste sie und sagte ihr, sie solle bleiben, sich beruhigen und sie würden sehen, was man tun könne. Nach ein paar Tagen wurde sie zu einem Arzt gebracht, der eine Abtreibung vornahm. Etwa sechs Wochen lang war sie ziemlich krank, und einmal bestand die Gefahr einer Blutvergiftung. Aber sie erholte sich. Und sie war ein anderes Mädchen. Sie hatte ihren Leichtsinn und ihre Unbeschwertheit wie ein altes Kleidungsstück abgestreift. Sie wiederholte ihr letztes Jahr in der High School, ging auf die Barnard School, die sie als eine der Ersten abschloss, und begann bald darauf, an der High School zu unterrichten, an der sie einst Schülerin gewesen war. Einer der Lehrer verliebte sich in sie, und sie verliebte sich in ihn. Er bat sie, ihn zu heiraten. Sie wollte nicht, dass ein Skelett aus der Vergangenheit mit den Knochen rasselt und ihr Eheleben beeinträchtigt, und sie erzählte ihm von dem unglücklichen Vorfall. Das ist übrigens ein guter Test, um die wahre Liebe und den Charakter eines Mannes herauszufinden. Glücklicherweise war die Liebe dieses Mannes eine wahre Liebe, nicht nur Leidenschaft, und er war wirklich weitsichtig, was bei Lehrern nicht sehr häufig vorkommt. Ihr Eheleben ist ein ungetrübtes Glück. Und die Beziehung zwischen der Tochter und den Eltern ist von aufrichtiger Liebe und tiefem gegenseitigen Respekt geprägt.

Ist es nicht besser so?

Haben Ediths Eltern nicht anständiger, freundlicher, menschlicher, weiser gehandelt als etwa die Eltern von Mary B., die sie, als sie von ihrem Zustand erfuhren, aus dem Haus warfen, in das sie zwei Tage später als Leiche zurückgebracht wurde, aus dem East River gefischt? Handelte Ediths Vater nicht edler, weiser sogar vom rein egoistischen Standpunkt aus als der Vater von Bridget C., der seine Tochter mittellos auf die Straße warf, wo er sie anschließend gepudert und geschminkt um Männer und Jungen werben sehen musste? Die Mutter starb an gebrochenem Herzen, und der Vater, unfähig, die ständige, täglich wiederholte Schande zu ertragen, wurde ein unverbesserlicher Trinker.

Väter und Mütter! So erzieht eure Töchter, so behütet sie und beschützt sie, damit ihnen nicht das Unglück einer unehelichen Schwangerschaft widerfährt. Wenn aber das Unglück sie ereilt hat, dann steht ihnen bei! Lasst sie dann nicht im Stich in diesen dunklen Stunden, den dunkelsten Stunden im Leben eines Mädchens. Tretet sie nicht - sie sind schon am Boden. Halte zu ihnen, und sie werden gute Frauen werden, und du wirst ihre ewige Dankbarkeit haben.

Wenn du nicht zu ihnen stehst, bist du schlimmer als die Bestien des Dschungels und verdienst ihren ewigen Fluch. Ihr seid unwürdig, Eltern zu sein oder Eltern genannt zu werden, denn ihr habt nicht den geringsten Funken jenes heiligen Gefühls, das man Elternliebe nennt, ein Gefühl, das leider bei nur allzu vielen Eltern durch nichts anderes als den schäbigsten, brutalsten Egoismus ersetzt wird.

KAPITEL XXXV

SEXUELLE BEZIEHUNGEN WÄHREND DER MENSTRUATION

Erhöhter sexueller Appetit vieler Frauen während der Menstruation - Geschlechtsverkehr während der Menstruation - Wann Geschlechtsverkehr erlaubt sein kann - Injektion vor dem Koitus während der Menstruation - Falschheit der antiken Idee der Schädlichkeit.

Manchen mag diese Frage seltsam und überflüssig erscheinen, eine Frage, die sich nie stellen würde. Doch die Laien würden überrascht sein, wenn sie wüssten, wie häufig diese Frage heutzutage dem Arzt gestellt wird, der sich auf Sexualfragen spezialisiert hat. Manche Ehemänner kommen zum Arzt und beklagen sich darüber, dass die Menstruation die einzige Zeit ist, in der ihre Frauen sexuelle Beziehungen verlangen, und fragen, ob nicht etwas getan werden kann, um sie von dem zu heilen, was sie für ein abnormales Verlangen halten.

Biologisch betrachtet sollte der Wunsch der Frau nach sexuellen Beziehungen während der Menstruation nicht seltsam oder abnormal erscheinen, denn wir müssen bedenken, dass die Menstruation eine gewisse Ähnlichkeit mit der Brunst bei Tieren aufweist. Und Tiere erlauben nur während der Brunst Geschlechtsverkehr.

Jüngste Untersuchungen haben ergeben, dass die Zahl der Frauen, deren sexuelles Verlangen in der Zeit unmittelbar vor, während und nach der Menstruation *gesteigert* ist, recht groß ist. Und es gibt auch einen kleineren Prozentsatz von Frauen, die das Verlangen *zu keiner anderen Zeit als* während der Menstruation erleben.

Generell sollte von Beziehungen während der Menstruation abgeraten werden. Hierfür gibt es mehrere Gründe. Der erste Grund, auf den nicht näher eingegangen werden muss, ist ein ästhetischer Grund. Der zweite Grund ist, dass Geschlechtsverkehr während der Menstruation in einigen Fällen zu einer Verstopfung der

Gebärmutter und der Eierstöcke führen kann. Drittens kann der Menstruationsausfluss, der bekanntlich nicht aus reinem Blut besteht, sondern eine Mischung aus Blut, Schleim und degenerierter Gebärmutterschleimhaut ist, beim Mann einen Harnröhrenkatarrh hervorrufen. Viertens, und das ist ein wichtiger Punkt, wird jeder Ausfluss, unter dem eine Frau leidet, während der Menstruation immer verschlimmert. Aus diesen Gründen sind Beziehungen während der Menstruation unerwünscht.

Aber wenn die Frau in dieser Zeit eine starke Libido hat und zu anderen Zeiten keine Libido hat, kann der Geschlechtsverkehr am letzten Tag oder an den letzten zwei Tagen der Menstruation vollzogen werden. Jede Unannehmlichkeit kann vermieden und jeder Ausfluss entfernt werden, indem die Frau vor dem Koitus eine milde, warme, antiseptische Injektion einnimmt. Die uralte Vorstellung von der Schädlichkeit der Beziehungen während der Menstruation und den katastrophalen Folgen, die sich daraus ergeben könnten, hat nur eine sehr schwache Grundlage. Sie beruhen auf keiner wissenschaftlichen Grundlage, und auch wenn es traurig ist, dies festzustellen, so gibt es doch viele Paare, die solche Beziehungen regelmäßig und ohne Schaden für Mann und Frau pflegen.

KAPITEL XXXVI

GESCHLECHTSVERKEHR WÄHREND DER SCHWANGERSCHAFT

Völlige Abstinenz während der Schwangerschaft - Schlechte Folgen völliger Abstinenz - Intensität der Beziehungen in den ersten vier Monaten - Geschlechtsverkehr im fünften, sechsten und siebten Monat - Geschlechtsverkehr im achten und neunten Monat - Abstinenz nach der Geburt des Kindes.

Die Frage, ob Geschlechtsverkehr während der Schwangerschaft erlaubt ist, wird oft an den Arzt gestellt. Einige Extremisten und Theoretiker fordern eine völlige Enthaltsamkeit während der gesamten Dauer der Schwangerschaft. Eine solche Enthaltsamkeit ist nicht nur nicht durchführbar, sondern auch unnötig und kann sich als Störfaktor erweisen; sie kann nicht nur zu Uneinigkeit führen, sondern auch das Liebesleben von Mann und Frau zerstören. Ich kenne Fälle, in denen die Ehefrau, beeinflusst von den falschen Lehren über die Notwendigkeit völliger Enthaltsamkeit während der Schwangerschaft und über die mögliche Schädigung des Kindes durch Geschlechtsverkehr, darauf bestand, den Ehemann fernzuhalten; und das Ergebnis war, dass der Ehemann begann, zu anderen Frauen zu gehen, und er gewöhnte sich so sehr daran, dass er sich weigerte, ganz aufzuhören, selbst nachdem das Kind geboren war. Von einem verheirateten Mann, der an mehr oder weniger regelmäßige sexuelle Beziehungen gewöhnt ist, kann nicht erwartet werden, dass er neun oder zehn Monate lang völlig abstinent lebt. Eine solche Forderung ist unvernünftig und unangebracht. Alle Behauptungen über die schädlichen Auswirkungen des Geschlechtsverkehrs auf Mutter und Kind entbehren des Beweises und der Grundlage. In den ersten vier Monaten der Schwangerschaft braucht man an den üblichen sexuellen Beziehungen nichts zu ändern. Ihre „Intensität" sollte gemildert werden, ihre Häufigkeit muss es nicht. Während des fünften, sechsten und siebten Monats sollte der Geschlechtsverkehr in selteneren Abständen - einmal in zwei oder drei Wochen - stattfinden, ohne Gewalt und Intensität, und die übliche Stellung sollte umgekehrt oder in eine seitliche

Stellung geändert werden. Im achten und neunten Monat sollte die Beziehung am besten ganz aufgegeben werden.

Und diese Enthaltsamkeit sollte bis etwa sechs Wochen nach der Geburt des Kindes andauern. Während dieser Zeit durchläuft die Gebärmutter das, was wir Involution nennen, d.h. sie nimmt wieder die Größe und Form an, die sie vor der Schwangerschaft hatte, und es ist am besten, diesen Prozess nicht durch sexuelle Erregung zu stören, die zu Verstopfung und Stauung führt.

KAPITEL XXXVII

Geschlechtsverkehr nur zur Fortpflanzung

Der Glaube an Geschlechtsverkehr nur zur Fortpflanzung - Wozu eine solche Praxis führen würde - Die Natur und die Sexfanatiker - Sexuelles Verlangen bei der Frau nach der Menopause - Der Sexualtrieb von sterilen Männern und Frauen - Der Sexualtrieb hat andere hohe Ziele.

Manche Menschen glauben aufrichtig, dass der Sexualtrieb nur der Fortpflanzung dient; sie behaupten, dass wir uns niemals dem Geschlechtsverkehr hingeben sollten, es sei denn, er dient dazu, ein Kind in die Welt zu setzen. Der Akt, der ohne ein solches Ziel vollzogen wird, wird von ihnen als fleischliche Lust, als Sünde gebrandmarkt. Manche sagen sogar, dass ein solcher Akt der Prostitution gleichzusetzen ist. Es wäre reine Zeitverschwendung, mit solchen Leuten darüber zu diskutieren. Es ist nicht fair, den guten Glauben, die Aufrichtigkeit der Gegner in Frage zu stellen, denn ich habe mich selbst davon überzeugt, dass die verrücktesten, bizarrsten Vorstellungen von ansonsten gesunden Menschen in vollkommener Aufrichtigkeit vertreten werden können. Aber wir können nicht umhin, die Denkfähigkeit von Menschen in Frage zu stellen, die solche Überzeugungen vertreten.

Lassen Sie uns sehen, wohin der Glaube an „sexuelle Beziehungen nur zur Fortpflanzung" führen würde. Bei einem normalen gesunden Paar folgt die Befruchtung auf eine Verbindung. Wenn ein Paar sich also auf drei, vier oder sechs Kinder beschränken wollte, wäre es berechtigt, nur drei, vier oder sechs Mal in seinem Leben Geschlechtsverkehr zu haben. Denn es ist zu bedenken, dass während der Schwangerschaft sexuelle Beziehungen verboten wären, da während der Schwangerschaft keine weitere Befruchtung stattfinden kann und kein Geschlechtsverkehr stattfinden darf, der nicht die Empfängnis eines neuen Menschen zum Ziel hat. Wenn die Menschen an große Familien glaubten und sich bereit erklärten, zwölf Kinder zu haben - kein Anti-Malthusianer würde mehr als das erwarten -, dann hätten sie Anspruch auf zwölf Beziehungen während ihres Ehelebens. Wenn man davon ausgeht, dass nicht auf jeden Akt eine Schwangerschaft folgt, sondern dass es im Durchschnitt drei- oder viermal nötig ist, um das gewünschte Ergebnis zu erzielen, dann kann das Paar während der Zeit, in der die Frau ein Kind bekommt, drei- bis viermal bis ein- oder zweimal im Jahr Geschlechtsverkehr haben.

Kann ein vernünftiger Mensch, der etwas über den Sexualtrieb weiß, solche Forderungen an Verheiratete stellen, die im selben Haus leben und vielleicht auch dasselbe Bett benutzen? Man muss bedenken, dass, sobald die Frau die Wechseljahre erreicht hat, alle Beziehungen aufhören müssen, weil sie nicht mehr schwanger werden kann, und Geschlechtsverkehr ohne eine wahrscheinliche oder mögliche Schwangerschaft eine Sünde ist. Denken Sie auch daran, dass, egal wie schön, jung und leidenschaftlich die Frau sein mag, wenn sie irgendein kleines Problem hat, das eine Schwangerschaft unmöglich macht, sexuelle Beziehungen absolut unterlassen werden müssen. Und wenn der Mann oder die Frau unfruchtbar ist, muss natürlich für immer auf alle Beziehungen verzichtet werden, egal wie stark die Libido bei einem oder beiden ist.

Es ist seltsam, dass die Natur nicht nach der Formel unserer Sexfanatiker gehandelt hat: keine Schwangerschaft, kein Geschlechtsverkehr. Wenn sie es so gewollt hätte, hätte sie das sexuelle Verlangen der Frau unmittelbar nach der Menopause abgeschafft. Leider ist das nicht der Fall. Denn wir wissen, dass die sexuelle Libido bei Frauen nach den Wechseljahren oft und über mehrere Jahre hinweg stärker ist als vorher. Und warum? Die Natur hat auch nicht den Sexualtrieb und das leidenschaftliche Verlangen nach sexuellen Beziehungen bei all jenen Männern und Frauen abgeschafft, die aus irgendeinem Grund unfruchtbar oder sonst so defekt sind, dass aus der Verbindung kein Kind entstehen kann.

Wie ich eingangs sagte, ist es Zeitverschwendung, über dieses Thema *zu streiten*. Diejenigen, die glauben, dass sexuelle Beziehungen nur rassischen Zwecken dienen, sind mit ihrer Überzeugung willkommen, und sie sind willkommen, ihr gerecht zu werden. (Wir müssen unsere Meinung bekräftigen, dass der Sexualtrieb neben dem Zweck der Rassenerhaltung noch andere hohe Ziele verfolgt, und dass sexuelle Beziehungen so oft gepflegt werden können und sollten, wie sie der körperlichen, geistigen und seelischen Gesundheit von Mann und Frau förderlich sind. Für die Häufigkeit gibt es keine eindeutigen Regeln. Für manche Menschen mag dreimal im Jahr ausreichen, andere brauchen vielleicht dreimal im Monat eine Beziehung (das ist das Beste für den Durchschnitt) und wieder andere sind mit weniger als dreimal in der Woche nicht zufrieden. Die menschliche *Libido sexualis lässt* sich nicht in eine eiserne Form pressen, und man sollte nicht auf religiöse Fanatiker hören, die keine Ahnung von Physiologie und Psychologie haben und nur stümperhaft vorgehen können.

KAPITEL XXXVIII

VAGINISMUS

Vaginismus-Dyspareunie-Unterschied zwischen Vaginismus und Dyspareunie-Haftende Klitoris als Ursache von Masturbation und Krämpfen.

Unter Vaginismus versteht man eine schmerzhafte Verkrampfung oder Verengung des Scheidenmundes, die den Geschlechtsverkehr sehr erschwert oder unmöglich macht.

Bestimmte Fälle von Vaginismus, oder besser gesagt von falschem Vaginismus, können auf eine Verletzung oder Entzündung des Vaginalmundes zurückzuführen sein, aber in echten Fällen von Vaginismus kann keine lokale Krankheit gefunden werden, da echter Vaginismus nervösen Ursprungs ist.

Dyspareunie bedeutet schmerzhafter oder schwieriger Geschlechtsverkehr, egal aus welcher Ursache. Sie unterscheidet sich vom Vaginismus dadurch, dass die Ursache im Allgemeinen eine lokale ist, d.h. es kann sich um eine Entzündung, einen Riss wie nach einer Entbindung, eine geringe Größe oder eine Atresie der Vagina usw. handeln. Wenn Vaginismus vorliegt, ist er bei allen Männern vorhanden, denn die bloße Berührung mit dem Finger oder einem Instrument kann einen schmerzhaften Krampf auslösen, während die Dyspareunie bei einem Mann auftreten und bei einem anderen nicht vorhanden sein kann. Der Ursprung des Wortes Dyspareunie zeigt, dass dies der Fall sein kann, denn *dyspareunos* bedeutet im Griechischen schlecht gepaart.

Dyspareunie darf nicht mit echtem Vaginismus verwechselt werden. Bei Dyspareunie kann der Geschlechtsakt frei ausgeübt werden, nur der Akt ist schmerzhaft oder unangenehm. Bei Vaginismus ist der Geschlechtsverkehr *unmöglich*. In Ausnahmefällen, wenn der Ehemann versucht, rohe Gewalt anzuwenden, kann die Frau in Ohnmacht fallen, sie kann einen Krampf bekommen oder wild hysterisch werden. Wenn der Ehemann darauf besteht, eine

Beziehung zu versuchen, kann die Frau weglaufen oder in Ausnahmefällen sogar einen Selbstmordversuch unternehmen.

ANHAFTENDE KLITORIS ODER PHIMOSE

Das Wort Phimose bedeutet „Maulkorb" und bezeichnet eine Verengung oder Verschmälerung der Vorhaut, so dass die Drüsen der Klitoris nicht frei zugänglich sind. Dieser Zustand kann zu einer Ansammlung von Smegma oder Sekret führen, das Entzündungen, Juckreiz und Nervenreizungen verursachen kann. Dies wiederum kann die Ursache für Selbstbefriedigung sein. Manche behaupten, dass eine verklebte Klitoris sogar epilepsieähnliche Krämpfe auslösen kann. In einigen Fällen führt sie zu einer gereizten Blase, der Unfähigkeit, den Urin zurückzuhalten, und nächtlichem Bettnässen.

Bei allen Mädchen, ob groß oder klein, die dazu neigen, zu masturbieren oder einfach an den Genitalien herumzufummeln, oder die über Juckreiz klagen, sollte die Klitoris untersucht werden, und wenn Verwachsungen gefunden werden, sollten sie gelöst werden. Dies kann leicht unter örtlicher Betäubung durchgeführt werden.

KAPITEL XXXIX

STERILITÄT

Definition der Sterilität - Der Ehemann sollte zuerst untersucht werden - Ein-Kind-Sterilität - Die fruchtbare Frau - Skalpingitis als Ursache der Sterilität - Leukorrhoe und Sterilität - Gebärmutterverlegung und Sterilität - Gebärmutterhalsverschluss und Sterilität - Sterilität und konstitutionelle Erkrankungen - Behandlung der Sterilität.

Sterilität oder Unfruchtbarkeit ist ein Zustand der Unfähigkeit, Kinder zu bekommen. In früheren Jahren herrschte allgemein die Meinung vor, dass, wenn ein Paar kinderlos war, die Schuld ausschließlich bei der Frau lag. Es wurde nicht einmal in Erwägung gezogen, dass der Mann schuld sein könnte. Heute wissen wir, dass in mindestens *fünfzig Prozent* der Fälle von Sterilität oder kinderlosen Ehen nicht die Frau, sondern der Mann schuld ist. Es ist daher sehr unklug, bei Sterilität die Frau einer Behandlung zu unterziehen, ohne vorher den Mann zu untersuchen. Dennoch ist dies immer noch häufig der Fall, vor allem in den unteren Schichten oder bei den Unwissenden. Es gibt Fälle, in denen die Frau jahrelang von einem Arzt zum anderen geht und allen möglichen Behandlungen unterworfen wird, während eine einfache Untersuchung des Mannes zeigen würde, dass der Fehler bei ihm liegt.

Manche Frauen bekommen ein Kind und sind danach nicht mehr in der Lage, ein weiteres zu gebären. Ein solcher Zustand wird Ein-Kind-Sterilität genannt. Sie ist im Allgemeinen auf eine Entzündung der Eileiter zurückzuführen, die die Öffnungen der Eileiter zur Gebärmutter verschließt, so dass keine Eizellen mehr *von den* Eierstöcken *durch die* Eileiter *in die* Gebärmutter gelangen können. Diese Entzündung kann die Folge einer Geburt sein, denn die Geburt allein kann eine Entzündung hervorrufen, oder sie kann auf eine Infektion zurückzuführen sein, die vom Ehemann übertragen wurde.

Um fruchtbar zu sein, d.h. ein lebendes Kind empfangen und gebären zu können, müssen die äußeren und inneren Geschlechtsorgane der Frau normal sein, ihre Eierstöcke müssen gesunde Eizellen produzieren, und es darf kein Hindernis auf dem Weg vorhanden sein, damit die Eizellen und die Samenzellen sich treffen können. Auch die Schleimhaut der Gebärmutter muss gesund sein, damit sich die befruchtete Eizelle, wenn sie in die Gebärmutter gelangt, dort problemlos entwickeln kann und nicht erkrankt oder schlecht ernährt und abgestoßen wird.

Wir müssen immer daran denken, dass der Anteil der Frau an der Zeugung von Kindern und der Erhaltung der Rasse viel wichtiger ist als der des Mannes. Wenn der Mann seine Spermien entladen hat, ist seine Arbeit getan - die der Frau beginnt erst.

Es gibt viele Ursachen für Sterilität bei Frauen, aber die häufigste ist eine Salpingitis oder eine Entzündung der Eileiter, die durch Tripper oder eine andere Entzündung verursacht werden kann. Eine schwere Leukorrhoe kann ebenfalls die Ursache für Sterilität sein, da der Ausfluss der Leukorrhoe für die Spermien tödlich sein kann. Eine weitere Ursache ist eine starke Beugung oder Drehung der Gebärmutter nach vorne oder nach hinten. Die Öffnung des Gebärmutterhalses, der Muttermund, kann auch verschlossen sein oder fast verschlossen sein, z. B. durch Geschwüre, starke Anwendungen usw. In einigen Fällen kann die Sterilität auf eine schwere konstitutionelle Erkrankung zurückzuführen sein, wenn die Person sehr geschwächt und so anämisch ist, dass die Menstruation ausbleibt. Leider ist dies nicht immer der Fall, denn auch im letzten Stadium der Schwindsucht können Frauen schwanger werden und werden es oft auch. Die Syphilis verursacht leider keine Sterilität, sondern nur Fehlgeburten, bis sie durch eine Behandlung unter Kontrolle gebracht ist.

Die Behandlung der Sterilität kann nur von einem kompetenten Arzt erfolgreich durchgeführt werden, vor allem von einem, der sich speziell dieser Art von Arbeit widmet. Ich möchte aber jeder Frau, die unfruchtbar ist und sich ein Kind wünscht, noch einmal eindringlich ans Herz legen, sich nicht behandeln oder gar untersuchen zu lassen, bevor nicht ihr Mann untersucht worden ist.

KAPITEL XL

DAS JUNGFERNHÄUTCHEN

Unterschied zwischen Keuschheit und Jungfräulichkeit-Verehrung des intakten Jungfernhäutchens-Opferung des Jungfernhäutchens manchmal unerlässlich für die Gesundheit des Mädchens-Bescheinigung eines Arztes, der das Jungfernhäutchen zerrissen hat.

Ich habe in einem früheren Kapitel erwähnt, dass das Fehlen des Jungfernhäutchens kein Beweis für Unkeuschheit ist, ebenso wenig wie das Vorhandensein des Jungfernhäutchens ein Beweis für vollkommene Keuschheit ist. Keuschheit und Jungfräulichkeit sind nicht gleichbedeutend, und ein Mädchen kann physische Jungfräulichkeit, d.h. ein intaktes Jungfernhäutchen, besitzen und dennoch moralisch unkeusch sein. Sie kann die Gewohnheit haben, unnatürlichen sexuellen Praktiken nachzugehen. Aber die Laien kennen diese Tatsachen nicht oder wollen sie nicht kennen, und das intakte Jungfernhäutchen wird immer noch wie ein Fetisch verehrt. Das wäre nicht weiter schlimm, wenn es nicht oft zu unnötigem Leid für das weibliche Kind oder Mädchen führen würde. Viele Krankheiten und ein großer Teil der Sterilität resultieren aus der Angst, das Jungfernhäutchen zu verletzen.

Wenn ein Junge Probleme mit seinen Genitalien hat, wie z. B. Phimose oder Balanitis oder was auch immer, wird er sofort zu einem Arzt gebracht, der die notwendige Behandlung einleitet. Wenn ein kleines Mädchen über Juckreiz an den Genitalien oder über Ausfluss klagt, zögert die Mutter lange, bevor sie zum Arzt geht. Sie hat Angst, dass er etwas mit dem Jungfernhäutchen macht. So wird sie sich mit Salben und Waschungen Zeit lassen, und die Krankheit wird in der Zwischenzeit fortschreiten, d. h. sich verschlimmern. Wenn sie dann zum Arzt geht und dieser sagt, dass das Jungfernhäutchen gedehnt oder geöffnet werden muss, um den Fall gründlich zu behandeln, wird die Mutter ihre Zustimmung verweigern, und die Krankheit wird weiter fortschreiten können. Ich weiß von vielen solchen Fällen. Das ist falsch. Wenn die Gesundheit des Mädchens es erfordert und ihre zukünftige Gebärfähigkeit auf dem Spiel steht, sollte man nicht zögern, das Jungfernhäutchen zu opfern.

Obwohl in der Zukunft das Getue, das jetzt um das Jungfernhäutchen gemacht wird, die übermäßige Verehrung, in der es gehalten wird, lächerlich erscheinen wird, und obwohl ich es für töricht und ziemlich demütigend für das Mädchen halte, wird dennoch jetzt, wo der durchschnittliche Ehemann so viel Wert auf das Vorhandensein eines unversehrten Jungfernhäutchens legt, ein Arzt, der im Laufe einer Operation oder Behandlung Gelegenheit hat, das Jungfernhäutchen zu zerschneiden oder zu zerreißen, gut daran tun, der Patientin ein entsprechendes Attest zu geben. Sollte in Zukunft die Keuschheit des Mädchens in Frage gestellt werden, kann sie durch das ärztliche Attest beweisen, dass der Verlust der Jungfräulichkeit nicht auf sexuelle Beziehungen zurückzuführen ist. Natürlich sollten die Beziehungen zwischen Ehemann und Ehefrau oder zwischen einem angehenden Ehemann und einer angehenden Ehefrau so sein, dass keine „Bescheinigung" erforderlich ist; aber die Realität weicht vom Ideal ab, und in einigen uns bekannten Fällen wurde der Verdacht des Ehemannes durch die mündliche oder schriftliche Erklärung des Arztes zerstreut.

An dieser Stelle sollte betont werden, dass der neue Ehemann bei einem sehr starken, zähen und widerstandsfähigen Jungfernhäutchen keine rohe Gewalt anwenden sollte, um es zu zerreißen. Erstens, weil der Schmerz zu quälend sein kann und dies bei der Frau eine Abneigung gegen Geschlechtsverkehr hervorrufen kann, die viele Monate oder Jahre - in manchen Fällen sogar für immer - anhalten kann. Zweitens kann es zu schweren Blutungen kommen, die nur mit Hilfe eines Arztes gestoppt werden können. Wenn ein sehr widerstandsfähiges Jungfernhäutchen vorliegt, sollte der Ehemann mehrere Versuche unternehmen; das Ziel sollte eine allmähliche und sanfte Dilatation mit Hilfe von etwas Vaseline und nicht ein gewaltsames Aufreißen sein; das Ergebnis ist in der Regel zufriedenstellend. In Ausnahmefällen kann es notwendig sein, einen Arzt hinzuzuziehen. Die Durchtrennung des Jungfernhäutchens ist ein kleiner Eingriff.

Interessant ist auch, dass manche Ehefrauen monatelang und jahrelang Geschlechtsverkehr haben und das Jungfernhäutchen dabei unversehrt bleibt. Auch bei einem intakten Jungfernhäutchen kann es zu einer Schwangerschaft kommen.

KAPITEL XLI

IST DER ORGASMUS FÜR DIE BEFRUCHTUNG NOTWENDIG?

Unterdrückung des Orgasmus durch die Frau zur Verhinderung einer Schwangerschaft-Schlechte Ergebnisse der Unterdrückung durch die Frau-Orgasmus: Beziehung zwischen Orgasmus und Schwangerschaft - Eine Hypothese - Eine phantasievolle Hypothese - Warum leidenschaftliche Frauen häufig keine Mütter werden - Ratschläge für leidenschaftliche Frauen, die schwanger werden wollen.

Unter Laien ist die Meinung weit verbreitet, dass eine Frau einen Orgasmus haben muss, damit sie schwanger werden kann, dass sie während des Aktes ein lustvolles, wollüstiges Gefühl gehabt haben muss. Wenn sie keinen Orgasmus hat, kann keine Befruchtung stattfinden. Manche Frauen sind sich dessen so sicher, dass sie, wenn sie eine Empfängnis vermeiden wollen, jedes orgastische Gefühl unterdrücken; sie lassen sich, wie sie sagen, nicht gehen. Das ist übrigens eine der Ursachen für die weibliche Frigidität. Wenn man gewohnheitsmäßig nicht zulässt, dass sich ein bestimmtes Gefühl entwickelt, wenn man es gleich zu Beginn, bei seiner ersten Manifestation, immer wieder unterdrückt, kann es ganz verkümmern, dauerhaft unterdrückt werden, oder die Unterdrückung entwickelt sich zu einer Nervenstörung.

Unter den Medizinern ist man sich über die Rolle des Orgasmus bei der Befruchtung nicht ganz einig. Einige Sexualwissenschaftler wie Kisch und Vaerting sind der Meinung, dass der Orgasmus eine wichtige Rolle spielt; andere, wie Forel, sind der Meinung, dass er keine Rolle spielt. Dass der Orgasmus für die Befruchtung nicht *notwendig ist,* muss nicht diskutiert werden. Frauen, die unter extremer Frigidität leiden, Frauen, die nie einen Orgasmus hatten, Frauen, die ihren Orgasmus unterdrücken, Frauen im Schlaf oder unter Narkose, Frauen, die vergewaltigt wurden, Frauen, die ihre Männer verabscheuen, werden häufig und leicht schwanger. Aber spielt er überhaupt eine Rolle? Erleichtert er die Befruchtung? Wird ein Geschlechtsverkehr, der von einem Orgasmus begleitet wird, unter sonst gleichen Bedingungen eher fruchtbar sein als ein Geschlechtsverkehr, bei dem der Orgasmus völlig ausbleibt? Diese Frage kann ich nur bejahen. Denn aus den verschiedenen Untersuchungen, die ich angestellt habe, kann kaum ein Zweifel daran bestehen, dass die Gebärmutter während des Orgasmus einen gewissen Sog ausübt; und dass eine Befruchtung *wahrscheinlicher ist,* wenn die Spermien in die Gebärmutter gesaugt werden, als wenn sie sich aus eigener Kraft ihren Weg bahnen, liegt auf der Hand und versteht sich von selbst. Im ersten Fall brauchen die Spermien weniger Zeit, um die Eizelle zu erreichen, und es besteht eine geringere Gefahr, dass sie auf dem Weg dorthin zugrunde gehen - durch Unterernährung oder durch Kontakt mit Sekreten einer sauren Reaktion. Es gibt noch einen weiteren Punkt. Ich bringe ihn nicht als bewiesene Tatsache oder als eine Tatsache, die bewiesen werden kann, vor. Es ist eine reine Hypothese, aber meiner Meinung nach eine richtige und plausible Hypothese. Ich glaube, dass die starken krampfartigen Kontraktionen, die während des Orgasmus stattfinden, nicht nur das Platzen eines Graafschen Follikels und die Extrusion einer Eizelle beschleunigen, sondern auch dem Eileiter helfen, die Eizelle zu fassen und sie auf dem Weg zur Gebärmutter zu unterstützen. Es ist daher keineswegs unvorstellbar, dass die Empfängnis während oder innerhalb kurzer Zeit nach einem Akt, der von einem richtigen Orgasmus begleitet wird, stattfinden kann. Viele Frauen behaupten, dass sie besondere, unverwechselbare Empfindungen erleben, sobald die Empfängnis stattgefunden hat, und wenn man den Tag der wahrscheinlichen Entbindung berechnet, weiß man, dass sie Recht haben. In Anbetracht all dieser Daten können wir mit Fug und Recht behaupten, dass ein Orgasmus oder ein wollüstiges Gefühl während des Aktes für die Befruchtung zwar keineswegs *notwendig,* aber in vielen Fällen hilfreich ist.

Manche behaupten, dass der aus einem orgastischen Akt resultierende Nachwuchs gesünder und besser entwickelt ist als der aus einem Geschlechtsverkehr, bei dem die Beteiligten keinen Orgasmus erleben. Dies wird damit begründet, dass die Empfängnis in erster Linie schnell erfolgt und die Spermien besser genährt und kräftiger sind. Meiner Meinung nach handelt es sich hierbei um eine reine Fantasiehypothese, die nicht ernst genommen werden muss.

Es kommt recht häufig vor, dass Frauen mit einer starken leidenschaftlichen Natur, mit starken orgastischen Gefühlen und in jeder Hinsicht normal, es nicht schaffen, Mutter zu werden. Eine sorgfältige Untersuchung ihres Menstruationsflusses wird zeigen, dass *dies nicht daran liegt, dass sie nicht schwanger geworden sind*, sondern daran, dass die befruchtete Eizelle jedes Mal ausgestoßen wird; mit anderen Worten, sie haben jeden Monat eine Fehlgeburt im Kleinformat. Und diese Fehlgeburten, oder besser gesagt Aborte, sind auf die krampfartigen Kontraktionen der Gebärmutter und ihrer Anhangsgebilde zurückzuführen, die den Orgasmus begleiten. In solchen Fällen habe ich der Frau geraten, zu versuchen, während des Aktes passiv zu bleiben, den Orgasmus zu unterdrücken, und die Ergebnisse haben in einigen Fällen die Weisheit meines Rates gezeigt. Nachdem die Empfängnis stattgefunden hat, sollte die Frau nach dem Ausbleiben einer Periode auf den Geschlechtsverkehr ganz verzichten oder zumindest für zwei oder drei Monate, bis der Fötus sicher an der Gebärmutter befestigt oder darin verankert ist.

KAPITEL XLII

FRIGIDITÄT BEI FRAUEN

Bedeutung des Begriffs Frigidität-Typen der Frigidität-Großer Prozentsatz frigider Frauen-Unterdrückung sexueller Manifestationen und Frigidität-Figidität und Masturbation-Figidität und sexuelle Schwäche des Mannes-Figidität und Abneigung des Mannes-Organische Ursachen der Frigidität-Eine frigide Frau kann leidenschaftlich werden-Behandlung der Frigidität.

Das Wort Frigidität bedeutet Kälte, und wenn eine Frau kein Verlangen nach sexuellen Beziehungen hat oder kein Vergnügen empfindet, wenn sie sexuelle Beziehungen hat, sagt man, dass sie frigide ist.

In einigen Fällen liegt nur ein Mangel an Verlangen vor, in anderen nur ein Mangel an Lust und in wieder anderen beides. In einigen Fällen ist die Frigidität angeboren, d. h. der Mangel an Verlangen und die Unfähigkeit, während des Aktes Lust zu empfinden, sind angeboren. In den meisten Fällen wird sie jedoch erworben oder ist nur vorübergehend und auf verschiedene Ursachen zurückzuführen. Frigidität ist bei Frauen viel weiter verbreitet als bei Männern. Einige Ärzte behaupten, sie sei bei fünfzig Prozent aller Frauen vorhanden. Das mag übertrieben sein, aber wenn wir die Zahl mit fünfundzwanzig Prozent beziffern, kommen wir der Wahrheit schon recht nahe.

Die Ursachen für Frigidität bei Frauen sind vielfältig, aber hier sind die wichtigsten: An erster Stelle steht die Verdrängung aller sexuellen Äußerungen, die die unverheiratete Frau praktizieren muss und seit vielen Jahrhunderten praktizieren muss. Ein Teil der Frigidität ist also erblich bedingt. Man kann einen natürlichen Instinkt nicht völlig auslöschen, aber dass man ihn schwächt, wenn man ihn immer wieder unterdrückt, ihm keine Chance gibt, sich durchzusetzen - daran kann kein Zweifel bestehen.

Die zweite Ursache ist die Selbstbefriedigung. In Fällen, in denen übermäßige Masturbation zur Gewohnheit geworden ist, kommt es nicht nur zu Frigidität, sondern auch zu einer völligen Abneigung gegen den Geschlechtsakt und zur Unfähigkeit, Lust oder einen Orgasmus zu erleben. Solche Fälle begegnen uns jeden Tag.

Eine dritte sehr wichtige Ursache ist die sexuelle Schwäche des Mannes. Wenn der Mann sexuell schwach ist (er leidet unter vorzeitigen Ejakulationen), gelingt es ihm entweder nicht, den sexuellen Instinkt in der Frau zu wecken, oder wenn er geweckt wurde, ist er geneigt, sich nicht nur in Frigidität, sondern in Abneigung gegen den Akt zu verwandeln.

Die vierte Ursache ist oft nur die Abneigung gegenüber dem Ehemann. Die letzten beiden Ursachen, Schwäche des Ehemannes und Abneigung gegen ihn, sind leider sehr häufig, und eine Frau, die bei einem Mann frigide war, kann sich bei der Heirat mit einem anderen Mann sehr leidenschaftlich zeigen.

Die fünfte Ursache ist die Angst vor einer Schwangerschaft.

Dies sind die fünf Hauptursachen. Andere Ursachen können Erkrankungen der Gebärmutter, Verletzungen des Gebärmutterhalses, Entzündungen der Eierstöcke, Vaginismus, Schilddrüsenerkrankungen usw. sein.

Es ist eine bedauerliche Tatsache, dass Frauen, die bis zum Alter von etwa vierzig Jahren frigide waren, danach sehr leidenschaftlich werden können.

Was die Behandlung von Frigidität betrifft, so kann bei angeborener Frigidität wenig oder gar nichts getan werden. Die meisten anderen Arten von Frigidität können jedoch geheilt werden.

KAPITEL XLIII

RATSCHLÄGE FÜR FRIGIDE FRAUEN, INSBESONDERE EHEFRAUEN

Ratschläge für frigide Frauen-Haltung verschiedener Männer gegenüber frigiden Ehefrauen-Orgasmus ein subjektives Gefühl-Eine vertretbare unschuldige Täuschung-Der Fall einer Demi-Mondäne.

Ich möchte Ihnen einen Rat geben, der für Sie von größter Bedeutung ist. Ich habe etwas gezögert, bevor ich dieses Kapitel geschrieben habe, aber das Wohlergehen so vieler Frauen hängt davon ab, dass dieser Rat befolgt wird, und ich habe das Leben so vieler Frauen verdorben gesehen, weil sie ihn nicht befolgt haben, so dass ich mich entschlossen habe, diesem Thema ein paar Worte zu widmen.

Wie Sie wissen, sind etwa ein Drittel oder ein Viertel aller Frauen (also eine von drei oder vier) sexuell frigide. Sie haben entweder kein oder nur ein geringes sexuelles Verlangen, oder wenn sie es haben, erleben sie während des Aktes keine wollüstigen Empfindungen und haben nie einen Orgasmus. Wenn Sie unverheiratet sind, ist das schön und gut. Wenn Sie aber verheiratet sind und zufällig zum frigiden Typ gehören, sollten *Sie Ihren Mann nicht darüber informieren*. Das kann zu großen und dauerhaften Problemen führen. Manchen Ehemännern ist das egal. Manche sind sogar froh, wenn ihre Frauen frigide sind. Sie können sich dann nach ihren eigenen Wünschen richten, sie können Geschlechtsverkehr haben, wann immer sie wollen und *wie sie wollen*. Sie müssen sich nicht an die Gewohnheiten ihrer Frau anpassen, sie müssen den Akt nicht so lange hinauszögern, bis sie zum Orgasmus kommt, usw. Kurz gesagt, manche Ehemänner betrachten eine frigide Frau als Segen, als einen von Gott geschenkten Schatz. Aber, wie ich bereits mehrfach erwähnt habe, ist in sexuellen Angelegenheiten jeder Mann ein Gesetz für sich selbst, und manche Männer fühlen sich äußerst schlecht und unzufrieden, wenn sie feststellen, dass ihre Frauen „keine Gefühle" haben. Manche werden wütend, andere sind angewidert. Manche verlieren jegliche Lust am Geschlechtsverkehr, und manche behaupten, mit einer Frau, die nicht richtig reagiert, keinen Geschlechtsverkehr haben zu können. Einige gehen zu anderen Frauen, andere drohen mit der Scheidung oder verlangen sie (natürlich können solche Männer ihre Frauen nicht wirklich lieben; sie könnten die Frigidität ihrer Frauen als *Vorwand* benutzen, um sie loszuwerden).

Nun kann ein Mann nicht wissen, ob eine Frau während des Aktes Gefühle hat oder nicht, ob sie es genießt oder nicht, ob sie einen Orgasmus hat oder nicht. Das sind subjektive Gefühle, und der Mann kann sie nicht kennen, es sei denn, du sagst es ihm. Wenn Sie zu den unabhängigen Menschen gehören, wenn Sie Simulation und Betrug verachten, wenn Sie bereit sind, sich von Ihrem Mann zu trennen oder sich von ihm scheiden zu lassen, um den Preis, dass Sie vollkommen ehrlich sind, dann ist das gut. Sie sind ein freies menschliches Wesen, und niemand hat das Recht, Ihnen vorzuschreiben, was Sie mit Ihrem Körper tun sollen. Aber wenn Ihnen Ihr Mann wichtig ist, wenn Ihnen Ihr Haus und vielleicht Ihre Kinder wichtig sind und Sie nicht gestört werden wollen, dann ist das Einzige, was Sie tun können, Ihren Mann nicht über Ihren frigiden Zustand zu informieren. Und es wird Ihnen nicht schaden, ein Gefühl zu simulieren, das Sie nicht erleben, und sogar den Orgasmus zu imitieren. Er wird nicht klüger sein, er wird Sie mehr genießen, und niemand wird durch Ihre kleine Täuschung verletzt, die ja eine Art Notlüge ist und niemanden etwas angeht außer Ihnen selbst. Eine unschuldige Täuschung, die niemandem schadet, sondern im Gegenteil allen Beteiligten nützt, ist durchaus zulässig.

Es mag ziemlich seltsam erscheinen, öffentlich den Rat zu geben, zu täuschen und zu simulieren. Und es ist zweifellos das erste Mal, dass dieser Ratschlag im Druck gegeben wird. Aber da ich nur eine Religion habe - das größte Glück der größten Zahl - wiederhole ich, dass ich nichts Falsches darin sehe, zu etwas zu raten, das allen (Betroffenen) nützt und niemandem schadet. Mehr als ein Haushalt, der zu zerbrechen drohte, wurde durch einen kleinen, einfachen Rat, den ich der Frau gab, ohne das Wissen des Mannes, sicher und gesund erhalten. Er war zufrieden, und die Dinge liefen von da an reibungslos.

Manche Frauen haben Angst davor, wollüstige oder orgastische Gefühle zu simulieren, weil sie denken, dass der Ehemann herausfinden kann, ob ihre Gefühle echt sind oder sie nur simulieren. (Frauen, aber auch Männer, haben komische Vorstellungen über sexuelle Themen). Dies ist nicht der Fall. Eine berühmt-berüchtigte Demi-Mondäne, die sehr begehrt war, weil sie als so „leidenschaftlich" bekannt war, gestand, dass sie in ihrem Leben nicht ein einziges Mal Geschlechtsverkehr genossen oder einen Orgasmus erlebt hatte. Aber ihre Mutter, die ebenfalls unter absoluter Frigidität litt, brachte ihr bei, Leidenschaft zu simulieren, und sagte ihr, dass sie auf diese Weise viel Geld verdienen könne, was sie auch tat.

Es ist bedauerlich, dass Ehefrauen - oder Ehemänner - jemals gezwungen sein sollten, auf Täuschung oder Simulation zurückzugreifen; vollkommene Offenheit sollte das Ideal sein, nach dem man streben sollte. Aber unter unseren gegenwärtigen gesellschaftlichen Bedingungen und mit dem gegenwärtigen Moralkodex ist eine gelegentliche Notlüge das geringere Übel, vielleicht sogar das geringste von Dutzenden von Übeln.

KAPITEL XLIV

VERGEWALTIGUNG

Definition der Vergewaltigung - Alter der Einwilligung - Einstimmige Meinung der Experten - Ausnahmefälle - Falsche Anschuldigung der Vergewaltigung aufgrund von Perversion - Erotische Träume unter Narkose als Ursache für Anschuldigungen gegen Ärzte und Zahnärzte.

Der gewaltsame Geschlechtsverkehr mit einer Frau ohne deren Zustimmung wird als Vergewaltigung bezeichnet. Wenn die Frau nicht in der Lage ist, ihr Einverständnis zu geben, z. B. wenn sie geisteskrank, schwachsinnig, bewusstlos oder betrunken ist, oder wenn sie nicht das Alter erreicht hat, in dem sie rechtmäßig ihr Einverständnis geben kann, handelt es sich ebenfalls um Vergewaltigung, und die Strafe ist dieselbe. Das Alter der Einwilligungsfähigkeit ist von Land zu Land und von Staat zu Staat unterschiedlich, liegt aber in der Regel zwischen sechzehn und achtzehn Jahren. Das heißt, wenn ein Mädchen, das noch nicht volljährig ist, einwilligt oder den Mann sogar zum Geschlechtsverkehr auffordert, wird der Mann genauso bestraft, als hätte er eine Vergewaltigung begangen.

Die Strafe für Vergewaltigung ist in allen zivilisierten Ländern sehr hart und reicht von zehn Jahren bis zu lebenslänglicher Haft, während in einigen Staaten dieser Union die Todesstrafe verhängt wird.

Es ist nicht meine Absicht, dieses schmerzliche Thema erschöpfend zu erörtern. In diesem kurzen Kapitel möchte ich lediglich auf zwei Tatsachen hinweisen.

Erstens ist es nach fast einhelliger Meinung aller Experten praktisch unmöglich, dass ein Mann ein normales erwachsenes Mädchen oder eine normale erwachsene Frau vergewaltigt, wenn sie sich wirklich nach Kräften wehrt. Anders sieht es natürlich aus, wenn der Mann die Frau mit einem Schlag niederschlägt, so dass sie bewusstlos wird. Aber wenn der Mann keine Brutalität anwendet und die Frau sich nach Kräften wehrt, ist eine Vergewaltigung praktisch unmöglich. Es ist jedoch möglich, dass das Mädchen in einigen Fällen durch die Angst so gelähmt ist, dass es keinen Widerstand leisten kann. Wenn der Mann sie mit dem Tod oder schwerer Körperverletzung bedroht, handelt es sich um eine Vergewaltigung, auch wenn sie keinen Widerstand leistet.

Der zweite Punkt ist, dass von den vielen Vergewaltigungsvorwürfen, die vor Gericht gebracht werden, *die meisten* falsch sind. Von hundert Fällen sind nur etwa zehn wahr. Der Rest ist falsch. Diese falschen Vergewaltigungsvorwürfe sind auf eine eigentümliche Perversion zurückzuführen, unter der einige Frauen leiden. Einige der Fälle sind auf Hysterie, auf Einbildung zurückzuführen, wobei die Frauen wirklich glauben, dass eine Vergewaltigung oder ein Vergewaltigungsversuch an ihnen begangen wurde, während die Untersuchung ergibt, dass die Anschuldigung völlig falsch ist. Viele Vergewaltigungsvorwürfe sind auf Rachegelüste oder bloße Erpressungsmotive zurückzuführen.

Sorgfältige Ärzte und Zahnärzte werden sich weigern, Frauen Lachgas oder ein anderes Betäubungsmittel zu verabreichen, es sei denn, es sind andere Personen anwesend, denn bekanntlich löst ein Betäubungsmittel bei Frauen oft erotische Träume und Empfindungen aus und lässt sie glauben, dass der Arzt einen unsittlichen Übergriff an ihnen begangen hat oder im Begriff war, ihn zu begehen, und wenn sie aus der Narkose erwachen, können sie sich der Realität ihres Traums so sicher sein, dass sie den Arzt anzeigen. Viele Männer haben Schande und Gefängnis erlitten und ihr Leben ruiniert oder sogar die Todesstrafe bezahlt, weil sie von perversen, hysterischen, rachsüchtigen oder erpresserischen Frauen zu Unrecht beschuldigt wurden.

KAPITEL XLV

DIE EINZIGE NORM DER SEXUALMORAL

Keuschheit - Doppelter Standard der Moral - Versuch, den doppelten Standard abzuschaffen - Späte Ehen und Keuschheit bei Männern - Schädliche Ratschläge für junge Frauen - Keuschheit bei Männern nicht immer aufgrund moralischer Prinzipien - Keusche Männer und zufriedenstellende Ehemänner - Eine Erklärung von Professor Freud - Eine Erklärung von Professor Michels - Was ein Mädchen das Recht hat, von ihrem zukünftigen Ehemann zu verlangen - Drei Fälle, die die verheerenden Auswirkungen falscher Lehren zeigen.

Wenn ein Mann ein Mädchen heiratet, erwartet er von ihr, dass sie keusch ist, d.h. Jungfrau, ohne jegliche sexuelle Erfahrungen. Von Männern wird die gleiche Keuschheit nicht generell erwartet. Solange ein Mann gesund und frei von Geschlechtskrankheiten ist, stellen seine früheren sexuellen Erfahrungen kein Hindernis für seine Ehe dar. Dies ist der so genannte doppelte oder doppelte Standard der Sexualmoral.

In den letzten Jahren haben einige hochgesinnte und wohlmeinende Männer und Frauen versucht, diese Doppelmoral abzuschaffen und einen einzigen Moralstandard einzuführen. Das heißt, sie fordern, dass der Mann, der in das Ehebett geht, genauso keusch und jungfräulich sein soll wie seine Frau. Ob die Bemühungen dieser guten Männer und Frauen jemals von Erfolg gekrönt sein werden, wollen wir offen lassen. Ob es überhaupt wünschenswert ist, dass ihre Bemühungen von Erfolg gekrönt *sind, wollen wir* ebenfalls offen lassen. Eine vollständige Erörterung dieser Fragen gehört in ein fortgeschritteneres Buch über Sexualethik. Ich will hier nur sagen, dass es in Anbetracht der Tatsache, dass der Geschlechtstrieb bei Jungen im Alter von fünfzehn oder sechzehn Jahren voll erwacht und dass die Heirat heutzutage, besonders bei den Berufstätigen, vor dem achtundzwanzigsten, dreißigsten oder fünfunddreißigsten Lebensjahr unmöglich und nicht wünschenswert ist, von den Männern zu erwarten, dass sie bis zum Eintritt in die Ehe ein vollkommen keusches Leben führen, ganz gleich, wie spät dieses Ereignis eintreten mag.

Diejenigen, die sich mit dem Sexualtrieb des Mannes befasst haben, scheinen der Meinung zu sein, dass Keuschheit bei normalen, gesunden Männern bis zum Alter von etwa dreißig Jahren ein Ding der Unmöglichkeit ist, und wenn sie erreicht wird, dann auf Kosten der körperlichen, geistigen und sexuellen Gesundheit des Einzelnen. Aber wie dem auch sei, und abgesehen von strittigen Fragen, bleibt die Tatsache bestehen, dass die überwiegende Mehrheit der heutigen Männer vor der Ehe sexuelle Beziehungen unterhält. Und diejenigen, die unsere jungen Frauen dazu drängen, sich zu weigern, Männer zu heiraten, die nicht vollkommen keusch waren, erweisen unserer Frauenwelt einen sehr schlechten Dienst. So wie es jetzt ist, gibt es bei der großen Auswahl an Männern viele, zu viele, alte Jungfern. Was würden unsere Frauen tun, wenn sie nur zehn Prozent zur Auswahl hätten (denn es wird zugegeben, dass mindestens 90 Prozent aller Männer voreheliche Beziehungen haben)? Sie müssten praktisch alle die Hoffnung aufgeben, zu heiraten und Mutter zu werden. Und wenn diese zehn Prozent, die bis zu ihrer Heirat keusch geblieben sind, in jedem Fall eine überlegene Klasse von Männern wären, dann wäre das ein gewisser Ausgleich. Leider ist das bei weitem nicht der Fall, denn, wie Ihnen alle fortgeschrittenen Sexualwissenschaftler sagen werden, ist im Allgemeinen etwas falsch an einem Mann, der bis zum Alter von dreißig, fünfunddreißig oder vierzig Jahren absolut keusch bleibt. Nicht in allen Fällen sind es moralische Prinzipien, sondern meist Feigheit oder sexuelle Schwäche. Und so traurig es auch sein mag, diese vollkommen guten, keuschen Männer sind im Allgemeinen keine befriedigenden Ehemänner, und ihre Ehefrauen sind nicht die glücklichsten. Ich stimme Professor Freud voll und ganz zu, wenn er sagt, „dass sexuelle Enthaltsamkeit nicht dazu beiträgt, energische, unabhängige Männer der Tat, originelle Denker, kühne Verfechter von Freiheit und Reformen heranzubilden, sondern eher gutmütige Schwächlinge." Und noch zutreffender ist die Aussage von Professor Michels, der sagt:

„Der Wunsch, die eigene Tochter möge einen Mann heiraten, der wie sie selbst und auf gleicher Augenhöhe in der Ehe seine ersten Erfahrungen mit den heiligsten Geheimnissen des Sexuallebens macht, *kann zu tiefen Enttäuschungen führen.* Auch wenn heute die Nachfrage nach keuschen jungen Männern äußerst gering ist, so ist das Angebot noch geringer und die Ware *von so minderer Qualität,* dass der Versuch, diesen Wunsch zu befriedigen, in der Praxis wahrscheinlich zu Ergebnissen führt, die ganz und gar nicht den Hoffnungen entsprechen, die durch die Betrachtung der abstrakten Idee der Reinheit geweckt werden. Viele körperlich unversehrte Menschen beiderlei Geschlechts *sind weitaus stärker verunreinigt* als diejenigen, die tatsächliche sexuelle Erfahrungen gemacht haben. Andere wiederum, die abstrakt und vom körperlich-sexuellen Aspekt her überlegen sind, sind *den Unkeuschen ethisch unterlegen,* so dass die Verbindung mit diesen letzteren sich eher als glücklich erweisen würde als eine Verbindung mit denen, die nominell rein sind." Und weiter: „Sorgfältige Väter heiratsfähiger Töchter, die diese Jungfräulichkeit bei ihren Schwiegersöhnen suchen, werden, wenn sie sie finden, selten eine Garantie für den gleichzeitigen Besitz solider moralischer Qualitäten finden."

Ein Mädchen hat lediglich das Recht zu verlangen, dass ihr zukünftiger Ehemann körperlich und sexuell gesund und frei von Geschlechtskrankheiten ist. Sein früheres Sexualleben geht sie nichts an, vorausgesetzt, er ist ein Mann mit einem guten moralischen Charakter im Allgemeinen. Selbst wenn der Mann das Pech hatte, sich einen Tripper zugezogen zu haben, sollte dies kein Hindernis für die Ehe darstellen, sofern er vollständig davon geheilt ist. Die einzige Ausnahme ist die Syphilis. Das Mädchen hat das Recht, die Verbindung mit einem Mann, der an Syphilis erkrankt ist, strikt abzulehnen, es sei denn, es ist bereit und willens, sein Leben ohne Kinder zu verbringen. Bei Syphilis können wir niemals eine *absolute* Heilungsgarantie geben, und wir haben kein Recht, eine Frau ohne ihr Wissen und ihre Zustimmung der Gefahr einer Ansteckung mit Syphilis auszusetzen, und sei die Gefahr noch so gering.

VERHEERENDE AUSWIRKUNGEN FALSCHER LEHREN

Welche verhängnisvollen Auswirkungen eine falsche Lehre haben kann, die den Geist unserer Frauen mit falschen Vorstellungen impft, zeigen die folgenden drei Fälle, die in *The Critic and Guide* kurz beschrieben werden:

Fall eins war ein vierundzwanzigjähriges Mädchen aus wohlhabendem Elternhaus, das einen Hochschulabschluss hatte. Sie war mit einem wirklich sehr netten, sympathischen jungen Mann verlobt, der ihr zweifelsohne einen ausgezeichneten Ehemann abgegeben hätte. Doch in den letzten beiden Jahren ihres Studiums wurde sie von der Einheitsdummheit durchdrungen, und „Keuschheit für Männer, Stimmen für Frauen" wurde ihr Motto. Sie fragte ihren Verlobten, ob er absolut keusch gewesen sei, bevor er sie kennenlernte. Er wollte nicht den Heuchler spielen und sagte ihr die Wahrheit, dass er es nicht war. Aber er versicherte ihr, dass er nie infiziert gewesen sei und dass seine allgemeine und sexuelle Gesundheit in ausgezeichnetem Zustand sei. In ihrer überschwänglichen Stimmung löste sie die Verlobung auf und erklärte, dass ihr Mann genauso „rein" sein müsse wie sie. Sie bereute ihren Schritt bald, denn sie liebte den Mann; aber ihr Stolz ließ sie nicht die Initiative zu einer Versöhnung ergreifen, und in der Zwischenzeit verliebte sich ihr ehemaliger Verlobter in ein anderes Mädchen und heiratete es. Nachdem vier Jahre vergangen waren und sie Gefahr lief, eine alte Jungfer zu werden, heiratete sie einen Mann, der gesellschaftlich und intellektuell weit unter ihr stand und in jeder Hinsicht schlechter war als ihr ehemaliger Verlobter. Ihre Ehe ist nicht glücklich.

Der zweite Fall ähnelt dem ersten, nur dass die betreffende junge Dame - jetzt nicht mehr ganz so jung - immer noch im Singledasein lebt, und die Chancen, dass sie jemals eine Ehefrau oder auch nur die Geliebte eines anderen wird, schwinden rapide. Ich möchte hinzufügen, dass ihr Verlobter, den sie wegen seiner mangelnden Jungfräulichkeit verlassen hat, ein sehr kluger junger Arzt war, der jetzt sehr erfolgreich und sehr glücklich verheiratet ist. Wie ich höre, ist sie eine sehr unglückliche Person, die Gefahr läuft, in einen ständigen Zustand der Melancholie zu verfallen. Dabei war sie von sehr fröhlichem Gemüt gewesen.

Der dritte Fall ist insofern besonders, als der Verlobte absolut keusch *war*. Sie fragte ihn, und er sagte ihr, dass er noch nie mit jemandem Geschlechtsverkehr gehabt habe und dass er nie eine Spur oder einen Verdacht auf eine Geschlechtskrankheit gehabt habe. Die junge Frau war damit nicht zufrieden. Sie wollte, dass ihr Verlobter ihr ein Attest eines Facharztes vorlegte, das dies bestätigte. Der junge Mann erklärte ihr, dass dies töricht sei, dass er sich nicht den Kosten und Unannehmlichkeiten einer Reihe von Tests aussetzen wolle, wenn er *wisse*, dass er nicht nur keine Geschlechtskrankheit habe, sondern dass es auch nicht möglich sei, dass er eine bekomme. Nein, das stellte sie nicht zufrieden. Sie wurde misstrauisch. „Wenn Sie nichts zu befürchten haben, warum haben Sie dann etwas dagegen, ein Attest mitzubringen?" „Ich habe nichts zu befürchten, aber ich verlange, dass Sie mich respektieren und mir so viel Vertrauen entgegenbringen, dass Sie mir glauben, dass ich die Wahrheit sage, wenn ich eine Sache mit solcher Bestimmtheit erkläre. Wenn du mir jetzt nicht so viel Vertrauen entgegenbringst, ist unser zukünftiges Leben nicht sehr erfolgversprechend." Ein Wort führte zum anderen, und dann löste er die Verlobung auf, wie es jeder Mann, der etwas auf sich hält, unter diesen Umständen tun würde. Er ist verheiratet, und sie ist es nicht und wird es wahrscheinlich auch nie sein. Drei junge Leben, ruiniert durch perverse Lehren.

KAPITEL XLVI

UNTERSCHIED ZWISCHEN DEM SEX- UND LIEBESLEBEN VON MANN UND FRAU

Scheinbar widersprüchliche Aussagen-Fehldeutungen der Worte Sexualtrieb und Liebe-Unterschied in den Erscheinungsformen des männlichen und weiblichen Sexualtriebs-Männlicher Sexualtrieb gröber als der der Frau-Erweckung des sexuellen Verlangens im Jungen und im Mädchen-Wunsch der Frau nach Zärtlichkeiten-Hauptverlangen des Mannes nach sexuellen Beziehungen-Normale sexuelle Beziehungen als Mittel, einen Mann zu halten-Ein physiologischer Grund Warum der Mann gehalten wird - Der Mann und die körperliche Liebe - Die Frau und die geistige Liebe - Vorstufen des Geschlechtsverkehrs bei Mann und Frau - Körperliche Eigenschaften - Seelische und geistige Eigenschaften - Unterschied zwischen Liebe und „Verliebtheit" - Die Liebe als Anreiz für den Mann - Wenn der Mann liebt - Wenn die Frau liebt - Die fesselnderen Interessen des Mannes - Die für den Mann lästige Liebesbeziehung - Die polygamen Tendenzen des Mannes - Die alleinstehende FrauFrau alleinstehend in ihrem Sex- und Liebesleben-Mann und Frau biologisch verschieden.

Wenn Sie Bücher lesen oder Vorträge über Sex hören, werden Sie auf Aussagen stoßen, die Ihnen widersprüchlich erscheinen. Einmal werden Sie lesen oder hören, dass der Geschlechtstrieb beim Mann viel stärker ausgeprägt ist als bei der Frau; ein andermal werden Sie auf die Aussage stoßen, dass der Sex bei der Frau eine viel wichtigere Rolle spielt als beim Mann. Einmal werden Sie hören, dass Männer übersexualisiert sind, dass sie von Natur aus polygam und promiskuitiv sind, während die Frau monogam und in der Regel sexuell frigide ist; das nächste Mal wird man Ihnen versichern, dass das Leben einer Frau ohne Liebe nichts ist, und Sie werden mit den bekannten und oft zitierten zwei Zeilen von Byron konfrontiert werden: Des Mannes Liebe ist des Mannes Leben ein Ding für sich, des Weibes ganze Existenz.

Diese Widersprüche sind nur scheinbar und ergeben sich aus zwei Tatsachen: Erstens werden die Worte Sex oder Sexualtrieb und Liebe unterschiedslos und austauschbar verwendet, als wären sie synonyme Begriffe, was sie nicht sind; zweitens werden die wesentlichen Unterschiede in der Natur und den

Erscheinungsformen der Sexualtriebe bei Mann und Frau nicht beachtet. Wenn diese Unterschiede deutlich gemacht werden, verschwinden die scheinbaren Widersprüche. Die herausragende Tatsache, die man sich vor Augen halten muss, ist, dass der Geschlechtstrieb beim Mann einen sinnlicheren, körperlicheren, gröberen und groberen Charakter hat, wenn man keine Einwände gegen diese Adjektive hat, als bei der Frau. Bei der Frau ist er feiner, geistiger, platonischer, um diesen klischeehaften und falschen Begriff zu verwenden. Beim Mann sind die sexuellen Manifestationen mehr zentralisiert, mehr lokal, mehr auf die Geschlechtsorgane konzentriert; bei der Frau sind sie mehr über den ganzen Körper verteilt. Bei einem fünfzehnjährigen Jungen kann die Libido sexualis voll entwickelt sein, er kann starke Erektionen und ein starkes Verlangen nach normalen sexuellen Beziehungen haben; bei einem fünfzehnjährigen Mädchen kann es keine Spur von rein sexuellem Verlangen geben; und dieser *Mangel* an Verlangen nach *körperlichen* sexuellen Beziehungen kann sich bei Frauen bis zum Alter von zwanzig oder fünfundzwanzig Jahren manifestieren (was wir bei normalen Männern nie sehen); Frauen von fünfundzwanzig Jahren und mehr, die nicht durch Romane, Bilder und Erzählungen von ihren Ehepartnern angeregt und neugierig gemacht wurden, verspüren vielleicht erst einige Monate nach der Heirat ein sexuelles Verlangen. Aber während ihr Verlangen nach tatsächlichen sexuellen Beziehungen viel später erwacht als bei Männern, erwacht ihr Verlangen nach Liebe, nach Zärtlichkeiten, nach Umarmungen, nach enger Freundschaft, nach Liebesbriefen viel früher als bei Männern und nimmt einen größeren Teil ihres Lebens ein; sie denken im Wachzustand mehr an die Liebe, und sie träumen mehr davon als Männer.

Ein Mann - denken Sie immer daran, dass ich, wenn ich von Männern und Frauen spreche, immer vom Durchschnitt spreche; Ausnahmen in die eine oder andere Richtung gibt es bei beiden Geschlechtern - ein Mann, sage ich, wird im Allgemeinen müde, einer Frau Aufmerksamkeit zu schenken, wenn er das Gefühl hat, dass sie nicht schließlich zum biologischen Ziel führt - sexuelle Beziehungen. Eine Frau kann es jahrelang mit einem Mann aushalten, ohne dass es zum Geschlechtsverkehr kommt, weil sie mit den sexuellen Ersatzhandlungen - Umarmungen und Küssen - mehr oder weniger zufrieden ist.

Und hier ist ein guter Ort, um auf die Vorstellung hinzuweisen, die jungen Frauen so eifrig eingeimpft wird, dass eine beharrliche Ablehnung der Forderungen des Mannes ein sicheres Mittel ist, um die Zuneigung des Mannes zu erhalten; dass, sobald der Mann seine Wünsche befriedigt hat, er keine weitere Verwendung für das Mädchen hat. Das mag für den untersten Abschaum des männlichen Geschlechts zutreffen, für das männliche Geschlecht insgesamt gilt das Gegenteil. Und ich glaube, Marcel Prevost war der erste, der darauf hingewiesen hat (in seinem *Le Jardin Secret*). Nichts hält die Zuneigung eines Mannes so fest wie normale sexuelle Beziehungen. Und die Ursache dafür ist nicht, wie man vermuten könnte, eine rein moralische, denn der Mann hält sich aus Ehre und Pflicht an die Frau gebunden, deren Körper er besitzt. Nein, es gibt einen viel stärkeren und sichereren Grund: Der Grund ist physiologischer Natur. Es wird eine starke körperliche Anziehung geboren, die im Unterbewusstsein des Mannes eine stärkere Rolle spielt als Ehre und Pflicht. Übertreibungen müssen natürlich vermieden werden, denn Übertreibungen führen zur Sättigung, und Sättigung ist der Liebe ebenso abträglich wie Erregung ohne jegliche Befriedigung.

DIE WAHL ZWISCHEN KÖRPERLICHER UND GEISTIGER LIEBE

Aber zurück zu unserer These: der Unterschied zwischen dem Sex- und Liebesleben von Mann und Frau. Wenn ein Mann die *Wahl hätte* zwischen körperlicher Liebe, d.h. tatsächlichen sexuellen Beziehungen, und geistiger Liebe, d.h. Liebesspiel, Küssen, Liebesbriefen usw., würde er im Allgemeinen Ersteres wählen. Wenn eine Frau die *Wahl hätte,* würde sie sich im Allgemeinen für Letzteres entscheiden. Der Mann und die Frau würden beides gleichzeitig bevorzugen: körperliche und geistige Liebe. Aber das ist nicht die Frage. Die Frage ist: wenn es zu einer *Wahl* käme; und dann wären die Ergebnisse so, wie ich es gerade angedeutet habe. Die Richtigkeit meiner Aussagen wird jeder bestätigen können, der etwas von der menschlichen Sexualität versteht. Der Mann kann den Geschlechtsverkehr ohne jegliche Vorbedingungen voll genießen; bei der Frau sind die Vorbedingungen von größter Wichtigkeit, und wenn diese fehlen, ist sie oft nicht in der Lage, irgendein Vergnügen zu empfinden. Nein, das Gefühl der Lust wird nicht selten durch ein Gefühl der Unzufriedenheit und sogar des Ekels ersetzt. Der Mann kümmert sich mehr um die körperlichen und weniger um die geistigen und seelischen Eigenschaften seiner Sexualpartnerin; bei der Frau ist das Gegenteil der Fall. Ich lasse die sexuelle Impotenz außer Acht, denn sie ist eine echte Behinderung, und ein Mann, der darunter leidet, irritiert die Frau nur, ohne sie zu befriedigen. Das wird sie nicht ertragen. Aber wenn der Mann sexuell potent ist - er kann alt und unansehnlich sein -, spielen seine anderen körperlichen Eigenschaften bei der Frau nur eine kleine Rolle; seine geistigen und spirituellen Qualitäten zählen für sie viel mehr. Eine Frau mag zwar in der Lage sein, einem Mann vollkommene sexuelle Befriedigung zu verschaffen, und sie mag einen engelhaften Charakter haben, aber wenn ihr Körper nicht alles ist, was man sich wünschen könnte, wird der Mann unzufrieden und unglücklich sein.

DIE LIEBE IM MENSCHEN NIMMT EINEN UNTERGEORDNETEN PLATZ EIN

So sehr wir uns auch bemühen, wir kommen nicht um die Tatsache herum, dass die Liebe im Leben des Menschen einen untergeordneten Platz einnimmt. Ich spreche jetzt von der Liebe und nicht vom „Verliebtsein". Verliebtheit ist, wie schon an anderer Stelle erwähnt, eine eindeutig pathologische Erscheinung, die dem Wahnsinn nahekommt, und wenn ein Mann verliebt ist, kann sie jede Faser seines Wesens in Anspruch nehmen, jede Minute seiner wachen Stunden in Anspruch nehmen, er kann alle seine Arbeit vernachlässigen und sich vor allen Pflichten drücken, ja, er ist geneigt, sich viel mehr zum Narren zu machen als eine Frau unter ähnlichen Umständen. Er ist weniger geduldig, er hat weniger Kontrolle über sich selbst, er ist weniger leidensfähig, er ist weniger fähig, sich selbst aufzuopfern. Aber das alles bezieht sich, wie gesagt, auf das „Verliebtsein", was etwas ganz anderes ist als lieben. Ein Mensch kann noch so sehr lieben, und wenn seine Liebe erwidert wird, wird er seine Arbeit ruhig und unbeirrt fortsetzen. Er wird besser arbeiten - die Liebe ist ein wunderbarer Ansporn -, aber er wird vollkommen zufrieden sein, wenn er seine Geliebte jeden Tag ein oder zwei Stunden oder sogar ein- oder zweimal in der Woche sieht. Und wenn er eine wichtige und interessante Arbeit zu erledigen hat, kann er sich drei oder sechs Monate von seiner Liebe trennen, ohne dass sein Herz bricht. Nicht so bei der Frau. Eine Frau, die liebt, betrachtet jeden Tag, an dem sie ihren Geliebten nicht sieht, als verlorenen Tag. An solchen Tagen ist sie oft unglücklich und unfähig zu arbeiten, und sie erträgt die Trennung viel schwerer als der Mann. Ich glaube nicht, dass dies daran liegt, dass die Liebe einer Frau immer intensiver ist als die eines Mannes; nein. Aber er hat gewöhnlich andere Interessen, die seine Gedanken und Gefühle beschäftigen, während die Gedanken und Gefühle der meisten Frauen auf den Mann gerichtet sind, den sie lieben. Wenn eine Frau liebt, könnte und würde sie ihre ganze Zeit mit dem Mann verbringen, den sie liebt. Sie würde nie müde werden, Liebe zu machen (ich beziehe mich hier nicht auf sexuelle Beziehungen) oder auch nur in der Nähe des Mannes zu sein. Für die Frau ist die Liebe eine Sache ohne Müdigkeit. Der Mann wird eindeutig müde. Wie sehr er eine Frau auch lieben mag, zu viel Liebesspiel wird ihm zuwider, und er will weg. Selbst die bloße Nähe wird ihm lästig, wenn sie zu lange andauert, und er beginnt zu zappeln und an seinen Ketten zu zerren, selbst wenn diese nur aus Spinnstoff sind. Eine Frau sollte diese Tatsachen kennen und sich entsprechend verhalten.

POLYGAME TENDENZEN BEIM MENSCHEN

Wir kommen nun zum letzten Punkt unserer Diskussion: die polygamen oder varietätistischen Tendenzen beim Mann gegenüber den monogamen Tendenzen bei der Frau. Ganz gleich, was unsere Moralisten, die versuchen, die Fakten an ihre Theorien anzupassen, anstatt ihre Theorien an die Fakten anzupassen, sagen mögen, die Tatsache bleibt bestehen, dass der Mensch ein stark polygames oder varietätistisches Tier ist. Dass viele Männer ihr Leben lang keine Beziehungen zu anderen Frauen als ihren Ehefrauen hatten, wird freudig zugegeben. Ich behaupte dies trotz des ungläubigen Lächelns aller Zyniker und Scharlatane dieser Welt. Ich habe eine große Anzahl solcher Männer persönlich gekannt. Aber dass sie es ohne jeden Kampf tun, und in einigen Fällen einen sehr harten Kampf, wird nachdrücklich bestritten. Und dass Hunderttausende von Männern nicht in der Lage sind, sich zu wehren - oder sich nicht wehren wollen - und ein sexuell promiskuitives Leben führen, wird jeder bezeugen, der etwas über das Leben weiß, wie es ist. Und sein Zeugnis wird durch die Berichte der Sittenkommissionen und die Aussagen von anrüchigen Hausbesitzern bestätigt. Für einen großen Prozentsatz der Männer ist ein streng monogames Leben entweder lästig, schmerzhaft, unangenehm oder ein Ding der Unmöglichkeit. Die Zahl der Frauen, die mit einem Partner nicht zufrieden sind, ist dagegen äußerst gering.

Ein Mann kann eine Frau tief und aufrichtig lieben und gleichzeitig mit einer anderen Frau schlafen oder sexuelle Beziehungen mit ihr oder sogar mit Prostituierten haben. Das ist bei Männern durchaus *üblich*. Bei Frauen ist es eher selten, auch wenn es vorkommen kann. Wie immer wieder betont wird, gibt es immer wieder Ausnahmefälle, aber wir sprechen hier vom Durchschnitt und nicht von der Ausnahme. Die *Regel* ist, dass die Frau in ihrem Sexual- und Liebesleben viel loyaler, viel treuer, viel einfühlsamer ist als ihr Herr und Meister, der Mann.

Ist sie deshalb besser als der Mensch, ihm überlegen? Es ist müßig, von besser oder schlechter, von überlegen oder unterlegen zu sprechen. Sie sind nun einmal so, wie sie sind. So sind Mann und Frau von der Natur geschaffen worden, durch tausend Jahrhunderte der Vererbung, durch tausend Jahrhunderte der Umwelt. Die Unterschiede liegen in den biologischen Wurzeln, und es ist sinnlos, gegen die Natur und die Biologie zu kämpfen und zu wettern. Das Richtige ist, die Tatsachen anzuerkennen und das Beste daraus zu machen. Die Rolle des Vogel Straußes zu spielen, bewusst Tatsachen zu ignorieren, die nicht angenehm sind, mag einfach sein, aber ist es klug?

KAPITEL XLVII

MÜTTERLICHE EINDRÜCKE

Weit verbreiteter Glaube an mütterliche Eindrücke - Kein einziger gut belegter Fall von mütterlichen Eindrücken - Geburt von Monstrositäten - Lächerliche Beispiele von Ärzten - Der so genannte Schock ist oft ein Produkt der Einbildung der Mutter - Vier Fälle von angeblichen mütterlichen Eindrücken - Die Gesundheit der Mutter während der Schwangerschaft kann Auswirkungen auf die allgemeine Gesundheit des Kindes haben.

Viele Menschen glauben, dass starke Eindrücke, die während der Schwangerschaft auf die Mutter einwirken, beim Kind Spuren oder Defekte hervorrufen können. Dieser Glaube stammt aus dem frühesten Altertum und ist bei allen Völkern weit verbreitet. Der Glaube bezieht sich insbesondere auf Gefühle des Schreckens oder der plötzlichen Überraschung; so glaubt man, dass, wenn eine Frau während der Schwangerschaft von einem Tier erschreckt wird, das Kind das Zeichen des Tieres auf seinem Körper tragen oder sogar in der Gestalt des Tieres geboren werden könnte. Tausende von solchen *angeblichen* Fällen werden als Beweis angeführt. Es gibt kaum einen Laien oder insbesondere eine Laienfrau, die nicht behauptet, von authentischen Fällen von mütterlichen Eindrücken zu wissen.

Es ist eine undankbare Aufgabe, etablierte Überzeugungen zu erschüttern, und ich hoffe nicht, dass es mir gelingen wird, alle meine Leser davon zu überzeugen, dass alle Geschichten und Beispiele über mütterliche Eindrücke unwahr sind und einer wissenschaftlichen Grundlage entbehren. Aber ich sehe es als meine Pflicht an, meine Überzeugung darzulegen, ob Sie sie nun akzeptieren oder nicht. Meiner Meinung nach gibt es keinen einzigen *gut bestätigten* Fall von mütterlichen Eindrücken. Es gibt kaum einen Fall von Defekt oder Monstrosität, dessen Ursache auf mütterliche Prägung zurückzuführen ist und der nicht auf natürliche Weise oder einfach durch Zufall erklärt werden kann. Tausende von Frauen werden durch unangenehme Anblicke, durch verkrüppelte Männer, durch Tiere erschreckt oder schockiert, und dennoch werden ihre Kinder völlig normal geboren. Auf der anderen Seite werden viele gezeichnete, defekte oder monströse Kinder geboren, bei denen keine mütterlichen Eindrücke als Ursache angegeben werden können. Warum kann es also nicht sein, dass, wenn die Mutter während der Schwangerschaft durch etwas erschreckt wurde und das Kind mit irgendeinem Makel oder Defekt geboren wurde, dass letzteres einfach ein Unfall war und nicht das *Ergebnis* des Eindrucks? Nur weil eine Sache auf eine andere folgt, bedeutet das nicht, dass sie durch diese andere Sache *verursacht* wurde.

Viele der Fälle, die als Beispiele angeführt werden, und zwar auch von Ärzten, sind so lächerlich, dass kein wissenschaftlicher Mensch ihnen auch nur einen Augenblick lang Glauben schenken kann. Wenn ein Arzt (Dr. Thomas J. Savage) erzählt, er habe eine Frau behandelt, die etwa in der Mitte der Schwangerschaft von einem großen grünen Frosch erschreckt worden sei und ein Ungetüm zur Welt gebracht habe, dessen Kopf die Form eines großen Frosches gehabt habe, mit den Augen und dem Mund und sogar der Färbung eines Frosches, dann sagt er entweder die Unwahrheit oder er zeigt sich so unwissend und leichtgläubig, wie eine ungebildete alte Frau nur sein kann. Der Arzt sollte wissen, dass das Kind in der Mitte der Schwangerschaft *voll ausgebildet* ist und dass es nicht möglich ist, dass ein bereits geformtes menschliches Wesen seine Gestalt in die eines Tieres verwandelt. Ein weiteres Beispiel, das derselbe Arzt anführt und das den Grad seiner Mentalität zeigt, ist das eines Kindes, das als Säugling, der noch nicht laufen konnte, „über den Boden krabbelte und kleine Gegenstände wie Stecknadeln, Reißzwecken, kleine Perlen ohne die geringste Schwierigkeit oder Fummelei aufhob". Der Grund für diese „bemerkenswerte" Fähigkeit schreibt der gute Arzt der Tatsache zu, dass die Mutter vier Monate vor der Geburt dieses Kindes einen Ausflug in den Wald machte und mit großem Vergnügen Hickory-Nüsse sammelte, die sie zwischen den Blättern, mit denen der Boden dicht bedeckt war, verstreut fand!

Sehr oft ist der so genannte Schock oder Schrecken, den die Mutter während der Schwangerschaft erlebt, nur ein Produkt ihrer Einbildung. Wir kennen viele Fälle, in denen die Mütter nie erwähnt haben, dass ihnen etwas passiert ist, und erst nachdem das Kind mit irgendeinem Makel oder Defekt geboren wurde, begannen sie nach Ursachen zu suchen und behaupteten, dass ihnen während der Schwangerschaft dieses oder jenes passiert sei, aber bei genauer

Untersuchung stellte sich heraus, dass das angebliche Ereignis seinen Ursprung im Gehirn der Mutter hatte.

Kurz gesagt, obwohl das Thema der mütterlichen Eindrücke interessant ist und weitere Untersuchungen erfordert, gibt es derzeit keine wissenschaftliche Rechtfertigung für den Glauben an mütterliche Eindrücke. Insbesondere müssen wir alle Geschichten über mütterliche Eindrücke während des letzten Teils der Schwangerschaft, während des fünften, sechsten, siebten, achten oder neunten Monats, überprüfen. Denn nachdem das Kind voll ausgebildet ist, können keine geistigen oder psychischen Eindrücke ihm Muttermale aufdrücken, seine Gliedmaßen amputieren oder es in irgendeine Art von Monstrosität verwandeln.

Nachdem der obige Text geschrieben und für den Druck vorbereitet war, stieß ich in einem Buch von Laura A. Calhoun („Sex Determination and Its Practical Application") auf vier Fälle von angeblichen mütterlichen Abdrücken. Die ersten drei Fälle schildert die Autorin kommentarlos und hält sie offensichtlich für reine Münze. Den vierten Fall untersuchte die Dame, und sie sagt freimütig, dass das, was zunächst wie ein klarer Fall von mütterlicher Prägung aussah, nichts dergleichen war, sondern lediglich ein Fall von Vererbung. Um die Monotonie ein wenig zu unterbrechen, gebe ich hier die vier Fälle in den eigenen Worten der Dame wieder.

Die erste war die einer Mutter, die während der Schwangerschaft gezwungen war, eine gewisse Zeit lang durchgehend Schafsfleisch zu essen. Sie empfand eine so plötzliche Abscheu und Abneigung gegen dieses Fleisch, dass sie es nur noch aß, um nicht zu verhungern. Nach der Geburt ihres Kindes erholte sie sich von dieser krampfhaften Abneigung gegen dieses besondere Fleisch. Aber das Kind konnte von seinen ersten fleischessenden Tagen an weder den Geruch noch den Geschmack des Schafffleisches ertragen. Wann immer das Kind versuchte, dieses Fleisch zu essen, war das Ergebnis immer dasselbe - Verdauungsstörungen und mangelnde Assimilation, meist begleitet von akuten Verdauungskrämpfen."

Im zweiten Fall „war die besondere 'Sehnsucht' einer anderen schwangeren Mutter die nach Makrelen. Ihr Kind wurde mit den scheinbar bräunlichen Umrissen einer Makrele auf der Seite geboren, die in den folgenden Jahren nie verblassten, und die Fähigkeit des Kindes, Makrelen zu essen und zu verdauen, war mehr als normal.

Der dritte Fall: Die „Sehnsucht" einer anderen schwangeren Mutter bestand darin, Hirn zu essen. Dies wurde ihr zur Verfügung gestellt. Aber als sie sich langsam dem Teller mit dem köstlich zubereiteten Essen näherte, zitternd vor Freude und mit dem Eifer eines Kindes, es zu essen, sprang eine Katze auf den Teller, und bevor sie es verhindern konnte, fraß sie das Hirn und leckte den Teller sauber. Sie weinte, wie es ein Kind hätte tun können, und war ebenso unglücklich und untröstlich über das Schicksal des Gehirns, auf das sie mit so großer Vorfreude gewartet hatte, wie es ein kleines Kind hätte sein können. Kurz darauf wurde das kleine Baby geboren, und auf einem seiner Schulterblätter befand sich eine Darstellung der Hirnmasse, die mit bräunlichen Umrissen gezeichnet war und die nicht verblasste, als das Kind heranwuchs."

Der vierte Fall: „In einem kleinen Haus inmitten eines Blumengartens, der seinerseits in einen weitläufigen Obstgarten überging, lebten ein liebevolles und treues Ehepaar mit ihrem erstgeborenen Kind. Die Frau war nun in den ersten Monaten der Schwangerschaft mit ihrem zweiten Kind. Ihr nächster Nachbar war eine mexikanische Familie, zu der ein schneidiger junger Mann von etwa zweiundzwanzig Jahren gehörte. Er, seine Schwester und seine Mutter waren häufige Besucher in dem kleinen Haushalt mit drei Personen. Aber der junge Mexikaner war der häufigste Besucher, und ob der Ehemann zu Hause war oder nicht, störte ihn nicht. Geschäftsleute müssen die Vormittagsstunden und manchmal auch die Nachmittagsstunden in Büros verbringen, aber reiche und aristokratische junge Mexikaner reiten den ganzen Tag auf Pferden, die mit Silber, Leder und Samt geschmückt sind, sowohl Pferd als auch Reiter. Es war die Gewohnheit dieser Dame, zwischen ihren Blumen und Obstbäumen spazieren zu gehen. Und es war die Gewohnheit dieses jungen Caballeros, während dieser Spaziergänge plötzlich vor ihr zu erscheinen. Kaum hatte sie den Anblick seiner glühenden, dunklen Augen auf sich gerichtet, gab sie ihm unter einem Vorwand zu verstehen, dass er entlassen sei, und zog sich selbst ins Haus zurück. Wenn sie im Begriff war, ein Tor zu öffnen, tauchte plötzlich und unerwartet der junge Mexikaner auf der anderen Seite auf und öffnete mit anmutiger Höflichkeit das Tor, wobei seine leidenschaftlichen, dunklen Augen immer auf sie gerichtet waren, obwohl seine Worte zurückhaltend und höflich waren. Wenn der Ehemann anwesend war, war es immer noch das Gleiche. Mit allen Mitteln wollte er seinen Aufenthalt verlängern.

An einem Sommertag lag diese Frau auf ihrer Couch auf der Veranda und schlief, ihre Augen waren bedeckt. Zu dieser Zeit litt sie an einem Augenleiden, das in diesem Teil des Landes epidemisch war. Sie hörte Schritte, die sich näherten, rührte sich aber nicht, da sie annahm, es sei ihr Mann. Nach einiger Zeit warf sie plötzlich die Decke von ihrem Gesicht, und zu ihrem Erstaunen stand dort der junge Mexikaner, der sie intensiv und mit großer Sorge ansah. In diesem Moment kam der Ehemann, und der junge Mann erzählte ihm von einem Kraut, das in dieser Gegend wachse und das das Augenleiden heilen könne. Wenn man die Blätter dieser Pflanze zerdrückte, sickerte eine gelbliche Milch heraus; nach etwa einem halben Dutzend Anwendungen dieser Milch auf die wunden Augen waren sie geheilt.

Danach ritt der junge Caballero nach mexikanischer Art vor dem Haus auf und ab und zügelte, wann immer er einen Blick auf die Dame erhaschen oder ein Wort mit ihr wechseln konnte. Das verärgerte sie immer wieder und versetzte ihr auch einen plötzlichen, heftigen Schrecken ins Herz. Sein Auftauchen kam immer sehr unerwartet und war immer von einem leidenschaftlichen, dunklen Blick begleitet. Dabei war er ein sehr unbescholtener junger Mann.

Als das Kind dann geboren wurde, hatte eines der Augen des Kindes die Farbe und das Feuer der Augen des schneidigen Spaniers, während das andere Auge ein ruhiges, blaugraues Auge war. Dies war um so bemerkenswerter, als keiner der Elternteile des Kindes solche Augen hatte. War es ein Fall von mütterlicher Prägung?

Bei der Untersuchung stellte ich fest, dass die Großeltern der Mutter des Babys genau solche Augen hatten wie das Baby. Der Großvater hatte große, dunkle, blitzende Augen und die Großmutter hatte milde, blaugraue Augen. Damit war die Theorie des geistigen Eindrucks hinfällig, und an ihre Stelle trat das physikalische Gesetz der Umkehrung."

Ich möchte nicht missverstanden werden, wenn ich behaupte, dass der Zustand der Mutter während der Schwangerschaft keine Auswirkungen auf das Kind hat und dass sie deshalb keine Vorsichtsmaßnahmen ergreifen und nicht besonders auf ihre Gesundheit und ihre Gefühle achten muss. Dies ist nicht der Fall. Was ich aber vermitteln möchte, ist Folgendes: Wenn der Gesundheitszustand der Mutter während der Schwangerschaft schlecht ist, wenn sie von Sorgen und Ängsten geplagt ist, wenn sie einen großen Schrecken oder einen Schock erlitten hat, dann kann die allgemeine Gesundheit des Kindes leiden. Es kann eine Totgeburt sein, oder die Mutter kann eine Fehlgeburt haben. Aber es wird nicht jene besonderen Merkmale, Missbildungen und Ungeheuerlichkeiten aufweisen, die gemeinhin als Ergebnis der mütterlichen Eindrücke angenommen werden.

Wenn ich etwas besonderen Nachdruck auf das Thema der mütterlichen Eindrücke lege, dann deshalb, weil ich die armen Mütter bemitleide und ihnen so viel wie möglich unnötige Sorgen und Ängste ersparen möchte. Außerdem möchte ich, dass sie an die Wahrheit und nicht an den Irrtum glauben.

KAPITEL XLVIII

RATSCHLÄGE FÜR VERHEIRATETE UND SOLCHE, DIE ES WERDEN WOLLEN

Die Ehe als ideale Institution - Die monogame Ehe - Einige Gründe für die Abweichungen der Ehemänner - Die Bedeutung der ersten Wochen des Ehelebens - Die Notwendigkeit des Verständnisses zu Beginn - Das Verhindern und Brechen von Gewohnheiten - Die Individualität der Ehefrau - Ehemänner, die kindisch sind, Nicht bösartig - Das Interesse der Frau an den Angelegenheiten des Mannes - Der „schlampige" Ehemann - Der gutDer gepflegte Ehemann - Schlechter Geruch aus dem Mund - Gerüche aus anderen Körperteilen - Behandlung von schlechtem Schweißgeruch - Ein wohltuendes Puder - Ratschläge zum Flirten - Zierliche Unterwäsche - Feine äußere Kleidung und billige und schmutzige Unterwäsche - Feinfühlige Anpassungen des Geschlechtsakts bei einigen Männern erforderlich - Eine Frau, die die Schwächen ihres Mannes bespricht - Ein Berufsgeheimnis - Ein Fall von vorübergehender Impotenz - Die Indiskretion der Frau - Das Das katastrophale Ergebnis - Ein dicker Bauch - Die Einstellung der Ehefrau zur ehelichen Beziehung - Verhalten vor und während des Aktes - Angeborene Frigidität - Prüde und bösartige Vorstellungen über den Geschlechtsakt - Geschlechtsverkehr nur zu Fortpflanzungszwecken - Angst der Ehefrau vor einer Schwangerschaft - Die Abhilfe - Andere Ursachen - Eine Ehefrau, die zu häufige Forderungen stellt - Die Zukunft der Gegenwart opfern - Ästhetische Überlegungen.

Ob die Ehe in ihrer heutigen Form eine ideale Institution ist, die für immer Bestand haben wird, ob sie radikaler Reformen bedarf, bevor sie als ideal angesehen werden kann, oder ob sie grundlegende, unheilbare Mängel aufweist, sind Fragen, die wir hier nicht erörtern werden. Tatsache ist, dass heute der größte Teil der erwachsenen Weltbevölkerung verheiratet ist; und der Teil, der es nicht ist, würde es gerne sein. Und da der größte Teil der zivilisierten Menschheit in einer monogamen Ehe lebt, liegt es an uns, das Beste daraus zu machen, so viel Glück wie möglich daraus zu ziehen, so viel Unglück wie möglich zu vermeiden und alles in unserer Macht Stehende zu tun, um die Ehe dauerhaft zu machen. Trennung oder Scheidung sind das letzte Mittel, zu dem die Menschen greifen, wenn sie am Ende ihrer Kräfte sind. Aber das Richtige ist es, die Notwendigkeit zu vermeiden, zu ihnen greifen zu müssen. Und ich glaube, dass eine sorgfältige, nachdenkliche Lektüre dieses Kapitels

Mann und Frau helfen wird, besser miteinander auszukommen, unnötige Reibungen zu vermeiden und die gegenseitige körperliche und geistige Anziehung, die wir Liebe nennen, länger aufrechtzuerhalten, als es sonst der Fall wäre.

Ich habe das Vertrauen und höre mir die intimen Geständnisse von mehr Männern und Frauen an als jeder andere Arzt in Amerika, vielleicht sogar in der Welt. Aus leicht verständlichen Gründen erzählen sie mir Dinge, die sie ihrem regulären Arzt nicht zu sagen wagen würden. Ich habe viele der Gründe kennengelernt, die in vielen Familien erst zu einer Abkühlung, dann zu einer Entfremdung oder zu Streit, zu Trennung und Scheidung führten. Ich kenne die ersten Schritte, die in vielen Fällen den Mann zu einer anderen Frau ziehen. Und ich möchte Ihnen sagen, dass ich zwar fest an die polygamen oder vielmehr varietätistischen Tendenzen des Durchschnittsmannes glaube, aber dennoch überzeugt bin, dass einer der Hauptgründe, warum so viele verheiratete Männer Prostituierte bevorzugen oder Mätressen oder Freundinnen haben, in den Ehefrauen selbst zu suchen ist. Viele Ehefrauen *treiben* ihre Männer zu anderen Frauen und sind allein verantwortlich für deren Leiden, für die Abkühlung der Zuneigung ihrer Männer und vielleicht sogar für deren Verlassenheit. Und auf den folgenden Seiten werde ich mich bemühen, wie bereits erwähnt, einige der Felsen und Untiefen aufzuzeigen, an denen die eheliche Rinde so oft zerschellt, und den Ehefrauen einige Vorschläge zu unterbreiten, die ihnen helfen werden, die Zuneigung ihrer Männer und vielleicht sogar deren Treue zu bewahren.

Die Ratschläge richten sich zwar in erster Linie an die Ehefrauen, doch findet sich hier und da auch ein heilsamer Rat für die Ehemänner. Einige der Ratschläge gelten für beide Partner, und bei den Vorschlägen, die nur den Ehemann betreffen, ist es gut, wenn die Ehefrauen ihre Ehemänner darauf aufmerksam machen.

Die ersten Wochen oder Monate sind die wichtigsten im Leben eines Ehepaares. Die Stabilität der Ehe, das zukünftige Glück, hängt oft von den Dingen ab, die in den ersten Wochen des Ehelebens getan oder unterlassen werden. Von Anfang an muss ein gewisses Einvernehmen erzielt werden. Wenn Ihr Mann bestimmte Dinge tut, die Ihnen missfallen und von denen Sie wissen, dass sie nicht getan werden sollten, ist es am besten, dies gleich zu Beginn zu sagen. Es ist leichter, die Entstehung einer Gewohnheit zu verhindern, als eine Gewohnheit zu brechen, wenn sie bereits entstanden ist.

Behalten Sie Ihre Individualität. Der erste Ratschlag, den ich Ihnen geben muss, lautet: Behalten Sie *Ihre Individualität*. Es ist eine banale, aber durchaus zutreffende Beobachtung, dass allzu viele Männer, die während des Werbens die personifizierte Ritterlichkeit waren, einen diktatorischen Ton anschlagen, sobald der Knoten geknüpft ist. Sie meinen, die Frau habe aufgehört, als eigenständiges menschliches Wesen zu existieren, sie sei absorbiert worden, und mit dem Verlust ihres Namens habe sie jedes Recht auf eine eigene Meinung, einen eigenen Geschmack und natürlich auf eigene Freunde verloren. Freunde, die für einen der Ehepartner unangenehm sind, muss man manchmal aufgeben; aber lassen Sie nicht zu, dass Ihre ganze Persönlichkeit verdunkelt wird. Erklären Sie Ihrem Mann, dass Sie immer noch ein eigenständig lebender Mensch sind. Ich sage nicht, dass Sie sofort einen Streit anfangen sollen. Nichts ist mir unangenehmer als eine kämpferische, streitlustige Frau, die sich auf die Schulter klopft und ständig bereit ist, auf ihre „Rechte" zu pochen. Aber mit Sanftheit und Entschlossenheit kann man viel erreichen. Und denken Sie daran, dass viele Ehemänner so handeln, wie sie handeln, nicht weil sie bösartig sind, sondern weil sie dumm oder kindisch sind. Manchmal ist es reine Gedankenlosigkeit. Sie sind falsch erzogen worden, und einige von ihnen bilden sich ernsthaft ein, dass sie in ihrem Interesse handeln, wenn sie die Persönlichkeit der Frau unterdrücken, indem sie sie auslöschen. „Es ist zu ihrem Besten." Ein ernsthaftes Gespräch mit einem Ehemann hat manchmal eine wunderbare Wirkung. Es kann manchmal den Strom seiner Gedanken völlig verändern. Wenn der Ehemann ein Schuft, ein eingebildeter Narr oder ein Rüpel ist, kann man natürlich nichts mit ihm anfangen; aber glücklicherweise gehören nicht alle Ehemänner zu diesen Kategorien.

Interesse an den Angelegenheiten des Ehemannes. Seien Sie an den Angelegenheiten Ihres Mannes interessiert. Ganz gleich, welchen Beruf Ihr Mann ausübt, Sie sollten über genügend Intelligenz verfügen, um zu verstehen, was er tut. Es ist fast unglaublich, wie wenig manche Ehefrauen über den Beruf oder die Arbeit ihres Mannes wissen. Es ist schlimm, wenn fremde Frauen die Arbeit Ihres Mannes besser verstehen als Sie, und wenn er in ihnen intelligentere und sympathischere Zuhörerinnen findet. Er könnte sich an sie wenden, um Mitgefühl zu bekommen. Wenn Ihr Mann Wissenschaftler, Forscher oder Fachmann ist, ist es nicht notwendig, dass Sie mit allen Einzelheiten seiner Arbeit vertraut sind, aber mit dem allgemeinen Charakter sollten Sie es sein. Und wenn Sie ihm bei seiner Arbeit behilflich sein können, und sei es nur beim Nachschlagen von Referenzen, beim Zusammenstellen von Tabellen und Statistiken oder beim bloßen Abtippen, wird er das zu schätzen wissen, und es wird manchmal dazu beitragen, die Bande ein wenig enger zu knüpfen.

Es gibt noch einen weiteren wichtigen Grund, sich für die Geschäfte des Ehemanns zu interessieren und sie zu verstehen. Wenn der Ehemann stirbt - und nicht selten wird ein Mann in der Blüte seiner Jugend und Kraft dahingerafft -, ist die Frau oft der Gnade der kalten Welt ausgeliefert, ohne Geld und ohne einen Beruf. Wenn sie das Geschäft des Mannes versteht, kann sie es weiterführen und wirtschaftlich unabhängig bleiben. Dies gilt nicht nur für gewöhnliche Geschäfte, wie Läden oder Agenturen, sondern auch für mehr oder weniger spezialisierte Berufe, wie zum Beispiel das Verlagswesen. Wir kennen die Fälle von zwei Witwen von Verlegern medizinischer Fachzeitschriften. Als ihre Ehemänner starben, haben alle mit ihnen getrauert: Wovon sollen sie leben? Aber sie verstanden das Geschäft ihrer Ehemänner und machten weiter. Und heute sind diese Zeitschriften finanziell erfolgreicher als zu der Zeit, als die Ehemänner das Ruder in der Hand hatten.

Das Verhalten der Ehefrau in Bezug auf sexuelle Beziehungen.
Ich komme nun zu einem heiklen Thema. Aber so heikel es auch ist, es muss unbeirrt angegangen werden, weil es wahrscheinlich für mehr männliche Untreue verantwortlich ist als alle anderen Ursachen zusammen. Ich spreche von der Beziehung der Frau zu ihren ehelichen Pflichten, mit anderen Worten: zu den sexuellen Beziehungen. Zu viele Frauen betrachten den Geschlechtsakt als ein Ärgernis, als eine Tortur, als etwas Unangenehmes, das man so schnell wie möglich hinter sich bringen muss; sie betrachten die diesbezüglichen Forderungen des Mannes als eine Zumutung, als ungerecht oder sogar als brutal; und ihr Verhalten im Vorfeld und während des Aktes ist so, dass es jeden kultivierten und sensiblen Mann abkühlt. Die Gründe für dieses Verhalten vieler Ehefrauen sind vielfältig; es ist hier nicht der Ort, sie im Einzelnen zu erörtern.

Ich will sie nur kurz andeuten. Eine große Ursache ist die angeborene Frigidität. Die Frau ist kalt, frigide, hat kein Verlangen nach sexuellen Beziehungen und empfindet keine Lust, kein Gefühl dabei. Solche Frauen sind nicht zu tadeln, sie sind zu bemitleiden. Aber auch sie können sich so verhalten, dass sie ihre Ehemänner nicht abstoßen. (Siehe **Kapitel XLIII**).

Eine andere große Ursache ist die lasterhafte, prüde Erziehung, durch die der Geschlechtsakt als etwas Unreines, Unanständiges, Tierhaftes, Brutales angesehen wird. Solche Frauen brauchen ein gutes „Zureden", und wenn sie nur nicht die geborenen Dummköpfe sind, bringt eine gute Erklärung die Sache oft in Ordnung. Zu dieser allgemeinen Prüderie gesellt sich die infame Vorstellung, die von einigen halbverrückten, geistig zurückgebliebenen Männern und Frauen verbreitet wird, dass der Geschlechtsverkehr nur der Fortpflanzung dient. Nur wenn ein Kind gewünscht wird, ist die Beziehung erlaubt; zu allen anderen Zeiten ist sie eine Sünde, ein „Akt der Prostitution", eine Beleidigung in den Augen Gottes, usw., usw. Wenn die Frau solche Vorstellungen hat, verdient der Ehemann natürlich wenig Mitleid. Ein Mann sollte wissen, welche Vorstellungen die Frau hat, die er zu seiner Frau und zur Mutter seiner Kinder machen will. Aber leider wird dieses wichtigste Thema, nämlich Sex und Sexualität, von den Verlobten nie angesprochen (das wäre so unanständig!), und nach der Heirat finden sie sich oft an entgegengesetzten Polen wieder. Auch hier kann ein gutes Gespräch von Herz zu Herz viel bewirken. Ich habe mehrere solcher Fälle erlebt, in denen ein kleines Gespräch oder sogar ein Brief das Paar vor einem Zerwürfnis bewahrt hat.

In vielen Fällen ist der Grund für die Weigerung die Angst vor einer Schwangerschaft. In diesem Fall hat die Frau Recht. Aber die Abhilfe ist einfach: Geben Sie ihr eine umfassende Unterweisung in der Anwendung von Verhütungsmaßnahmen. Andere Ursachen sind: übermäßige Selbstbefriedigung, Vaginismus, lokale Missbildungen, Entzündungen usw. Aber was auch immer die Ursachen für das „schlechte Verhalten" der Frau sein mögen, sie sind alle behandelbar. Manche müssen medizinisch behandelt werden, andere psychisch, und wieder andere brauchen nichts weiter als ein Gespräch von Herz zu Herz und gesundem Menschenverstand.

Und ich möchte betonen: Weist eure Männer nicht zurück, wenn sie um sexuelle Gefälligkeiten bitten - zumindest weist ihr sie nicht zu oft zurück. Haushalte, in denen es recht häufig zu sexuellen Handlungen kommt und in denen die Ehefrauen mit vollem Eifer daran teilnehmen, sind glücklichere Haushalte als solche, in denen der sexuelle Akt nur selten und mit Murren und Nebenbemerkungen von Seiten der Ehefrau vollzogen wird.

Aber natürlich sollten Sie auch nicht ins andere Extrem verfallen. Sie sollten nicht zu häufig Forderungen an Ihren Mann stellen. Bei einem Mann bedeutet das sehr viel mehr als bei einer Frau; es bedeutet sehr viel mehr körperliche und geistige Erschöpfung, und eine Frau, die in dieser Hinsicht unvernünftig ist, sät die Saat für Zwietracht und Unglück. Sie opfert die Zukunft der Gegenwart. Der Ehemann kann an Sättigung oder Impotenz leiden, und die Frau muss vielleicht viel länger ein Leben der Enthaltsamkeit führen, als sie es müsste, wenn sie maßvoll wäre. In keinem Bereich des Lebens ist Mäßigung so wichtig wie im Sexualleben. Nichtgebrauch, unzureichender Gebrauch und übermäßiger Gebrauch sind alle schlecht. Eine beiderseitig freudige, eifrige und mäßig häufige Teilnahme am Sexualakt wird am meisten zu einem glücklichen und langen Leben beitragen.

Zarte Unterwäsche. Dieses Thema mag als zu delikat oder zu unbedeutend angesehen werden, um es in einem wichtigen Sexbuch zu behandeln. Aber nichts ist zu delikat oder zu unbedeutend, was das menschliche Glück betrifft, und Sie werden mir glauben, wenn ich Ihnen sage, dass schöne Unterwäsche oder zierliche Dessous eine sehr wichtige Rolle im Eheleben spielen. Und jede verheiratete Frau sollte so schöne und zierliche Unterwäsche haben, wie sie es sich nur leisten kann. Ein feines oder aufwändiges Nachthemd kann wichtiger sein als ein teurer Rock oder Hut. Leider ignorieren zu viele Frauen diese Tatsache. Äußerlich sind sie gut gekleidet, während ihre Unterröcke, Unterhosen und Unterhemden von der gewöhnlichsten Qualität und von fragwürdiger Frische und Unversehrtheit sind. Und wenn irgendetwas in der Toilette einer Frau tadellos frisch und sauber sein sollte, dann ist es, ich betone, ihre Unterwäsche. Seide und Spitze und zarter Batist sind zu bevorzugen, wenn man sie sich leisten kann, und man sollte auf die Farbe achten. In der Regel ist ein zartes Rosa die Farbe, die die meisten Männer bevorzugen. Bei manchen Männern erfordert der

Geschlechtsakt die feinsten Anpassungen, und der Zustand der Unterwäsche kann über das Verlangen des Mannes und seine Fähigkeit oder Unfähigkeit, den Akt zu vollziehen, entscheiden. Ich wiederhole daher: Ob Sie nun frisch verheiratet sind oder schon ein Vierteljahrhundert verheiratet sind, achten Sie darauf, dass Ihre Unterwäsche die beste ist, die Ihnen Ihre Mittel erlauben, und dass sie immer süß, frisch und zierlich ist. Das wird Ihnen helfen, die Zuneigung Ihres Mannes zu erhalten. Ich weiß, dass einige vermeintlich weise Menschen über diese Aussage spotten werden. Sie mögen sagen, dass eine Zuneigung, die von der Art und dem Zustand der Unterwäsche beeinflusst werden kann, es nicht wert ist, sie zu haben oder zu erhalten. Aber was wissen diese Weisen schon! Was wissen sie von den zahlreichen subtilen Einflüssen, die unsere Zuneigung allmählich entweder stärken oder untergraben? Befolgen Sie diesen Rat und Sie werden dankbar sein.

Verstoßen Sie nicht gegen die Ästhetik. Manche Frauen denken, dass sie, weil sie mit ihrem Mann verheiratet sind, diesem keine ästhetische Rücksicht schulden. Dinge, die sie einem Fremden nur mit Schrecken zeigen würden, tun sie ohne zu zögern vor den Augen ihres Mannes. So urinieren sie zum Beispiel, ohne um den heißen Brei herumzureden, in Anwesenheit ihres Mannes oder zeigen ihm ihre verschmutzten Menstruationstücher usw., obwohl das Thema nicht angenehm ist. Manche Ehemänner mögen sich nicht daran stören, aber manche Männer sind sehr empfindlich - Männer sind im Allgemeinen ästhetischer als Frauen - und eine Gleichgültigkeit gegenüber der Frau kann ihren Ursprung in einem vulgären oder unästhetischen Verfahren der Frau haben. Der Sexualakt ist, wie bereits erwähnt, ein sehr empfindlicher Mechanismus, der sehr leicht durcheinander gebracht werden kann. Es ist bekannt, dass der Akt der Miktion vor dem Mann in vielen Fällen das sexuelle Verlangen des Mannes, das vorher vorhanden war, sofort beseitigt hat. Und ein Mann erzählte mir, dass er, weil er in einem Schrank eine Menge mit Menstruationsblut verschmutzter Lumpen bemerkte, mehrere Monate lang nicht in der Lage war, mit seiner Frau zu verkehren. Sie mögen denken, dass dies alles Kleinigkeiten sind, aber das Leben besteht aus Kleinigkeiten, und so manches Eheleben ging in die Brüche, weil man die kleinen Dinge nicht beachtete.

Ein hoher Bauch. Vermeiden Sie, wenn Sie können, einen hohen Bauch oder einen dicken Bauch, oder was wir in der Fachsprache einen Hängebauch nennen. Nichts ist für die Schönheit einer Frau - und für die Liebe eines Mannes - verhängnisvoller als ein dicker Bauch, insbesondere ein Hängebauch. Er nimmt ihr sofort die Jugendlichkeit und macht sie matronenhaft - und Matronenhaftigkeit ist tödlich für die Romantik. Es ist nicht so sehr die allgemeine Beleibtheit, die beanstandet wird - manche Männer bevorzugen bekanntlich mollige, dicke Frauen. Und es gibt einige wilde Stämme, bei denen fettleibige Frauen mit riesigen Bäuchen bevorzugt werden, aber das ist bei der kaukasischen Rasse nicht der Fall - jedenfalls nicht in den zivilisierten Ländern und sicher nicht in den Vereinigten Staaten. Reduzieren Sie zunächst Ihre Kohlenhydrate, nehmen Sie Massagen und Hydrotherapie in Anspruch, gehen Sie stundenlang spazieren, aber verkleinern Sie Ihren dicken Bauch - oder, noch besser, lassen Sie ihn gar nicht erst groß werden. Vorbeugen ist hier wie anderswo viel besser als heilen.

Schlechter Geruch aus dem Mund. Ich kenne kein anderes körperliches Leiden, das so gefährlich, so fatal für die Dauerhaftigkeit einer Liebesbeziehung ist, wie ein starker, anstößiger Geruch aus dem Mund. Wie ein schädliches Gas eine zarte Pflanze verdirbt, so wird ein starker schlechter Geruch die zarte Pflanze der Liebe verdirbt. Ja, ein starker übelriechender Hauch kühlt die glühendste Leidenschaft ab. Die Öffentlichkeit wäre erstaunt, wenn sie wüsste, wie viele Fälle von Trennung und Scheidung auf nichts anderes zurückzuführen sind als auf einen schlechten Geruch aus dem Mund. Wenn Sie also an diesem unglücklichen Leiden leiden, sollten Sie sich schnellstens an einen kompetenten Arzt wenden und nicht müde werden, sich selbst zu behandeln, egal wie lästig und zeitaufwendig die Behandlung auch sein mag, bis Sie vollständig geheilt sind. Das ist wichtig für Ihr Glück.

Gerüche von anderen Körperteilen. Gerüche von anderen Körperteilen sollten durch ihre Abwesenheit auffällig sein. Normalerweise sind keine künstlichen Hilfsmittel erforderlich. Häufiges Baden und allgemeine Sauberkeit reichen aus. Der natürliche weibliche Geruch - odor *feminae - ist* angenehm, anziehend und muss nicht verschleiert werden. Wenn jedoch ein unangenehmer Geruch von den Genitalien, den Füßen oder den

Achselhöhlen ausgeht, sollte die richtige Behandlung angewandt werden, und in solchen Fällen ist die Verwendung eines zarten Parfüms, eines Beutels oder von duftendem Talkumpuder durchaus zulässig. Nicht nur zulässig, sondern ratsam.

Eine sehr gute Behandlung gegen Schweiß und schlechten Geruch an den Füßen ist die folgende: Baden Sie die Füße abends und morgens in einer Schüssel mit Wasser, dem eine Unze (zwei Esslöffel) Formaldehydlösung zugesetzt wurde. Sorgfältig abtrocknen und dann das folgende Pulver gut einreiben. Es ist einfach, billig und wirksam:

Salicylsäure	ein Dram
Borsäure	eine Unze
Getrockneter Alaun	zwei Unzen
Talkum	vier Unzen

Jeden Morgen sollte ein wenig von dem Pulver in die Strümpfe geschüttelt werden, und die Strümpfe sollten sehr häufig gewechselt werden, ein- oder zweimal am Tag. Dieses Pulver ist auch wirksam gegen Schweiß und schlechten Geruch aus den Achselhöhlen.

Ich gebe keine Behandlung für schlechten Geruch aus dem Mund, denn dieser Zustand kann auf eine Vielzahl von Ursachen zurückzuführen sein. Die Ursache kann in der Nase liegen; sie kann im Mund liegen, in verfaulten Zähnen, im Rachen, in den Mandeln. Es kann an einem schlechten Magen liegen, an einer Lungenerkrankung usw. Manchmal liegt es auch an übermäßiger Nahrungsaufnahme. Was in dem einen Fall von Nutzen ist, kann in einem anderen Fall nutzlos sein. Das Richtige ist daher, einen kompetenten Arzt aufzusuchen, der die Ursache Ihrer Beschwerden herausfindet und die richtige Behandlung vorschlägt.

Leukorrhöe. Manche Männer sind *völlig unfähig*, mit einer Frau, von der sie wissen, dass sie an Leukorrhoe leidet, sexuelle Beziehungen zu haben. Allein das Wissen um diese Tatsache nimmt ihnen die *Fähigkeit*, den Akt auszuführen. Es macht sie impotent. Es ekelt sie an, und Ekel ist tödlich für die sexuelle Kraft. Erst heute sah ich in meinem Büro eine Frau, die ängstlich um Rat und

Behandlung bat. Sie war seit fünf Jahren verheiratet. Sie hatte immer Leukorrhoe, seit ihrem fünfzehnten Lebensjahr, soweit sie sich erinnern kann. Ansonsten hat sie nicht gelitten. In den ersten drei Jahren war ihr Eheleben glücklich. Dann, in einem unglücklichen Moment, erzählte sie ihrem Mann von ihrer starken Leukorrhoe, und sofort bemerkte sie eine Veränderung bei ihm. Er konnte den Ausdruck auf seinem Gesicht nicht ganz verbergen. Von da an hatte er keinen Geschlechtsverkehr mehr mit ihr. Er unternahm ein paar Versuche, die aber für beide unbefriedigend waren, und sie bemerkte, dass er sich dazu zwang und es gegen seinen Willen tat. Sie nahm einige Patentarzneimittel ein und ging zu einem Arzt, aber ohne Erfolg. Sie befürchtete nun, dass ihr Mann die Trennung oder Scheidung verlangen würde, wenn sie nicht geheilt werden könnte. Wenn Sie Leukorrhoe haben, behandeln Sie sie. Und denken Sie daran, dass Sie Ihren Mann nicht in alle Ihre unästhetischen Beschwerden einweihen müssen.

Loyalität. Die Loyalität der Ehefrau ist fast so wichtig wie die Treue. Und es ist in höchstem Maße illoyal, wenn eine Ehefrau mit ihren weiblichen oder männlichen Freunden über die Eigenheiten, Marotten oder Schwächen ihres Mannes spricht. Die Eigenheiten des Ehemannes - und natürlich auch der Ehefrau - sollten das sein, was wir ein Berufsgeheimnis nennen. So wie es einem Arzt verboten ist, mit Außenstehenden über die Probleme seines Patienten zu sprechen, so sollte auch eine Ehefrau nicht über ihren Mann und ein Ehemann nicht über seine Frau sprechen. Ich kenne einen Fall, in dem ein frisch verheirateter Ehemann vorübergehend impotent war (und auch die Frau war schuld daran). Sie sprach darüber im tiefsten Vertrauen mit einer engen Freundin von ihr. Die Freundin erzählte es im tiefsten Vertrauen einer anderen Freundin. Und so ging es herum, bis der Ehemann davon erfuhr. Von da an versuchte er nicht mehr, mit seiner Frau zusammenzukommen; es entstand eine Kühle, die zu einer Trennung führte, die bis heute anhält. Die Frau bat um Vergebung, aber er konnte sie nicht gewähren, weil er sich so tief verletzt fühlte.

Flirten. Flirten Sie nicht. Die Männer neigen dazu, Sie falsch zu verstehen, und Sie bekommen leicht den Ruf einer lockeren Frau, ohne dass Sie ihn verdient hätten. Ich sage nicht, dass Sie immer eine abweisende Miene aufsetzen und Menschen, die es wagen, Sie anzulächeln oder Ihren weiblichen Reizen auf andere Weise zu

WILLIAM J. ROBINSON, M.D.

huldigen, finster ansehen sollen. Aber es gibt einen Unterschied zwischen einem freundlichen Gesichtsausdruck und Flirten. Wenn Ihr Mann jedoch beginnt, Sie zu vernachlässigen, dann kann ein leichter Flirt gerechtfertigt sein. Es wird Ihrem Mann *immer* gut tun zu wissen, dass es neben ihm noch andere Männer auf der Welt gibt und dass einige dieser Männer Interesse an der Frau haben, die er als sein ständiges und ausschließliches Eigentum betrachtet.

Schlampige Ehemänner. Lassen Sie nicht zu, dass Ihr Mann ein Schlamper wird. Das ist genau das, was ich meine. Es hat keinen Sinn, ein Blatt vor den Mund zu nehmen. Manche Ehemänner haben es sich nie angewöhnt - oder wenn sie es sich angewöhnt haben, haben sie es schnell wieder verlernt -, ihre Frauen als Damen zu betrachten. „Sie ist keine Dame, sie ist nur meine Frau", lautet ein bekannter Scherz, aber manche Männer nehmen ihn nicht als Scherz auf. Manche Männer denken, dass sie vor ihren Frauen so schlampig und unrein sein können, wie sie wollen. Geben Sie Ihrem Mann zu verstehen, dass Sauberkeit und Frische keine „geschlechtsspezifischen" Eigenschaften sind, und so wie ein Mann möchte, dass seine Frau sauber, zierlich und gepflegt ist, kann eine Frau die gleichen Eigenschaften an ihrem Mann genießen. Manche Frauen sind sehr anspruchsvoll, und obwohl sie ihren Männern vielleicht nichts sagen, weil sie befürchten, sie zu verärgern, denken sie vielleicht viel.

Eine Lebensversicherung abschließen. Jeder Ehemann sollte eine Lebensversicherung abschließen - so viel, wie er kann. Dies sollte die angenehmste Pflicht des Ehemannes sein, vor allem, wenn die Frau keinen eigenen Beruf hat und kleine Kinder zu erziehen sind. Die Rücksichtslosigkeit, die Gedankenlosigkeit - ich würde es Unehrlichkeit nennen - vieler Ehemänner, die behaupten, ihre Frauen zu lieben, ist einfach herzzerreißend. Wer von uns kennt nicht Fälle von veredelten Ehefrauen mit Kindern, die durch die Nachlässigkeit ihrer Ehemänner völlig mittellos wurden und in die Lohnsklaverei oder sogar in niedere Dienste gezwungen wurden? Das geschah sogar bei Frauen, deren Ehemänner drei- bis zehntausend im Jahr verdienten. Gedankenlosigkeit, Unachtsamkeit, Zaudern - und dann war es zu spät. Es gibt keinen Mann, der nur zwanzig Dollar in der Woche verdient, der nicht eine Versicherung hat. Ich war einmal arm, sehr arm. Und der erschreckende Gedanke, was mit meiner Frau und meinen zwei

Kindern geschehen würde, wenn ich plötzlich aus dem Leben scheiden würde, bereitete mir viele unruhige und schlaflose Nächte. Als ich dann eine Versicherung über tausend Dollar abschloss, fühlte ich mich etwas erleichtert. Aber ich hatte das Gefühl, dass sie nicht ausreichte. Deshalb unternahm ich eine große Anstrengung und schloss bald darauf eine zusätzliche Versicherung über zehntausend Dollar ab. Und ich versichere Ihnen, dass die jährliche Prämie von zweihundertsechsundachtzig Dollar eine schreckliche Last für mich war. Es gab Zeiten, in denen ich das Gefühl hatte, dass ich es aufgeben müsste. Aber ich verzichtete auf viele Notwendigkeiten (von Luxus konnte keine Rede sein) und zahlte regelmäßig meine Prämien. Als Ausgleich hatte ich erholsame Nächte. Es war beruhigend zu wissen, dass, wenn ich in frühester Jugend sterben sollte, meine ebenso junge Frau und zwei kleine Kinder nicht mittellos zurückbleiben würden. Ich glaube wirklich, dass eine angemessene Lebensversicherung das Leben eines Menschen verlängert, weil sie ihm die Sorgen um die Zukunft von Frau und Kindern nimmt.

Ich wiederhole: Jeder Ehemann sollte eine Lebensversicherung abschließen. Und die Gewohnheit, dass der Bräutigam der Braut eine umfangreiche Lebensversicherung schenkt, ist eine sehr gute Sache. Sie ist nicht nur ein finanzieller Schutz für die Ehefrau, sondern auch mehr oder weniger eine Garantie für die Gesundheit des Ehemannes.

Ein Testament machen. Ein weiterer Punkt. Jeder Ehemann sollte ein Testament machen. Dies ist ein heikler Punkt, über den die meisten Ehefrauen zögern würden, mit ihren Männern zu sprechen, aber der Ehemann sollte sich selbst um diese Angelegenheit kümmern. Ein Testament verkürzt zwar nicht das Leben, ist aber im Falle eines plötzlichen Ablebens sehr praktisch. Das ist natürlich besonders wichtig, wenn ein Vermögen vorhanden ist. Wenn der Ehemann ohne Testament stirbt, bedeutet das für die Ehefrau unendlich viel Ärger und Bürokratie. Es muss ein Testamentsvollstrecker ernannt werden, sie muss Bürgschaften übernehmen usw. usw. Hinterlässt der Ehemann ein Testament, in dem er seine Frau zur alleinigen Testamentsvollstreckerin bestimmt, und zwar ohne Bürgschaft, dann sind alle Schwierigkeiten vom Tisch. Ich gehe natürlich davon aus, dass der Ehemann volles Vertrauen in die Weisheit und Integrität seiner Frau hat. Wenn dies nicht der Fall ist und Kinder vorhanden sind, ist es genauso gut, einen oder mehrere externe Testamentsvollstrecker zu benennen. Aber unabhängig davon, was der Fall sein mag, ist es immer eine gute und vernünftige Sache, ein Testament ordnungsgemäß aufzusetzen und bezeugen zu lassen.

KAPITEL LXIX

EIN RATIONALES SCHEIDUNGSSYSTEM

Ein rationales Scheidungssystem - Stürme und Stürme - Zwei Seiten der Scheidungsfrage - Hilfe von außen und eheliche Verwicklungen - Ein Ehemann, der ein Ausbund an Tugend war - Der Fall der süßen Frau - Das richtige Entwirren von häuslichen Verwicklungen.

Natürlich bin ich für ein vernünftiges Scheidungssystem. Die Schwierigkeiten, die Hindernisse, die Kosten, mit denen eine Scheidung heute in den meisten zivilisierten Ländern verbunden ist, sind einfach beschämend. Die Ehe schwieriger und die Scheidung leichter machen, war schon immer mein Motto. Wenn das Zusammenleben unerträglich wird, ist es für Mann und Frau besser, die Verbindung zu trennen und sich scheiden zu lassen. Eine Scheidung ist einer Trennung vorzuziehen, weil beide Ehegatten ein neues und glücklicheres Leben führen können. Wenn keine Kinder zu versorgen sind, sollte eine einfache Erklärung der Eheleute, die vielleicht nach drei oder sechs Monaten wiederholt wird, für die Gewährung der Scheidung ausreichen. Sind Kinder vorhanden, sollte der Staat dafür sorgen, dass sie angemessen versorgt werden, bevor eine Scheidung ausgesprochen wird. Wenn nur eine Partei die Scheidung verlangt, sollte der Fall sorgfältig von einer Kommission untersucht werden, der auch Ärzte und Psychologen angehören sollten.

Ja, ich bin für ein vernünftiges, rationales und einfaches System der Scheidung. Aber ich würde immer zu Vorsicht und Zurückhaltung raten. „Langsam gehen" sollte in solchen Fällen das Leitmotiv von Mann und Frau sein. Es gibt Phasen im Leben eines Ehepaares, in denen ein weiteres Zusammenleben undenkbar erscheint; und dennoch vergehen ein oder zwei Monate oder ein Jahr, in denen Mann und Frau glücklich zusammenleben und nicht glauben können, dass es jemals Reibereien zwischen ihnen gegeben hat. Es gibt in der Tat nur wenige Paare, die nie durch Stürme gegangen sind, deren Leben nicht von Meinungsverschiedenheiten, Streit und scheinbar unüberbrückbaren Gegensätzen verdunkelt wurde. Aber nach dem Sturm schien die Sonne wieder hell, und auf die Streitigkeiten folgten Harmonie und Frieden. Danach wurde die Liebe intensiviert. Wäre die Scheidung eine einfache Angelegenheit, eine bloße Erklärung, hätten sich viele Paare, die jetzt in Harmonie leben, scheiden lassen - zu ihrem großen Bedauern vielleicht.

Ja, es gibt zwei Seiten der Scheidungsfrage. Aber ich würde sie wie folgt zusammenfassen: Wenn es eine wirkliche Unvereinbarkeit der Charaktere gibt, wenn es keine Liebe und keinen Respekt gibt, dann ist es umso besser, je früher das Paar geschieden wird, und zwar nicht nur für sie, sondern auch für die Kinder, falls es welche gibt. Eine Atmosphäre des Hasses und der gegenseitigen Verachtung ist keine gesunde Atmosphäre für die heranwachsenden Kinder. Wenn es aber nur zu Reizbarkeit, Wutausbrüchen oder Meinungsverschiedenheiten kommt, die, wenn man sie analysiert, auf vorübergehende und behebbare Ursachen zurückzuführen sind, dann sollte die Devise lauten: „Langsam vorgehen", „nichts überstürzen". Es wird immer Zeit sein, sich scheiden zu lassen. Wenn eine Scheidung bereits vollzogen ist, werden Sie, auch wenn Sie sie bereuen, höchstwahrscheinlich geschieden bleiben. Ich kann mir vorstellen, dass viele geschiedene Paare wieder heiraten würden, wenn sie sich nicht schämen würden. Sie befürchten, dass sie sich damit in den Augen ihrer Freunde lächerlich machen würden - und das würde es auch.

AUßENSTEHENDE IM HÄUSLICHEN GEWIRR

Wenn Sie eine Meinungsverschiedenheit mit Ihrem Mann haben, versuchen Sie, das Problem selbst zu lösen. Holen Sie keine Hilfe von außen. Sie werden es bereuen. Die Pfoten eines Fremden sind zu grob und zu unsympathisch, um sich in die delikaten Anpassungen einzumischen, die das Eheleben ausmachen, und nachdem Sie Ihre Meinungsverschiedenheit überwunden haben und wieder harmonisch leben, werden Sie sich schämen, dieser dritten Partei ins Gesicht zu sehen, und Sie werden wahrscheinlich einen Groll gegen ihn oder sie hegen.

Alles in allem sind Außenstehende nicht geeignet, sich in die internen Differenzen zwischen Mann und Frau einzumischen. Für einen Fremden ist es absolut unmöglich zu wissen, wo genau der

Ärger liegt und wer der Schuldige ist. Manchmal gibt es keinen Schuldigen. Beide, Mann und Frau, können im Recht sein; sie können beide liebenswerte Menschen sein, und doch können sie zusammen eine unvereinbare, explosive Mischung bilden. Und dann wiederum kann die Partei, die für Außenstehende als die engelhafte erscheint, in Wirklichkeit die teuflische sein. Es ist eine bekannte Tatsache, dass Menschen, die nach außen hin als die Verkörperung von Ehre und Gutmütigkeit erscheinen mögen, zu Hause sehr teuflisch sein können. Ich habe es vor langer Zeit aufgegeben, mich in häusliche Disharmonien nicht nur einzumischen, sondern sie sogar zu beurteilen. Denn es ist für einen Außenstehenden fast unmöglich, gerecht zu urteilen. Ich kannte einen Ehemann, der als ein Ausbund an Tugendhaftigkeit galt. Und wenn es zu einem Streit zwischen ihm und seiner Frau kam, war jeder geneigt, der Frau die Schuld zu geben. Aber später stellte sich heraus, dass der Ehemann gewisse Eigenheiten hatte, die der Frau das Leben zur Qual machten. Und andersherum. Ich weiß von einem anderen Fall, in dem die Frau als das süßeste Ding der Welt galt. Sie hatte eine nette Art an sich, aber sie mochte ihren Mann nicht und machte ihm das Leben zur Hölle. Mit echter Ritterlichkeit ertrug er alles, weil er glaubte, es sei die Pflicht eines Mannes, sein Kreuz zu tragen. Sie war ihm untreu, aber sie war so klug und gerissen, dass weder er noch sonst jemand etwas ahnte. Die Tatsache wurde ihm schmerzlich bewusst, als sie ihn bei einer der seltenen Gelegenheiten, bei denen sie zusammenkamen, mit einer Geschlechtskrankheit ansteckte, die ihn für lange Zeit handlungsunfähig machte. Niemand wusste, warum er auf einer Trennung bestand, und alle, mit Ausnahme seines Arztes und vielleicht ein oder zwei anderen, tadelten ihn als gefühllosen Rohling.

Ich wiederhole daher, dass häusliche Verwicklungen in der Regel von den Verwicklern selbst entwirrt werden sollten. Es ist nicht sicher, Außenstehende - Verwandte oder Freunde - hinzuzuziehen; sie neigen dazu, das Gewirr noch verworrener zu machen, und außerdem ist es sehr wahrscheinlich, dass sie die Schuld auf die unschuldige Partei schieben und der schuldigen Partei den Montyon-Preis für Tugend und Sanftmut überreichen.

KAPITEL L

WAS IST LIEBE?

Ist Liebe definierbar? -Eine Ecke des Schleiers lüften -Zwei Meinungen über Liebe - Die erste Meinung: Geschlechtsverkehr und Liebe-Die zweite Meinung-Das Körnchen Wahrheit in beiden-Die Wahrheit über die Liebe-Grundlage der Liebe-Sexuelle Anziehung und Liebe-Die frigide Frau und ihr Mann-Rätselhafte Fälle von Liebe-Das Paradox-Blindheit der Liebe und die durchdringende Vision der Liebe-Grenzen der Homeliness-Körperliche Abneigung und Genese der Liebe-Paarung im Tierreich-Paarung in niedrigen Rassen-Liebe in Menschen von hoher Kultur-Unterschied in der Liebe von Wilden und Menschen von Kultur-Unterschiede zwischen Liebe-Varietäten der Liebe und Varietäten der Männer-"Liebe" ohne sexuelles Verlangen-Refrain und Begehren-Ursache der Liebe auf den ersten Blick-"Magnetische Kräfte" und Liebe auf den ersten Blick-Die pathologische Seite-Differenzierung der Phasen der Verliebtheit - Unterschied zwischen „Verliebtheit" und „Verliebtsein" - Sexuelle Befriedigung und Verliebtheit - Sexuelle Befriedigung und Liebe - Verliebtheit, die mit Liebe verwechselt wird - Die Liebe als das geheimnisvollste aller menschlichen Gefühle - Große Liebe und höchstes Glück.

Ich werde nicht versuchen, eine Definition der Liebe zu geben, weder kurz noch ausführlich. Viele haben es versucht und sind gescheitert, und ich werde nicht das Unmögliche versuchen. Ich werde auch nicht versuchen, die Liebe in all ihren zahllosen Einzelheiten zu erörtern.[9] Das allein würde ein Buch erfordern, das um ein Vielfaches umfangreicher wäre als das, das Sie vor sich haben. Ich werde mich jedoch bemühen, einen Teil des Schleiers zu lüften, der diese geheimnisvollste, verwirrendste und komplexeste aller menschlichen Emotionen umgibt, damit Sie einen Einblick in ihren komplizierten Mechanismus erhalten und vielleicht zumindest verstehen, was die Liebe in ihrer Essenz ist.

---

[9] Um Verwirrung zu vermeiden, möchte ich an dieser Stelle darauf hinweisen, dass ich von der Liebe zwischen den Geschlechtern spreche und nicht von der Mutterliebe, der homosexuellen Liebe, der Liebe zum eigenen Land usw.

Sexuelle und platonische Liebe. Es gibt zwei sehr unterschiedliche, ja diametral entgegengesetzte Meinungen darüber, was Liebe ausmacht. Die eine Meinung ist, dass Liebe sexuelle Liebe, sexuelle Anziehung, sexuelles Verlangen ist. Für Menschen, die diese Meinung vertreten, sind Liebe und sexuelles Verlangen oder „Lust" gleichbedeutend. Und sie lachen und spotten über jeden Versuch, die Liebe zu idealisieren, sie als etwas Feineres und Subtileres, geschweige denn Edleres darzustellen, als bloße sexuelle Anziehung. Der Autor hat eine zynische Frau - und mehr als einen Mann - sagen hören: Liebe? So etwas gibt es nicht. Geschlechtsverkehr ist Liebe, und mehr gibt es nicht.

Die andere Meinung ist, dass die Liebe, die wahre Liebe, die ideale Liebe oder, wie sie manchmal genannt wird, die sentimentale Liebe oder die platonische Liebe, nichts mit sexuellem Begehren, mit sexueller Anziehung zu tun hat. In der Tat betrachten Menschen, die diese Meinung vertreten, die Liebe und die sexuelle Anziehung - oder die Lust, wie sie letztere gerne nennen - als gegensätzliche Konzepte, als einander widersprechend und ausschließend.

Beide Meinungen sind, wie es bei extremen und einseitigen Meinungen oft der Fall ist, falsch. Beide Meinungen haben eine Daseinsberechtigung, denn in beiden steckt ein Körnchen Wahrheit. Aber ein Körnchen Wahrheit ist nicht die ganze Wahrheit, und wenn eine Meinung neunundneunzig Teile Unwahrheit zu einem Teil Wahrheit enthält, dann ist die Wirkung der Meinung praktisch die gleiche, als ob sie ganz falsch wäre.

Hier ist die Wahrheit, oder zumindest das, was ich für die Wahrheit halte, wie sie mir nach vielen Jahren des Nachdenkens und der Beobachtung erscheint.

Grundlage der Liebe. Das *Fundament*, die *Basis* aller Liebe ist die sexuelle Anziehung. Ohne sexuelle Anziehung, in mehr oder weniger starkem Maße, kann es keine Liebe geben. Wo sie gänzlich fehlt, kann es keine Liebe geben. Das können Sie als Axiom nehmen. Manche mögen es Liebe nennen, aber wenn ihr es analysiert, werdet ihr feststellen, dass es nichts dergleichen ist. Es kann Freundschaft sein, es kann Dankbarkeit sein, es kann Respekt sein, es kann Mitleid sein, es kann Gewohnheit sein, es kann sogar der *Wunsch* oder die *Bereitschaft sein*, zu lieben oder geliebt zu werden, aber es ist keine Liebe. Die Erfahrung hat es in Tausenden und Abertausenden von traurigen Fällen bewiesen. Und das Mädchen, das einen Mann heiratet, der ihr körperlich zuwider ist, der *keine* körperlich-sexuelle Anziehungskraft auf sie ausübt, obwohl sie für ihn alle oben genannten Gefühle empfindet, nämlich Freundschaft, Dankbarkeit, Respekt und Mitleid, bereitet sich selbst eine freudlose Couch zum Schlafen. Es sei denn, sie gehört zu den Frauen, die wir als frigide bezeichnen, das heißt, sie ist selbst ohne sexuelles Verlangen und hat kein Bedürfnis nach einer sexuellen Beziehung. Eine solche Frau kann mit einem Ehemann, der sie körperlich abstößt, den sie aber mag und respektiert, ziemlich oder sogar ganz glücklich sein. Und was ich über die Frau gesagt habe, gilt in noch stärkerem Maße für den Mann. Ein Mann, der eine Frau heiratet, die ihm körperlich unsympathisch ist, ist ein krimineller Narr.

Ich wiederhole: Die sexuelle, körperliche Anziehung ist die *Basis*, das Fundament der Liebe. Es stimmt, dass wir bestimmte Fälle von Liebe sehen, die uns verwirren. Wir können nicht verstehen, was „er" in „ihr" gesehen hat oder was „sie" in „ihm" gesehen hat. Aber erinnern wir uns an dieses Paradoxon, das zwar paradox ist, aber dennoch wahr ist: Die Liebe ist blind, aber die Liebe sieht auch scharf und durchdringend; sie sieht Dinge, die wir, die wir gleichgültig sind, nicht sehen können. Die Blindheit der Liebe hilft ihr, bestimmte Mängel nicht zu sehen, die für alle anderen klar erkennbar sind; aber andererseits hilft ihr ihr durchdringender Blick, gute Eigenschaften zu sehen, die für andere unsichtbar sind. Und ein unscheinbarer Mensch kann bestimmte ausgleichende *körperliche* Qualitäten besitzen - wie leidenschaftliche Leidenschaft oder starke sexuelle Kraft -, die ihn oder sie für ein Mitglied des anderen Geschlechts unwiderstehlich machen.

Aber Hässlichkeit, Hässlichkeit oder Missbildung haben ihre Grenzen, und ich fordere jeden auf, einen authentischen Fall zu nennen, in dem sich ein Mann in eine Frau verliebt hat - oder umgekehrt -, die einen riesigen Tumor auf einer Seite des Gesichts hatte, der sie wie eine Monstrosität aussehen ließ, oder deren Nase infolge von Lupus oder Syphilis eingesunken war, oder deren Wange von Krebs zerfressen war. Liebe unter solchen Umständen ist ein absolutes Ding der Unmöglichkeit, denn hier liegt körperliche Abneigung vor, und körperliche Abneigung ist für die *Entstehung* von Liebe fatal. Ein Mann, der eine Frau geliebt hat, mag sie auch dann noch lieben, wenn sie durch eine Krankheit entstellt ist, aber er kann sich nicht in eine solche Frau verlieben.

Ich wiederhole also, und ich vertraue darauf, dass Sie mir in diesem Punkt zustimmen werden: Die sexuelle Anziehung ist die Grundlage jeder Liebe zwischen den Geschlechtern. Wo die sexuelle Anziehung fehlt, können Sie dem Gefühl jeden anderen Namen geben, den Sie wählen: es wird keine Liebe sein.

Andere Voraussetzungen. Aber ein Fundament ist nicht das ganze Gebäude. Um die Stabilität eines hohen, komplizierten Gebäudes zu gewährleisten, müssen wir ihm ein gutes, solides Fundament geben; aber das Fundament macht nicht das Gebäude aus. Das muss erst noch gebaut werden. So ist die sexuelle Anziehung das Fundament aller Liebe, aber sie macht die Liebe *nicht* aus. Viele weitere Faktoren, viele weitere wunderbare Steine sind nötig, bevor das wunderbare Gebäude, das man Liebe nennt, entsteht. Dieses wunderbare Bauwerk entsteht manchmal im Handumdrehen, wie durch die Berührung eines Zauberstabs - wer hat nicht schon Fälle von „Liebe auf den ersten Blick" gesehen oder gehört -, aber die Schnelligkeit, mit der das Bauwerk namens Liebe wächst, spricht nicht gegen unsere Behauptung, dass zu seiner Vollendung viele Steine, viel buntes Material und ein starker Zement erforderlich sind. Feen arbeiten manchmal sehr schnell.

Ein wenig Nachdenken wird deutlich machen, dass Liebe nicht nur sexuelle Liebe ist, nicht nur ein Verlangen, den Sexualtrieb zu befriedigen. Wäre die Liebe nur ein sexuelles Verlangen, dann wäre ein Mitglied des anderen Geschlechts, oder zumindest ein attraktives Mitglied, so gut wie jedes andere. Und in der Tat ist dies bei den Tieren und den niederen Rassen der Fall, wo die Liebe, wie wir sie verstehen, nicht existiert. Für einen männlichen Hund ist jede Hündin so gut wie eine andere und umgekehrt. Katzen sind bei der Wahl ihrer Partner nicht wählerisch, ebenso wenig wie Kühe, Pferde usw. Das Gleiche gilt für die primitiven wilden Rassen und sogar für die unteren, ungebildeten Klassen der so genannten zivilisierten Rassen. Für den Hottentotten, den australischen Buschmann oder den russischen Bauern ist eine Frau so gut wie die andere. Wenn der Mann einer niedrigen Rasse eine gewisse Vorliebe hat, dann zugunsten der Frau, die zufällig ein wenig Besitz hat.

Ich behaupte sogar, dass die wirkliche Liebe, die wahre Liebe, ein neues Gefühl ist, ein vergleichsweise modernes Gefühl, das bei den niederen Rassen nicht vorhanden ist und seine höchste Entwicklung nur bei Menschen mit hoher Zivilisation, Kultur und Bildung erreicht.

Man könnte den platten Einwand erheben, dass „die menschliche Natur die menschliche Natur ist", dass alle unsere Gefühle mit uns geboren werden und als solche vererbt werden, dass sie uns seit Millionen von Jahren begleiten und dass wir unmöglich ein völlig neues Gefühl *hervorbringen können*. Das stimmt in gewisser Hinsicht. Auch den Intellekt können wir nicht hervorbringen. Der Keim des Intellekts mit all seinen potenziellen Möglichkeiten war bei unseren primitivsten baumkletternden Vorfahren vorhanden. Aber so groß wie der Unterschied zwischen dem Intellekt eines australischen Buschmanns und dem eines Spinoza, eines Shakespeare, eines Darwin, eines Victor Hugo, eines Goethe oder eines Gauß ist, so groß ist auch der Unterschied zwischen der Liebe eines primitiven Wilden und der Liebe des hochkultivierten modernen Menschen. Die Liebe oder so genannte Liebe des primitiven oder unwissenden Mannes (und der Frau) ist eine einfache Sache und entspricht praktisch dem Wunsch nach sexueller Befriedigung. Die Liebe des wahrhaft kultivierten und hochzivilisierten Mannes und der hochzivilisierten Frau *beruht* zwar immer noch auf sexueller Anziehung, ist aber ein so komplexes und beherrschendes Gefühl, dass sie sich jeder Analyse, jedem Versuch der Zerlegung, jedem Versuch der Synthese, des künstlichen Aufbaus völlig entzieht.

Wie bereits erwähnt, versuchen einige Autoren, eine klare Unterscheidung zwischen sinnlicher und gefühlsmäßiger Liebe zu treffen; viele Bände Papier sind in dem Bemühen verbraucht worden, zwischen dem einen und dem anderen zu unterscheiden; die erste wird als tierische Liebe oder Lust bezeichnet, die zweite als reine Liebe oder ideale Liebe; die erste Art der Liebe wird als selbstsüchtig, egoistisch bezeichnet, die andere als selbstaufopfernd, altruistisch. Diese Unterscheidungen lesen sich sehr schön, aber sie bedeuten sehr wenig. Es gibt keine klare Trennungslinie zwischen den beiden Arten der Liebe, und die eine geht unmerklich in die andere über. Die meisten, wenn nicht alle unserer scheinbar altruistischen Handlungen und Gefühle haben ein egoistisches

Substrat; und die Qualität der Liebe hängt vom Liebhaber ab. Mit anderen Worten: Es gibt nicht zwei verschiedene Arten von Liebe, sondern verschiedene Arten von Menschen. Ein feiner und edler Mensch wird fein und edel lieben; ein grober und brutaler Mensch wird grob und brutal lieben. Ein feiner und edler Mensch kann überhaupt nicht lieben, aber er kann nicht grob und selbstsüchtig lieben; und ein grober und brutaler Mensch kann niemals edel und selbstlos lieben. Das heißt noch einmal: Der Unterschied liegt nicht in der Liebe, sondern im Liebenden.

Aber zu sagen, dass ein Mann eine Frau zutiefst lieben und kein sexuelles Verlangen nach ihr haben kann, ist Unsinn. Ein Mann, der eine Frau liebt und sie nicht besitzen will (um das hässliche alte Verb zu verwenden), liebt sie nicht - oder er ist völlig impotent. Was auch immer das Gefühl für sie sein mag - es ist keine Liebe. Er mag auf sexuelle Beziehungen mit ihr verzichten, wenn die Umstände so sind, dass sexuelle Beziehungen zu ihrem Unglück und Leiden führen können, aber auf eine Sache zu verzichten, wenn Vernunft und Urteilsvermögen uns dazu bringen, darauf zu verzichten, bedeutet nicht, die Sache nicht zu wollen.

Liebe auf den ersten Blick. Nichts ist fester als die Tatsache, dass sich ein Mensch auf den ersten Blick, im Handumdrehen, im wahrsten Sinne des Wortes, leidenschaftlich und unheilbar in eine Person des anderen Geschlechts verlieben kann. Ein Blick kann genügen. Und eine solche Liebe kann bis zum Ende des Lebens bestehen und, wenn sie erwidert wird, zu höchstem Glück oder, wenn sie nicht erwidert wird, zu tiefstem Unglück führen.

Was die Liebe auf den ersten Blick verursacht, ist unbekannt. Einige haben vorgeschlagen, dass das geliebte Objekt bestimmte innere Sekrete (Hormone) im Liebhaber in Bewegung setzt oder gären lässt, die nur durch diese Person „befriedigt" oder „neutralisiert" werden können; und der Besitz des geliebten Objekts wird zu einer körperlichen Notwendigkeit. Diese Erklärung bedeutet in Wirklichkeit nichts. Es ist eine Hypothese, die nicht bewiesen werden kann. Aber was auch immer die Ursache der Liebe auf den ersten Blick sein mag, sie ist ein so mysteriöses Phänomen, dass es den Mystikern und Metaphysikern eine gewisse Rechtfertigung für ihr Gerede über „elektrische Ströme" und „magnetische Kräfte" gibt. Auch diese Ausdrücke bedeuten nichts, sondern sind ein

Versuch, die Plötzlichkeit und Unwiderstehlichkeit des Angriffs zu erklären. Die Anziehungskraft der Liebe auf den ersten Blick ist so stark, dass Menschen dafür bekannt sind, Kontinente und Ozeane zu überqueren, nur um einen Blick auf das geliebte Objekt zu erhaschen; und Menschen sind dafür bekannt, *alles* zu opfern - *ihre* Karriere, ihren materiellen Besitz, ihre gesellschaftliche Stellung, ihre Ehre und sogar ihre Frau und ihre Kinder, um ihr Objekt zu gewinnen. Und eine Mutter kann ihre Kinder, die sie mehr als das Leben liebt, aufgeben, kann Ächtung und Schande riskieren, nur um mit dem Objekt ihrer Liebe zusammen zu sein. Das zeigt, dass die Liebe dann pathologisch wird, denn jedes Gefühl, das einen Menschen so vollständig beherrscht, dass er bereit ist, alles zu opfern, was er auf der Welt hat, ist pathologisch.

Verliebtheit und Verliebtsein. Auch wenn sich, wie gesagt, das Gefühl der Liebe nicht ohne weiteres analysieren lässt, so können wir doch einige Phasen davon unterscheiden. Wir können zwischen „Verliebtsein", „Verliebtheit" und „Liebe" unterscheiden. Verliebtheit ist, wie bereits angedeutet, ein pathologisches, krankhaftes Phänomen. Wer verliebt ist, befindet sich nicht in einem normalen Zustand. Er kann nichts sehen, man kann ihm nicht widersprechen, was seine Liebe betrifft. Sie ist der Gipfel der Vollkommenheit, körperlich, geistig und seelisch; niemand kann mit ihr verglichen werden. Und natürlich brennt der Mann darauf, das Objekt seiner Liebe zu heiraten - es sei denn, unüberwindliche Hindernisse stehen ihm im Weg, zum Beispiel, wenn der Mann bereits verheiratet ist.

Verliebtheit kann genauso stark sein wie jedes andere Gefühl des „Verliebtseins". Aber mit diesem Unterschied. In der Verliebtheit kann der Mann wissen, dass das Objekt der Verliebtheit unwürdig ist, er kann sie verachten, er kann sie hassen, er kann für ihren Tod beten, er kann alles tun, um die Verliebtheit zu überwinden. Kurzum, die Verliebtheit ist ein vor allem körperliches Gefühl, das der Mensch analysieren kann, dessen Unwürdigkeit und Absurdität er zwar anerkennt, dem er aber nicht widerstehen und das er nicht überwinden kann. Er fühlt sich verzaubert, er fühlt sich in einem Netz gefangen, er möchte die Maschen des Netzes zerreißen, ist aber nicht stark genug, um es zu tun.

Und das ist ein guter Weg, um zwischen Verliebtheit und Verliebtheit zu unterscheiden. Wenn der Mann verliebt ist, will er sich nicht von seinen Ketten befreien; er will nicht aufhören zu lieben oder verliebt zu sein. In der Verliebtheit setzt der Mann oft seine äußerste Willenskraft ein, um seine Fesseln zu sprengen. Die sexuelle Befriedigung reicht oft aus, um eine Verliebtheit zu zerschlagen; sie reicht nicht aus, um die Liebe zu zerstören, sondern stärkt und verewigt sie oft.

Weder das Verliebtsein noch die Verliebtheit können „ewig" andauern; sie sind akute Krankheiten von hoher Spannung und relativ kurzer Dauer. Verliebtheit kann in Gleichgültigkeit oder Abscheu umschlagen; Verliebtheit kann in Gleichgültigkeit, Hass oder in echte Liebe umschlagen - eine beständige, dauerhafte Liebe.

Damit wird die oft gestellte Frage beantwortet: Wie verlaufen Ehen, die aus einer plötzlichen, heftigen Leidenschaft oder aus Liebe auf den ersten Blick entstanden sind? Es gibt keine eindeutigen Regeln, die für alle Fälle gelten. Manche Ehen verlaufen sehr unglücklich, weil das Paar nach und nach herausfindet, dass sie überhaupt nicht zueinander passen, dass ihre Temperamente unvereinbar sind, dass ihre Ansichten, Ideen, Vorlieben und Abneigungen unterschiedlich sind. In manchen Fällen erweist sich die vermeintlich große Liebe bald als bloße Verliebtheit. Und es folgen Überdruss und Ekel. Aber in anderen Fällen, wie bereits erwähnt, verwandelt sich die plötzliche, verzehrende Leidenschaft in eine warme, lebenslange Liebe, und die Menschen leben glücklich bis ans Ende ihrer Tage.

Dr. Nyström erzählt den Fall eines prominenten Arztes in Frankreich, der gesellschaftlich und wissenschaftlich hoch angesehen war und zufällig ein junges Mädchen auf der Straße sah. Er hatte nicht die geringste Ahnung, wer sie war. Er fühlte sich unwiderstehlich zu ihr hingezogen. Er folgt ihr, steigt in denselben Omnibus und geht zu dem Haus, das sie betritt, klingelt, stellt sich vor und bittet um Verzeihung für sein Eindringen, wird aber abgewiesen. Er kehrte zurück, erklärte ihr seine glühende Leidenschaft und bat um die Erlaubnis, ihre Eltern, wohlhabende Leute auf dem Lande, besuchen zu dürfen, und der Höhepunkt war eine gegenseitige Liebe und eine glückliche Ehe.

Viele von uns kennen ähnliche Fälle. Aber in der Regel ist die sich langsam entwickelnde Liebe zuverlässiger als die plötzlich auflodernde Flamme.

Die Liebe ist das komplexeste, geheimnisvollste und unanalysierbarste aller menschlichen Gefühle. Sie beruht auf dem Unterschied zwischen den Geschlechtern - auf der Anziehung des einen Geschlechts zum anderen. Sie wird gefördert durch körperliche Schönheit, durch Anmut, durch eine normale Sexualität, durch einen guten Charakter, durch hohe Ambitionen, durch Kultur und Bildung, durch gemeinsame Interessen, durch Freundlichkeit und Rücksichtnahme, durch Mitleid, durch Gewohnheit und durch tausend andere subtile Gefühle, Eigenschaften und Handlungen, die schwer zu klassifizieren oder aufzuzählen sind.

Eine große Liebe, die in hohem Maße erwidert wird, ist an sich schon in der Lage, einen Menschen höchst glücklich zu machen. *Nichts anderes ist es.* Andere Dinge, wie Reichtum, Macht, Ruhm, Erfolg, große Entdeckungen, können höchste Befriedigung, große Zufriedenheit geben, aber höchstes, beschwingtes Glück ist nur das Geschenk einer großen Liebe. Eine solche Liebe ist selten, und die Sterblichen, die sie erreichen, werden von den Göttern beneidet. Aber eine große Liebe, die nicht erwidert wird, besonders wenn ihr das Gefühl der Eifersucht beigemischt ist, ist die schrecklichste aller Qualen; sie wird einen Menschen zermalmen wie nichts anderes, und die Opfer dieser emotionalen Katastrophe werden von den Insassen des niedrigsten Infernos bemitleidet.

KAPITEL LI

EIFERSUCHT UND WIE MAN SIE BEKÄMPFT

Eifersucht als schmerzlichstes menschliches Gefühl - Beeinträchtigung der Gesundheit - Seelische Verwüstung - Eifersucht als primitives Gefühl - Eifersucht beim fortgeschrittenen Denker und beim Wilden - Eifersucht beim Kind - Gefühle und Umweltfaktoren - Wesentliche Faktoren - Eifersucht - Ärger - Schmerz - Eifersucht des impotenten Ehemannes - Asoziale Eigenschaften - Der eifersüchtige und der untreue Ehemann - Mittel zur Beseitigung des Übels - Iwan Bloch zur Frage - Prof. Robert Michels Stellungnahme - Die Veränderung und der Wechsel - Die Frau als Eigentum des Mannes - Die Veränderung und der Wechsel - Die Eifersucht des Mannes als Eigentum des Mannes. Robert Michels' Erklärung-Bemerkung von Prof. Von Ehrenfels-Havelock Ellis über die Variation in sexuellen Beziehungen-Fortgeschrittene Ideen-Frau als Eigentum des Mannes-Die Veränderung und der Wechsler-Erziehung der Kinder-Beschimpfung der Eifersucht-Freie Verbindungen und Eifersucht-Gefühle, Handlungen und öffentliche Meinung-Die ehebrecherische Ehefrau von heute-Eifersucht, die ihr eigenes Objekt besiegt-Eifersucht von unbelebten Objekten.

Wer schon einmal das Pech hatte, die Qualen der Eifersucht zu erleben, wird unumwunden zugeben, dass sie eine der schmerzhaftesten, wenn *nicht* sogar die schmerzhafteste aller menschlichen Emotionen ist. Das Leid, das sie ihren Opfern zufügt, ist unbeschreiblich. Kein anderes menschliches Gefühl beeinträchtigt den Körper so sehr, bringt den Geist so sehr aus dem Gleichgewicht und stört alle Funktionen so sehr wie die Eifersucht. Die Qualen, die sie verursacht, machen den Leidenden zu einem wahrhaft bedauernswerten Objekt: Der völlige Schlaf- und Appetitverlust kann zu einer ernsthaften Beeinträchtigung der Gesundheit des Leidenden führen, während die Wut, die sie oft hervorruft, zu echtem Wahnsinn oder zumindest zu einer großen geistigen Störung führen kann. Nicht umsonst hat der Volksmund dieses verfluchte Gefühl als grünäugiges Ungeheuer dargestellt.

Eifersucht ist ein primitives Gefühl. Es gibt sie nicht nur bei den primitiven Rassen, sondern sogar bei Tieren. Und da es sich um eine primitive Emotion handelt, können wir kaum hoffen, dass es uns gelingen wird, sie vollständig auszurotten. Jedenfalls nicht in der unmittelbaren Zukunft. Aber wir können sie modifizieren.

Die oft gehörte Aussage „Die menschliche Natur ist die menschliche Natur" ist nur eine platte Halbwahrheit. Der grundlegende Teil der menschlichen Natur - der Wunsch nach Glück und die Vermeidung von Leid - kann nicht geändert werden, und wir würden ihn auch nicht ändern wollen, wenn wir es könnten. Es würde das Aussterben der menschlichen Rasse bedeuten. Aber dass viele unserer primitiven Emotionen durch die Kultur, durch neue Maßstäbe, durch neue Moralvorstellungen stark verändert werden können, daran kann kein Zweifel bestehen.

So wie die Liebe beim modernen Menschen ein völlig anderes Gefühl ist als beim primitiven Menschen, so ist auch die Eifersucht beim fortgeschrittenen Denker ein anderes Gefühl als beim Wilden; und durch Erziehung und wahre Kultur kann sie noch weiter verändert werden. Wir hoffen, dass dieses schädliche, entwürdigende, asoziale Gefühl in der Zukunft - ich wage nicht zu sagen, wie bald diese Zeit sein wird - ganz oder fast ganz aus der menschlichen Brust getilgt werden kann.

Das primitive Verlangen - und dieses primitive Verlangen der Rasse ist bei Kindern noch voll ausgeprägt - ist es, alles Schöne oder Nützliche in Besitz zu nehmen, das ein anderer hat und wir nicht. Aber unsere Erziehung und unsere kulturellen Normen, einschließlich der Angst vor Strafe, haben dieses Verlangen so sehr unterdrückt, so sehr in den Hintergrund gedrängt, dass der normale Mensch es kaum noch spürt.

Dieses primitive Gefühl des Nehmens oder Stehlens haben nur noch falsch erzogene Menschen, Geistesgestörte und solche, die sich nicht an ihre Umwelt anpassen können. Und so ist es auch mit vielen anderen Gefühlen und Emotionen, so auch mit der Eifersucht.

Wenn wir beim ersten Anzeichen von Eifersucht bei einem Kind die Stirn runzeln würden, wenn wir dem Kind oder dem Jugendlichen erklären würden, dass Eifersucht ein gemeines, entwürdigendes Gefühl ist, dass es ein Gefühl ist, für das man sich schämen muss, ein Gefühl, das man verstecken muss und nicht zur Schau stellen oder gar stolz darauf sein darf - wie es heute bei einigen der Fall ist -, dann würde sich die Eifersucht bei einer viel geringeren Zahl von Menschen zeigen, und diejenigen, die das Pech haben, von ihr angegriffen zu werden, würden versuchen, sie zu unterdrücken, zu verbergen, zu überwinden, so dass sie schließlich blasser und weniger akut würde und ihre Folgen sowohl für das Opfer als auch für die Betroffenen weniger schwerwiegend und verhängnisvoll wären. Gefühle, das sollten wir uns vor Augen halten, sind keine spontanen, von Umweltfaktoren unbeeinflussten Gebilde. Gefühle sind wie Pflanzen; in einer Umgebung kann man ihr Wachstum fördern und sie sich üppig entwickeln lassen; in einer anderen Umgebung kann man ihr Wachstum verkümmern lassen und sie erwürgen.

Damit wir den Dämon der Eifersucht in seinem Wachstum hemmen können, müssen wir lernen, was sein Wesen ist und welche Faktoren seine Entwicklung begünstigen.

URSACHEN DER EIFERSUCHT

Der wesentliche Faktor der Eifersucht ist die *Angst*. Die Angst, das geliebte Objekt zu verlieren, die Angst, die Person zu verlieren, die einem sexuelle Befriedigung verschafft, oder die rein wirtschaftliche Angst, einen materiellen Versorger zu verlieren. Die letztgenannte Art von Angst ist natürlich häufiger - wenn auch unbewusst - bei Frauen anzutreffen. Frauen, die ihren Mann nicht lieben, sind dennoch oft heftig eifersüchtig, weil sie bewusst oder unbewusst Angst haben, dass ihr Mann sie wegen einer anderen Frau verlassen könnte und sie dadurch in eine prekäre wirtschaftliche Lage geraten könnten.

Ein weiterer Faktor für Eifersucht ist verletzte *Eitelkeit*. Wir mögen es nicht, wenn wir das Gefühl haben, dass jemand uns überlegen ist. Dieses Gefühl der verletzten Eitelkeit ist auch bei anderen Formen von Neid oder Rivalität vorhanden. Eine Person, die in einem Rennen verliert oder in einer Prüfung schlechter abschneidet als ihr Konkurrent, kann von einem Gefühl des Neids und Hasses erfüllt sein, das in seiner Intensität der sexuellen Eifersucht fast gleichkommt, aber nie so schmerzhaft ist wie diese.

Ein weiterer Faktor der Eifersucht ist die *Wut* über den Verlust dessen, was wir als unser Eigentum betrachten. In unserer heutigen Gesellschaftsordnung betrachtet der Mann seine Frau als sein absolutes Eigentum, und so betrachtet auch die Frau ihren Mann. Und es gibt Zorn darüber, dass ein Fremder es wagen sollte, uns zu berauben oder sich an unserem Eigentum zu vergreifen, genauso wie es Zorn gäbe, wenn ein Dieb käme und uns einen wertvollen materiellen Besitz raubte. Dieser Zorn oder die Wut, die zur Eifersucht gehört, ist kein Zeichen von Liebe. Sie ist sehr weit davon entfernt. Denn sie äußert sich auch bei Männern und Frauen, die kein bisschen Liebe für ihren Ehepartner empfinden; sie äußert sich bei Ehepartnern, die nichts als Hass und Abscheu für ihren Partner empfinden.

Ein weiterer wichtiger Faktor ist der *Schmerz*, der Schmerz darüber, dass die Person, die wir lieben, aufgehört hat, uns zu lieben. Wenn wir einen Menschen lieben und unsere Liebe nicht erwidert wird, empfinden wir einen Schmerz, der bis zur Qual gehen kann, auch wenn es keinen Rivalen gibt. Aber wenn eine Person, die uns geliebt hat, aufgehört hat, uns zu lieben - oder wir uns das einbilden - und diese Liebe auf eine andere Person übertragen hat, ist der Schmerz umso größer.

Ich möchte hier kurz abschweifen, um festzustellen, dass die Befürchtung, ein Mensch habe aufgehört, uns zu lieben, weil er eine andere liebt, oft unbegründet ist. Sie beruht auf der irrigen und bösartigen Vorstellung, dass ein Mann unmöglich zwei Frauen gleichzeitig lieben kann, oder dass eine Frau nicht zwei Männer gleichzeitig lieben kann. Psychologen, insbesondere diejenigen, die sich speziell mit Sexualpsychologie befasst haben, wissen, dass diese Vorstellung falsch ist. Sie wissen, dass die Liebe gleichzeitig auf zwei oder drei Personen gerichtet sein kann. Sie wissen, dass eine zweite Liebe eine erste Liebe nicht unbedingt zerstört oder abschwächt, sondern sie vertiefen und verstärken kann.

Ein weiteres Element ist der pure *Neid*. Gemeint ist der Neid darauf, dass jemand etwas hat, was wir nicht haben, oder was wir haben, aber zu verlieren drohen. So wie wir andere um ein Auto, ein schönes Haus, eine hohe gesellschaftliche Stellung usw. beneiden, wenn wir sie nicht haben oder ihnen das genommen wurde.

Ein Punkt, den ich erwähnen möchte, ist, dass, wenn Ehemänner, die impotent geworden sind - sie haben entweder das Verlangen oder die Kraft verloren, aber besonders letzteres - eifersüchtig werden, ihre Eifersucht keine Grenzen kennt. Kein stark potenter Mann erreicht jemals die gleiche Intensität der Eifersucht, wie sie ein sexuell schwacher oder impotenter Mann erreicht. Das Wissen, dass ein anderer Mann ihn verdrängt hat und dass er selbst diesen anderen Mann nicht ersetzen könnte, *selbst wenn er es dürfte,* erfüllt ihn mit ohnmächtiger Wut; und ohnmächtige Wut ist bekanntlich immer intensiver als potente Wut. Frauen sind frei von dieser Art von Wut, denn Frauen sind niemals impotent in diesem Sinne. (Sie mögen frigide sein, aber sie sind niemals ohne *potentia coeundi,* außer in den äußerst seltenen Fällen einer *Atresia vaginae* oder des Fehlens der äußeren Genitalien.)

Es gibt noch eine Reihe anderer Komponenten, die diese „Königin der Qualen" oder „König der Folterknechte" Eifersucht ausmachen, aber die, die ich aufgezählt habe, sind die wesentlichen.

Was sind sie? Furcht, Eitelkeit, Zorn, Neid und Schmerz. Keine dieser Eigenschaften ist bewundernswert, keine von ihnen, mit Ausnahme der ersten und der letzten, verdient auch nur unser Mitgefühl. Allesamt sind sie asozial und anti-individuelle Eigenschaften. Müsste nicht alles getan werden, um ein solch widerwärtiges Unkraut auszurotten, das sich von Wurzeln ernährt, von denen jede einzelne in Gift getaucht ist?

Man sagt uns, dass Eifersucht in unserem primitiven Zustand ein sozialer Instinkt war; dass sie durch das Töten und Fernhalten von Rivalen dazu beitrug, die Familie zu gründen und zu festigen und sie rein zu halten. Ich möchte mich hier nicht auf eine Diskussion über diesen Punkt einlassen. Aber was auch immer für eine nützliche Rolle die Eifersucht in früheren Zeiten gespielt haben mag (ich bezweifle das), sie ist heute ein völlig nutzloses, völlig bösartiges, völlig antisoziales und antindividuelles Gefühl. Sie ist dem sozialen Leben entgegengesetzt und zerstört das individuelle Glück. Und es sollte alles getan werden, um sie zu ersticken, sie zu erwürgen, sie vollständig aus dem menschlichen Leben zu entfernen.

Ja, ich finde für die Eifersucht keinerlei Entschädigung, ich finde keinen Platz für sie in unserem modernen Leben und ich stimme Forel völlig zu, der die Eifersucht als „ein Erbe der Tiere und der Barbaren" bezeichnet. „Das sage ich", sagt er, „all jenen, die ihr im Namen der verletzten Ehre Rechte einräumen und sie sogar auf ein Podest stellen wollen. Es ist zehnmal besser für eine Frau, einen Untreuen zu heiraten als einen eifersüchtigen Ehemann.... Eifersucht verwandelt die Ehe in eine Hölle.... Selbst in ihrer gemäßigten und normalen Form ist die Eifersucht eine Qual, denn Misstrauen und Verdächtigungen vergiften die Liebe. Wir hören oft von berechtigter Eifersucht. Ich behaupte, dass *Eifersucht niemals gerechtfertigt ist*; sie ist immer ein dummes, atavistisches Erbe oder ein pathologisches Symptom."

Aber kann man etwas tun, um dieses quälende, quälende Gefühl auszumerzen? Ich glaube schon, und die Mittel und Wege zur Ausrottung dieses Übels lassen sich durch die Analyse seiner Bestandteile finden. Es mag sein, dass wir nicht alle Komponenten zerstören können, aber wenn wir den größten Teil von ihnen zerstören, haben wir schon viel erreicht.

Die der Eifersucht zugrunde liegenden Faktoren sind: der primitive Instinkt, der auch bei vielen Tieren vorhanden ist, unsere ethischen und religiösen Vorstellungen und unser Wirtschaftssystem. Den primitiven Instinkt können wir unterdrücken und modifizieren; wir können kaum hoffen, ihn ganz auszurotten. Aber unsere Ideen und unser Wirtschaftssystem können wir ändern. Es ist leichter, Ideen zu ändern als ein System, und wir sollten mit unseren Ideen beginnen.

Die erste Idee, die wir zu zerstören versuchen müssen, ist die, dass es für einen Menschen unmöglich ist, mehr als einen anderen Menschen zur gleichen Zeit zu lieben. Wir müssen zeigen, dass die Liebe des modernen, gebildeten und ästhetischen Mannes und der modernen Frau ein äußerst komplexes Gefühl ist, und dass ein Mann eine Frau für bestimmte Eigenschaften tief und aufrichtig lieben kann und eine andere Frau für bestimmte andere Eigenschaften ebenso tief und aufrichtig lieben kann. Natürlich kann die Liebe nicht nach Metern oder Scheffeln gemessen werden, und sie kann auch nicht auf der feinsten chemischen Waage gewogen werden. Und es mag unmöglich sein, festzustellen, ob er beide Frauen genau gleich liebt oder ob er die eine Frau mehr liebt als die andere. Aber dass die eine Liebe die andere nicht ausschließt, dass sie die andere Liebe sogar verstärken kann, das ist sicher und die Meinung jedes fortgeschrittenen Sexualwissenschaftlers.

Max Nordau, ein Mann mit hohen und strengen Idealen, dem niemand einen Hang zur Zügellosigkeit vorwerfen wird, sagt in seinen „Konventionellen Lügen": „Es mag sehr schockierend klingen, aber ich muss es sagen: Wir können sogar *mehrere* Personen gleichzeitig lieben, mit fast gleicher Zärtlichkeit, und wir lügen nicht unbedingt, wenn wir jeder einzelnen unsere Leidenschaft versichern. Wie tief wir auch in einen bestimmten Menschen verliebt sein mögen, wir *hören nicht auf,* für den Einfluss des gesamten Geschlechts empfänglich zu sein."

Und Iwan Bloch, den kein größerer Forscher auf dem Gebiet der Sexologie je erlebt hat, stellt die Frage: „Ist es möglich, dass ein Mensch *gleichzeitig* in mehrere Personen verliebt ist?" Und er sagt sofort: „Ich beantworte diese Frage mit einem unbedingten 'Ja'." Und er sagt weiter: „Gerade die außerordentlich mannigfaltige geistige Differenzierung der modernen zivilisierten Menschheit gibt Anlass zu der Möglichkeit einer solchen gleichzeitigen Liebe zu zwei Individuen. Unsere geistige Natur weist die vielfältigsten Färbungen auf. Es ist schwierig, die entsprechenden Ergänzungen immer in einem einzigen Individuum zu finden."

Prof. Robert Michels sagt: „Es ist der Wille der Natur, dass der normale Mann eine ständige und starke sexuelle Anziehung zu einer beträchtlichen Anzahl von Frauen verspürt. .... Beim Mann sind die Reize, die eine sexuelle Erregung hervorrufen können (dieser Begriff ist hier nicht im grob physischen Sinne zu verstehen), so außerordentlich vielfältig, so weit differenziert, dass es für eine einzige Frau völlig unmöglich ist, sie alle zu besitzen."

Prof. von Ehrenfels bemerkt witzig, dass, wenn es ein moralisches Gebot wäre, dass ein Mann nie *mehr als einmal in seinem Leben* mit einer bestimmten Frau Verkehr haben sollte, dies der Natur des normalen Mannes viel besser entspräche und ihn viel weniger Willenskraft kosten würde, als er braucht, um den konventionellen Anforderungen der Monogamie gerecht zu werden.

Und Havelock Ellis sagt vorsichtig: „Ein gewisses Maß an Variation ist in den sexuellen Beziehungen, wie in allen anderen Beziehungen, involviert, und wenn wir nicht fortfahren wollen, *viele Übel und Ungerechtigkeiten* aufrechtzuerhalten, müssen wir uns dieser Tatsache stellen und sie anerkennen."

Ich habe diesem Thema viel Platz gewidmet und entgegen meiner Gewohnheit „Autoritäten" zitiert, weil ich diesen Punkt für äußerst wichtig halte; er ist der erste Schritt im Kampf gegen den Dämon der Eifersucht. Wenn unsere Ehefrauen, Verlobten und Geliebten von der Wahrheit überzeugt werden könnten, dass das Interesse oder sogar die Zuneigung eines Mannes zu einem anderen Mitglied des weiblichen Geschlechts nicht den Tod der Liebe oder sogar eine verminderte Liebe bedeutet, wäre die Hälfte der Schlacht gewonnen. Die Hälfte des Elends, die Hälfte der Streitereien, die Hälfte der Selbstquälerei, die Hälfte der zerrütteten Familien, kurz, die Hälfte der tyrannischen Herrschaft des Dämons der Eifersucht, wäre vorbei.

Wir müssen unseren Frauen und Männern diese Wahrheit beibringen, sie von der Pubertät an lehren. Wir müssen ihnen zeigen, dass nicht jede Frau notwendigerweise das ganze Leben eines Mannes ausfüllen kann, dass nicht jede Frau notwendigerweise jeden Winkel und jede Ecke des Verstandes und des Herzens eines Mannes einnehmen kann, und dass in einer solchen Vorstellung nichts Demütigendes für die Frau liegt (und *umgekehrt*). Man sollte ihr beibringen, dass sie in einem solchen Gedanken nichts Schändliches, Schmerzliches oder Erniedrigendes sieht. Ich weiß, dass diese Ideen der Zeit etwas voraus sind, aber wenn niemand jemals fortschrittliche Ideen vorbringen würde, weil sie fortschrittlich sind, gäbe es keinen Fortschritt.

Dann müssen wir unseren Männern beibringen, dass sie, wenn sie eine Frau heiraten, nicht zu ihrem Eigentum werden, das niemand anfassen darf, das niemand ansehen oder anlächeln darf. Eine Frau kann eine sehr gute, treue Ehefrau sein und trotzdem die Gesellschaft anderer Männer genießen, den Druck der Hand eines anderen Mannes oder - *horribile dictu* - *sogar* einen gelegentlichen Kuss.

Dann müssen wir unseren Männern *und* Frauen beibringen, dass es im Grunde nichts Schändliches oder Demütigendes ist, von einem Rivalen verdrängt zu werden. Der Wechsel mag für den Wechsler eine Schande sein, nicht aber für den Gewechselten. Das bedeutet keineswegs, dass der Wechsel vollzogen wurde, weil der Rivale überlegen ist; es ist eine bekannte Tatsache, dass der Rivale oft unterlegen *ist*. Der Wechsel erfolgt oft nicht, weil es mit dem Wechsler aufwärts geht, sondern weil er abwärts gegangen ist, sich verschlechtert hat. Und der Wechsler weiß es oft selbst.

Die Vermittlung dieser Ideen würde das Gefühl der verletzten Eitelkeit beseitigen, das ein so wichtiger Bestandteil des Eifersuchtsgefühls ist.

Außerdem müssen wir unseren Kindern vom frühesten Alter an beibringen, dass Eifersucht „nicht nett" ist, dass sie ein gemeines Gefühl ist, dass sie ein Zeichen von Schwäche ist, dass sie für die Person, die sie hegt, entwürdigend ist, insbesondere für die Person, die sie zeigt. Von Kindheit an vermittelte Vorstellungen haben einen starken Einfluss, und die verschiedenen oben dargelegten Vorstellungen *würden* zweifellos dazu beitragen, die mephitischen, zerstörerischen Auswirkungen des Eifersuchtsgefühls zu minimieren. Richtig erzogenen Menschen wird es immer gelingen, bestimmte nicht lebensnotwendige Instinkte oder Emotionen zu kontrollieren oder zu unterdrücken, die von der Gesellschaft missbilligt werden, weil sie als „unschön" oder schändlich gelten.

Ich bin daher optimistisch, dass die meisten Komponenten des antisozialen Eifersuchtsgefühls irgendwann verschwinden werden. Und wenn die Frau die wirtschaftliche Unabhängigkeit erreicht, dann wird eine andere Komponente des Eifersuchtstriebes - der Schrecken, einen Versorger zu verlieren und in Armut zu geraten - verschwinden.

Eifersucht nicht gegenüber Rivalen. Eifersucht muss sich nicht nur gegenüber einem sexuellen Rivalen äußern. Ein Mensch kann auf Menschen eifersüchtig sein, die niemals sexuelle Rivalen sein können; die Eifersucht muss sich nicht einmal auf Menschen beziehen, sondern kann sich auf unbelebte Gegenstände, auf die Arbeit, den Beruf oder das Hobby eines Menschen beziehen. So kann eine Frau sehr eifersüchtig auf die Mutter ihres Mannes sein,

zu der er sehr liebevoll oder einfach nur freundlich und
rücksichtsvoll ist. Sie kann auf ihre eigenen Kinder eifersüchtig
sein, wenn sie merkt oder sich einbildet, dass der Vater sie sehr liebt
oder viel Zeit mit ihnen verbringt. Sie kann auf seine männlichen
Freunde eifersüchtig sein, und so mancher Ehemann musste nicht
nur seine weiblichen Bekanntschaften, sondern auch seine
lebenslangen männlichen Freunde aufgeben, um den Frieden in der
Familie zu wahren. Eine Ehefrau kann sehr eifersüchtig auf den
Erfolg und das Ansehen ihres Mannes sein, und es sind Fälle nicht
unbekannt, in denen die Ehefrau ihrem Mann jedes nur mögliche
Hindernis in den Weg legte, um ihn in seiner Arbeit scheitern zu
lassen, um ihn dazu zu bringen, eine mittelmäßige Arbeit
abzuliefern, alles aus der Angst heraus, dass sein Erfolg ihm
Bewunderer verschaffen würde, die ihn ihr vielleicht wegnehmen
könnten. Es ist bekannt, dass Ehefrauen alles in ihrer Macht
Stehende tun, um ihre Männer *zu erschöpfen* und zu schwächen, um
sie körperlich unattraktiv zu machen, nur um sie zu halten. Und
dieses primitive, kindliche, wilde Gefühl, dieses Verlangen nach
dem alleinigen Monopol ist so stark, dass es *nichts gibt, was* eine
eifersüchtige Ehefrau, Geliebte oder Mätresse nicht tun würde, um
den Mann zu behalten, um ihn zurückzugewinnen, oder, wenn sie
ihn unwiederbringlich verloren hat, um sich zu rächen. Und was
über die Frau gesagt wird, gilt mit gleicher Kraft für den Mann. Es
ist ein großer Irrtum, anzunehmen, dass die Eifersucht ein Vorrecht
der Frau ist, ihre besondere Eigenschaft, oder sogar, dass sie bei ihr
stärker ist als beim Mann. Ein Mann kann ebenso wild eifersüchtig
sein wie eine Frau und die gleichen Höllenqualen erleiden.

Eifersucht besiegt ihr Ziel. Eine der schlimmsten Eigenschaften
der Eifersucht ist, dass sie ihr eigenes Ziel vereitelt. Wie bereits
erwähnt, wurde uns gesagt, dass Eifersucht einst ein rassischer
Instinkt war, dass sie durch das Verscheuchen von Rivalen half, die
Familie zu gründen und sie keusch und rein zu halten. Heute ist
genau das Gegenteil der Fall. Mehr als ein Mann hat seine
unschuldige Frau in die Arme eines Liebhabers getrieben, indem er
sie der Untreue beschuldigte und sie mit unbegründeten
Verdächtigungen quälte. Wir alle sind mehr oder weniger
empfänglich für Suggestion, und indem ein Mann seine Frau ständig
einer Liebesbeziehung oder eines unerlaubten Verhältnisses
verdächtigt, kann er den Samen der Suggestion so stark einpflanzen,
dass er üppig wächst und die Frau der suggerierten Versuchung

nicht widerstehen kann. Und sehr oft wird der Geliebte selbst vom Ehemann vorgeschlagen. „Ja, versuchen Sie nicht, es zu leugnen. Es ist zwecklos. Ich weiß, dass du ein Verhältnis mit X hast. Ich weiß, dass du seine Geliebte bist." Er wiederholte dies so oft gegenüber seiner absolut unbescholtenen, unschuldigen jungen Frau und machte sie durch seine Unhöflichkeit und Brutalität so unglücklich, dass sie eines Tages in Xs Zimmer ging und seine Geliebte wurde. Und danach konnte sie die Ausbrüche ihres Mannes mit Gleichmut ertragen. „Wenn ich den Namen habe, kann ich auch das Spiel haben", ist eine gute psychologische Weisheit. Und ein Ehemann sollte sich sehr davor hüten, seine Frau zu Unrecht zu verdächtigen und damit den ersten Schritt zu tun, um seine unbegründeten Verdächtigungen in die Tat umzusetzen, seine ungerechten Anschuldigungen zu rechtfertigen. Und was für den Ehemann gilt, gilt natürlich auch für die Ehefrau. Manch eine Ehefrau hat ihren trägen Ehemann in die Hände von Prostituierten oder Mätressen getrieben, indem sie unablässig nörgelte, falsche Anschuldigungen erhob und alle seine weiblichen Freunde und Bekannten mit bösartigen Bezeichnungen bedachte.

Ja, Eifersucht ist, aus welchem Blickwinkel man sie auch betrachtet, ein gemeines, böses, elendes Gefühl. Dass es ein mehr oder weniger universelles Gefühl ist, weil „wir nicht anders können", macht es nicht weniger gemein, weniger böse, weniger elend.

Ich kann mir nicht vorstellen, dass die Eifersucht, wenn man sie so charakterisiert, wie sie es verdient, wenn man sie ein schändliches, wildes, primitives Gefühl nennt usw., sofort aus den Brüsten der Männer und Frauen, in denen sie sich eingenistet hat, verbannt wird; wenn man sie mit Epitheta belegt, wird sie ihre Krallen nicht lösen. Leider weiß ich nur zu gut, dass unsere Gefühle stärker sind als unsere Vernunft; der Mann oder die Frau, an deren armem Herzen die Eifersucht Tag und Nacht nagt, ist der Vernunft nicht zugänglich, ist nicht durch Argumente heilbar; alles, was wir tun können, ist, mit einem solchen Menschen mitzufühlen und den Herrn zu bitten, sich seiner zu erbarmen.

Ich habe einen Mann gekannt, der mit seiner Frau in freier Verbindung lebte, d.h. er war nicht mit ihr verheiratet. Er glaubte nicht an die Ehe. Die Liebe war das einzige Band, das die Menschen zusammenhalten sollte; sobald die Liebe nicht mehr da war, sollten sich die Menschen auf freundliche, kameradschaftliche Weise trennen. Wenn die Ehefrau oder die Geliebte einen anderen Liebhaber wolle, solle es ihr freistehen, sich einen zu nehmen; sie sei ein freier Mensch und nicht die Sklavin ihres Mannes usw. usw. usw., in demselben Sinne. So redete der Mann. Und er redete aufrichtig - oder er glaubte, es zu sein. Aber als er eines Nachts unerwartet nach Hause kam, fand er einen anderen Mann vor; er feuerte sofort mehrere Schüsse auf ihn ab, die zum Glück für beide nicht tödlich waren, und dann schlug und würgte er seine Frau - die rechtlich nicht einmal seine Frau war - bis aufs Blut. *Und dann heiratete er sie* und gab sein Gerede von der freien Liebe auf. Und ich kenne eine ganze Reihe von Männern, die stundenlang über die Schande und Demütigung der Eifersucht philosophieren konnten, die aber, sobald es einen berechtigten Grund zur Eifersucht gab, so unvernünftig wie ein Kind und so eifersüchtig wurden wie jede ungebildete sizilianische Frau es je war.

Sie sehen also, ich mache mir keine überzogenen Hoffnungen. Aber dennoch ist diese Argumentation, dieses Gerede, nicht völlig nutzlos. Ein Anfang muss gemacht werden. Dieser Aufsatz hilft vielleicht nicht denen, die bereits Opfer des Dämons der Eifersucht sind - abgesehen von den Vorschlägen, die gegen Ende gemacht werden -, aber er kann einigen Menschen helfen, sich aus seinen Fängen (oder sollte ich sagen: ihren Fängen? Ich weiß wirklich nicht, ob der Dämon der Eifersucht ein Mann oder eine Frau ist).

Die Gefühle sind stärker als die Vernunft; aber das bedeutet nicht, dass die Gefühle nicht von der Vernunft beeinflusst werden können; sie können durchaus beeinflusst werden und werden es auch, und ihre *Äußerungen* werden durch diesen Einfluss modifiziert; und je kultivierter, je gebildeter ein Mensch ist (ich hoffe, Sie wissen, dass ich diese Begriffe in ihrer wahren und nicht in ihrer vulgären, missbrauchten Bedeutung verwende), desto mehr werden seine Gefühle oder zumindest seine Handlungen von seiner Vernunft beeinflusst. Ich glaube vor allem an die Wirkung der öffentlichen Meinung, der allgemein verbreiteten oder allgemein anerkannten Ideen auf unsere Gefühle und Handlungen.

Lassen Sie mich ein Beispiel anführen, das zu diesem Thema passt. Früher galt allgemein und vielerorts noch immer, dass eine Frau, die sündigt, das unverzeihlichste Verbrechen begeht, dessen sich ein

Mensch schuldig machen kann, und dass sie damit ihren Mann *entehrt*. Und das einzig Richtige, was er tun konnte, war, den Nebenbuhler zu erschießen und die Frau zu verstoßen; oder zumindest, sie zu verstoßen. Dies war eine *conditio sine qua non*. Sie mit nach Hause zu nehmen, war eine Schande, ein Zeichen von unverzeihlicher Schwäche, von Entartung. Unsere Vorstellungen zu diesem Thema haben sich ein wenig geändert. Ein Ehemann gilt - zumindest in einigen Schichten der Gesellschaft - nicht mehr als entehrt, weil seine Frau gesündigt hat, als eine Frau als entehrt gilt, weil ihr Mann gesündigt hat; und der Ehebruch der Frau wird heute von den meisten vernünftigen Menschen nur noch im Grad, nicht aber in der Art des Ehebruchs des Mannes als unterschiedlich angesehen. Diese humanen Ideen haben sich erst in relativ kurzer Zeit durchgesetzt, aber ihre Wirkung hat sich bereits in vielen Fällen gezeigt. Die Vergebung der irrenden Ehefrau wird immer üblicher. Eine Reihe von Fällen hat die Zeitungen erreicht. Kürzlich wurde eine Frau in eine üble Schlägerei verwickelt; ihre Sünde war nicht nur unbestreitbar, sondern berüchtigt; sie war öffentliches Gut. Und trotzdem stand der Ehemann zu ihr und nahm sie wieder in sein Haus und in seine Arme. Und die Zahl solcher Fälle, die nicht in die Zeitungen gelangen, ist sehr, sehr viel größer, als die Öffentlichkeit eine Vorstellung davon hat, größer, als es sicher wäre, zu schätzen. Und in einem großen Prozentsatz dieser Fälle beginnt der Ehemann, seine Frau mit mehr Liebe, mehr Rücksicht zu behandeln, und das Band zwischen ihnen wird fester, dauerhafter.

KAPITEL LII

Heilmittel für Eifersucht

Vorbeugung und Heilung-Prophylaxe der Eifersucht-Anpassung der Abhilfe an die Umstände-Der vernachlässigende und flirtende Ehemann-Keine Frage der Liebe-Ratschläge für die Frau des flirtenden Mannes-Eine wirksame, wenn auch vulgäre Abhilfe-Eifersucht muss erlebt werden, um verstanden zu werden-Notwendigkeit der Freiheit des Zusammenlebens-Verhaltensregeln für die Ehefrau-Verachtung für einen bestimmten Typ von Ehefrau und Ehemann-Der verlassene Liebhaber-Die Auswirkungen unerwiderter Liebe-Sublimiertes sexuelles Das Verlangen - Ersatz für unerwiderte Liebe - Die Haltung Goethes - Gleichzeitige Liebe möglich - Erfolglose Liebe möglich - Ewige Liebe - Wann sexuelle Beziehungen nützlich sein können - Erwerbbare sexuelle Beziehungen und ihr Wert - Die zerbrochene Verlobung - Die schrecklichen Auswirkungen auf den jungen Mann - Die junge Bordsteinschwalbe - Sexuelle Beziehungen mit dem Verlobten - Überwältigendes Gefühl der Scham - Zusammenbruch - Selbstmordversuche - Ein aktives Sexualleben - Die Ergebnisse - Die Vermeidung von Eifersucht.

Wir sind uns alle einig, dass Vorbeugung wichtiger ist als Heilung. Aber wenn ein Patient mit einer voll entwickelten Krankheit kommt, ist es zwecklos, mit ihm über Prävention zu sprechen. Es ist zu spät für Predigten. Was er will und was er braucht, ist eine Heilung, wenn sie möglich ist. Die vorangegangenen Ausführungen beziehen sich vor allem auf die Prophylaxe der Eifersucht, auf die Verhinderung der Entwicklung dieser Krankheit in der Zukunft.

Die Frage ist: Gibt es ein *Mittel* gegen diese Krankheit? Gibt es ein *Heilmittel* für diese schreckliche Krankheit der Eifersucht?

Die Bedingungen sind äußerst komplex, und das Heilmittel muss an die Umstände angepasst werden. Nehmen wir an, der Ehemann vernachlässigt seine Frau und macht sie eifersüchtig, nicht weil er in eine andere Frau verliebt ist, sondern weil er kokett, leichtsinnig und rücksichtslos ist. Solche Fälle sind in der großen Mehrheit. Viele Ehemänner, die ihre Frauen mögen oder lieben und sich ihrer Liebe sicher glauben, halten es für richtig, auf die Jagd nach neuen Eroberungen zu gehen und belanglose Liebesaffären mit so vielen Mädchen oder Frauen zu haben, wie sie nur können. Von Liebe kann hier keine Rede sein - es geht nur um Flirt oder sexuelle Beziehungen. Wenn dies der Fall ist, sollte die Frau ein offenes und bestimmtes Gespräch mit ihrem Mann führen; sie sollte ihm sagen, dass sie sein Verhalten nicht mag und dass es sie unglücklich macht. In vielen Fällen wird dies ausreichen, um eine Änderung des Verhaltens des Mannes zu bewirken. Wo dies nicht ausreicht, wo der Ehemann zu egoistisch ist und seine kleinen Vergnügungen nicht aufgeben will, da bleibt der Frau das alte und ziemlich vulgäre Mittel. Es ist alt und, wie gesagt, ziemlich vulgär, aber es hat den Vorzug der Effizienz: Es funktioniert sehr oft. Lassen Sie die Frau eine ähnliche Taktik anwenden, lassen Sie sie auch flirten, lassen Sie sie ausgehen und zu ungewissen Zeiten zurückkommen, lassen Sie sie den Ehemann im Ungewissen darüber lassen, wo und mit wem sie ist. Und in neun von zehn Fällen wird dieses unter den gegebenen Umständen völlig gerechtfertigte Verhalten der Frau eine schnelle und radikale Änderung im Verhalten des Mannes bewirken. Er wird nur zu froh sein, wenn er aufgeben kann. Manche Menschen sind völlig phantasielos. Ihnen fehlt die Fähigkeit, sich in einen anderen Menschen hineinzuversetzen. Besonders die Eifersucht ist kein Gefühl, das jemand verstehen kann, ohne es selbst erlebt zu haben, es sei denn, er ist mit der Vorstellungskraft eines großen Dichters ausgestattet. Und da nur wenige Ehemänner eine große poetische Vorstellungskraft haben, können sie die Gefühle ihrer Frauen erst verstehen, wenn sie die Krallen des Ungeheuers an ihrem eigenen Herzen gespürt haben, und sind bereit, so zu handeln, dass sie ihnen - und natürlich sich selbst - die grausamen Qualen ersparen. Viele Ehefrauen und viele Ehemänner haben mit mir über dieses Thema gesprochen und mir geschrieben, und, wie bereits erwähnt, in neun von zehn Fällen hat das Mittel funktioniert.

Aber was ist mit dem zehnten Fall? Was ist mit den Fällen, in denen der Ehemann nicht in der Lage oder nicht willens ist, seine äußeren Flirts und Beziehungen aufzugeben? Wir, die fortgeschrittenen Sexualwissenschaftler, wissen, dass nicht alle Männer, genauso wenig wie alle Frauen, aus dem gleichen Holz geschnitzt sind, und was für neun Männer möglich oder sogar leicht ist, kann für den zehnten sehr schwierig oder absolut unmöglich sein. Wir wissen, dass es einige Männer gibt, für die eine eiserne monogame Beziehung ein absolutes Ding der Unmöglichkeit ist. Die Stimulierung durch andere Frauen - sei es die rein geistige, spirituelle Stimulierung oder die Stimulierung durch körperliche Beziehungen - ist für sie wie der Atem in den Nasenlöchern. In der Tat gibt es Männer, deren Möglichkeit, ihre Frauen zu lieben, von dieser Freiheit des Umgangs mit anderen Frauen abhängt. Sie können sehr gütig zu ihren Frauen sein und sie zärtlich lieben, wenn sie gleichzeitig - geistig oder körperlich - mit anderen Frauen verkehren können. Wenn sie völlig von jeglichem Umgang mit anderen Frauen abgeschnitten sind, werden sie reizbar und gelangweilt, sie können krank werden, und ihre Gefühle gegenüber ihren Frauen können zu Groll, Missgunst oder sogar zu Hass werden. Es ist hier nicht der Ort, um über die Schlechtigkeit solcher Männer zu sprechen - sie sind dazu gemacht, und mit dieser Tatsache müssen wir uns befassen.

Was soll die Frau eines solchen Mannes tun? Zwei Verhaltensweisen stehen ihr offen - zwei Wege, um auszusteigen. Welcher Weg der richtige ist, hängt von ihrem Temperament und ihren Vorstellungen von Sexualmoral ab. Aber sie sollte den Weg wählen, der den geringsten Schmerz, das geringste Unglück verursachen wird. Wenn sie eine stolze, unabhängige Frau ist, vor allem, wenn sie zum militanten Typus gehört, wird sie ihren Mann ohne Rücksicht auf die Konsequenzen in einem Affentempo verlassen. Ist sie aber eine Frau vom sanfteren, nachgiebigeren, geschmeidigeren (und ich darf auch sagen: subtileren) Typus und liebt sie ihren Mann wirklich, so wird sie über seine kleinen Marotten, Sünden und Übertretungen hinwegsehen - und sie kann recht glücklich leben. Und es wird die Zeit kommen, in der der Ehemann selbst seine Schwächen und Übertretungen aufgibt und sich mit aller Kraft an seine Frau klammert, mit ihr durch ein Band verbunden ist, das niemals zerrissen werden kann. *Ich weiß von mehreren solchen Fällen.*

Und ich möchte bei dieser Gelegenheit sagen, dass ich die Frau zutiefst verachte, die, wenn sie erfährt, dass ihr Mann eine Übertretung begangen hat oder eine Affäre hat, ihn wütend verlässt, einen öffentlichen Skandal verursacht oder die Scheidung einklagt. Eine solche Frau hat ihren Mann *nie* geliebt, und er ist sie gut los. Und was ich über die Frau gesagt habe, gilt *fast* genauso für den Ehemann.

Der verlassene Liebhaber. Was aber soll der verlassene Liebhaber
tun? Nehmen wir den Fall von A und B, und lassen wir A für einen
beliebigen Mann und B für eine beliebige Frau stehen; oder
umgekehrt, lassen wir A die Frau und B den Mann sein, denn bei
Eifersucht und Liebe gilt das, was für das eine Geschlecht gilt,
praktisch mit derselben Kraft für das andere Geschlecht. Nehmen
wir an, dass A sehr eifersüchtig auf B ist und sie leidenschaftlich
liebt; aber B ist völlig gleichgültig und kümmert sich nicht darum,
was A fühlen oder tun mag. A und B können verheiratet sein oder
nicht; das ändert nichts an der Sache. Nehmen wir an, dass B, wenn
sie nicht mit A verheiratet ist, einen anderen Mann heiratet, oder
dass sie, wenn sie mit A verheiratet ist, ihn verlässt; oder nehmen
wir an, dass B keinen anderen liebt, sondern den
Annäherungsversuchen von A gegenüber gleichgültig bleibt oder
ihn zurückweist, weil sie seine Liebe nicht erwidern kann.
Unerwiderte Liebe allein kann fast so heftige Qualen verursachen
wie die intensivste Eifersucht. Und A erleidet Qualen. Was soll er
tun? Was soll er tun, um sich zu retten - um seine Gesundheit, seinen
Geist, sein Leben zu retten? Denn er kann nicht essen, nicht
schlafen, nicht arbeiten, und er hat das Gefühl, dass er zugrunde
geht. Er hat seine Stellung verloren und ist in Gefahr, seinen
Verstand zu verlieren. Was soll er tun, um dem Wahnsinn oder
einem Selbstmordgrab zu entgehen? Es gibt nur ein Mittel. Er muss
seine ganze Energie darauf verwenden, einen *Ersatz zu* finden. Ich
meine einen lebendigen Ersatz. Das bloße sexuelle Verlangen kann
bis zu einem gewissen Grad in andere Bahnen gelenkt werden, es
kann durch Arbeit, Studium, ein Hobby oder ein fesselndes Interesse
ersetzt werden. Eine große unerwiderte Liebe, mit oder ohne das
Element der Eifersucht, kann durch nichts anderes ersetzt werden
als durch eine andere Liebe. Und wo eine so große Liebe unmöglich
ist, soll es eine kleine Liebe oder eine Reihe kleinerer Lieben sein.
Wenn Goethe, einer der großen Liebenden der Welt, nicht in der
Lage war, auf der breiten Allee einer großen Liebe zu wandeln, ging
er auf den Nebenpfaden einer Reihe von kleinen Lieben. Das
übliche Gerede, dass ein Mensch nicht in der Lage ist, mehr als
einmal im Leben zu lieben, ist dummer Unsinn. Ein Mann oder eine
Frau ist in der Lage, mehrmals zu lieben, und zwar sehr tief,
gleichzeitig oder nacheinander. Oft ist es nur eine Frage der
Gelegenheit. Ich weiß, dass es Lieben gibt, die ewig sind, dass es
Lieben gibt, für die man keinen Ersatz finden kann. Aber diese
höchsten, göttlichen Lieben sind so selten, dass man sie bei den

gewöhnlichen Sterblichen vielleicht gar nicht beachtet. Sie sind der Anteil der Übermenschen und Überfrauen. Gewöhnlich kann ein Ersatz gefunden werden. Die Ersatzliebe wird vielleicht nie die Intensität der ursprünglichen Liebe erreichen, sie wird vielleicht nie volle oder auch nur halbvolle Befriedigung geben; aber sie wird dazu beitragen, die scharfe Schneide abzustumpfen, sie wird wie ein teilweises Blutstillungsmittel für das blutende Herz wirken, sie wird die Wunde beruhigen und betäuben, auch wenn sie sie nicht vollständig heilen kann. Und das ist eine wertvolle Hilfe, während der Leidende zu sich selbst kommt, während die gesammelten Bruchstücke eines zerbrochenen Lebens zusammengefügt werden und während der Zement aushärtet. Ja, der Mann oder die Frau, die wegen einer nicht erwiderten oder verratenen Liebe in einem Inferno steckt, sollte keine Zeit mit der Suche nach einer Ersatzliebe verlieren. Ich glaube nicht daran, dass Menschen wegen eines Leidens, das niemandem nützt, ihre Gesundheit und ihren Verstand verlieren.

Aber ich will noch weiter gehen. Wenn eine Ersatzliebe - ob groß oder klein - nicht gefunden werden kann, dann können bloße sexuelle Beziehungen helfen, das Leiden zu lindern, das aufgewühlte Herz zu beruhigen, das schmerzende Gehirn zu entlasten. Wie alles, was mit Sex zu tun hat, so sind auch unsere Vorstellungen von unerlaubten sexuellen Beziehungen, die nicht mit Liebe verbunden sind, von Heuchelei durchzogen und durch und durch falsch. Obwohl käufliche, lieblose sexuelle Beziehungen natürlich nicht mit Liebesbeziehungen verglichen werden können, sind sie doch unter unserem gegenwärtigen sozialen, wirtschaftlichen und moralischen Kodex die einzigen Beziehungen, die Tausende von Männern und Frauen genießen können, und sie sind besser als keine; und in einem beträchtlichen Prozentsatz der Fälle wird ihnen ein Element von Romantik und mehr oder weniger Dauerhaftigkeit beigemessen, und sie dienen als mehr oder weniger zufriedenstellender Ersatz für echte Liebesbeziehungen.

Ich spinne hier keine theoretischen Spinnweben. Ich spreche aus Erfahrung - aus der Erfahrung von Patienten und vertrauten Freunden. Ich könnte viele interessante Fälle erzählen. Und das werde ich auch tun, in einem angemesseneren Band. Hier werden ein oder zwei genügen müssen.

Er war sechsundzwanzig Jahre alt und Seniorstudent am College of Physicians and Surgeons der Columbia University in New York. Er war verliebt und hielt sich seit vier oder fünf Jahren für verlobt mit einer jungen Dame, die zwei Jahre jünger war als er. Sie war natürlich die wunderbarste junge Frau der Welt, der ganzen Welt; in der Tat gab es keine andere, mit der man sie vergleichen konnte. Sie war einzigartig; sie stand ganz allein. Aber seit einem Jahr oder so wurde sie ihm gegenüber ziemlich kühl, was seine Flamme nur noch mehr anfachte. Und plötzlich erhielt er einen Brief, in dem er aufgefordert wurde, nicht mehr anzurufen und auch sonst nicht mehr zu versuchen, mit ihr in Kontakt zu treten. Er schrieb, aber seine Briefe kamen ungeöffnet zurück. Und bald darauf las er von ihrer Verlobung mit einem bekannten jungen Bankier. Er wurde fast wahnsinnig, und das ist nicht im übertragenen Sinne gemeint. Er litt unter *völliger* Schlaflosigkeit und widersetzte sich jeder Behandlung. Als sein Puls sehr schnell wurde und seine Augen den wilden Blick annahmen, den sie nach vielen schlaflosen Nächten haben, wurde versucht, ihm Hypnotika zu verabreichen, aber sie hatten praktisch keine Wirkung. Chloral, Veronal usw. machten ihn nur „dösig", reizbar und depressiv, verschafften ihm aber nicht eine Stunde gesunden Schlaf. Sein Appetit war weg, ab und zu zuckten seine Glieder, und er saß stundenlang da und starrte ins Leere. An ein Studium oder den Besuch von Kliniken war nicht zu denken, und er versuchte nicht einmal, die Abschlussprüfungen zu absolvieren. Die Eltern waren beunruhigt, konnten aber nichts für ihn tun. Der geringste Versuch, sich einzumischen, ihn zu trösten, ihn aufzumuntern, machte ihn noch reizbarer, noch verdrießlicher, so dass sie ihn schließlich allein ließen. Er war praktisch ein Abstinenzler, aber eines Abends ging er aus und kam betrunken nach Hause, und danach trank er häufig und viel. Seine Eltern konnten nichts gegen ihn unternehmen. Eines Abends wurde er auf dem Broadway von einer jungen Fußgängerin angesprochen. Sie hatte ein angenehmes, sympathisches Gesicht, und er ging mit ihr. *Das war seine erste sexuelle Erfahrung.* Bis zu diesem Zeitpunkt war er keusch. Am nächsten Abend traf er sie wieder. Allmählich entwickelte sich eine Art Freundschaft zwischen ihnen. Sie fand die Ursache seines Kummers heraus und versuchte mit mütterlicher Fürsorge alles, um ihn zu trösten, und er begann, sich auf das nächtliche Treffen mit ihr zu freuen. Sein Kummer ließ allmählich nach, er gab den Alkoholkonsum auf, den er nicht mochte und den er nur zu sich genommen hatte, um seinen Schmerz zu betäuben; er begann, sich zusammenzureißen, und in sechs oder acht Monaten beendete er sein letztes Jahr in Columbia und wurde ordnungsgemäß graduiert. Er hielt die Freundschaft mit dem Mädchen über zwei Jahre lang aufrecht, als sie an einer Lungenentzündung starb. Er liebte sie nicht, aber er war gern mit ihr zusammen, denn ihre Anwesenheit gab ihm körperlichen und geistigen Trost. Es ist möglich, dass sie ihn aufrichtig liebte, aber es gab nie ein sentimentales Gespräch zwischen ihnen, und es stand nie die Frage nach der Dauerhaftigkeit der Beziehung im Raum. Sie wussten beide, dass sie nur vorübergehend war. Aber er ist sich absolut sicher, dass er ohne einen der Vertreter der Klasse, die von brutalen Polizisten und ignoranten Richtern verachtet, herumgejagt und verfolgt wird, ein Penner geworden wäre oder wahrscheinlich Selbstmord begangen hätte - was er mehrmals vorhatte; nur das Mitleid mit seiner Mutter und seinen Schwestern hielt ihn zurück.

Und hier ein weiterer Fall. Ein Mädchen von etwa achtundzwanzig Jahren verliebte sich in einen Mann, der vier oder fünf Jahre älter war als sie. Die Liebe schien erwidert zu werden, und sie verlobten sich bald darauf, um zu heiraten. Er bat darum, dass die Verlobung aus bestimmten geschäftlichen Gründen geheim gehalten werden sollte. Sie kannte den Mann nicht gut; sie hatte ihn bei verschiedenen Veranstaltungen und kirchlichen Anlässen getroffen und er schien sehr nett zu sein. Er fand immer irgendwelche Ausreden, um die Heirat hinauszuzögern, und nachdem sie etwa ein Jahr verlobt waren, begann er, auf sexuelle Beziehungen zu drängen. Obwohl sie einen kultivierten und edlen Charakter hatte, war sie von leidenschaftlicher Natur und leistete keinen großen Widerstand. Viele Mädchen, die sich unter keinen Umständen auf unerlaubte Beziehungen einlassen würden, weil sie das für eine große Sünde halten, haben keine Skrupel, mit ihrem Verlobten zu schlafen. Sie lebten etwa ein Jahr lang zusammen. Sie waren fast täglich zusammen, außer ab und zu, wenn er für ein oder zwei Wochen geschäftlich verreist war. Einmal ging er weg - und kam nie wieder zurück. Er schrieb ihr, dass ihre Beziehung beendet sei, dass er ein verheirateter Mann und Vater von Kindern sei, dass er gehofft habe, sich scheiden lassen zu können, dass er es sich nun aber anders überlegt habe und dass sie ihn vergessen müsse usw. Alles lag schwarz vor ihr. Es kostete sie äußerste Anstrengung, nicht in Ohnmacht zu fallen, und sie wurde in dieser Anstrengung dadurch unterstützt, dass sie sich, als der Brief kam, in Gegenwart von

Freunden befand; ein schreckliches, überwältigendes, alles überflutendes Gefühl der Scham gab ihr die Kraft, ihren Zustand und ihre Geschichte nicht vor der ganzen Welt zu verraten. Aber sobald sie allein war, brach sie völlig zusammen. Sie litt unter der absolutsten Schlaflosigkeit, die man sich vorstellen kann, unter völliger Anorexie, aber am schlimmsten waren die häufigen Ohnmachtsanfälle, das starke Herzklopfen und das Zittern. Sie liebte den Mann nicht mehr - so sagte sie. Ihre Liebe hatte sich in Hass und Verachtung verwandelt, aber die Eifersucht war alles verzehrend. Wie ein Feuer brannte sie in ihr und versengte Tag und Nacht ihr Gehirn und ihre Seele.

Sie fühlte sich nicht stark genug, um diese körperliche und geistige Folter zu ertragen, und beschloss daher, Selbstmord zu begehen. Als Mittel wählte sie Gas. Glücklicherweise wurde der Geruch wahrnehmbar, bevor die Verletzung irreparabel war. Sie wurde gerettet. Aber sie spürte, dass sie die Qualen nicht lange ertragen konnte - und vor allem hatte sie Angst, dass ihr Verstand nachgeben würde. Sie hatte eine besondere Abscheu vor dem Wahnsinn. Und so beschloss sie, einen weiteren Versuch zu unternehmen, diesmal mit Bichlorid. Wieder wurde sie gerettet. Eine Freundin von ihr bekam dann eine Ahnung von den Ereignissen, die sich abspielten, und sie stellte sie einigen Herrenfreunden vor. Sie waren nette Leute und in der Sexualfrage mehr oder weniger radikal. Um ihren Schmerz zu ertränken, begann sie, sehr häufig mit diesen Leuten auszugehen, und zu ihrer Überraschung und Freude stellte sie fest, dass sie bald immer weniger an ihren verachtenswerten Verführer dachte und, was für sie noch wichtiger war, dass sie bald schlafen konnte. Etwa sechs Monate lang führte sie ein äußerst aktives, fast promiskuitives Sexualleben. Doch dann gab sie es auf, weil sie sich normal fühlte und es nicht mehr nötig hatte. Heute ist sie glücklich verheiratet.

Ich bin fertig mit diesem recht langatmigen Essay über eine der schmerzhaftesten Erscheinungsformen des menschlichen Gefühlslebens. Ich wiederhole, dass ich mir bewusst bin, dass Gefühle oft stärker sind als die Vernunft; aber dies zu sagen bedeutet nicht, zu behaupten, dass Gefühle nicht durch die Vernunft modifiziert und in Schach gehalten werden können. Und ich bin zuversichtlich, dass eine aufmerksame, aufgeschlossene Lektüre dieser Seiten und eine Akzeptanz der darin verkündeten Ideen dazu beitragen würde, einen großen Teil des Elends der Eifersucht *zu verhindern* und einen gewissen Teil davon zu heilen, nachdem sie sich in den Herzen unglücklicher Männer und Frauen eingenistet hat.

Es gibt noch ein oder zwei weitere Punkte, die man ansprechen könnte, aber mit der Pressefreiheit in Bezug auf sexuelle Angelegenheiten, wie sie heute in diesem Land besteht, habe ich alles gesagt, was ich sagen konnte.

KAPITEL LIII

ABSCHLIEßENDE WORTE

Ich bin der festen Überzeugung - und ich hege diese Überzeugung trotz dieses schrecklichen, elenden Krieges, der die Grundfesten all dessen, was uns lieb und teuer ist, zu erschüttern scheint und alle menschlichen und moralischen Errungenschaften, die im Laufe vieler Jahrhunderte mühsam aufgebaut wurden, zerstört -, dass die Zeit kommen wird, in der die Welt praktisch frei von Schmerz und Leid sein wird. Fast alle Krankheiten werden besiegt sein, Unfälle werden selten sein, die Angst vor Hunger oder Armut oder Arbeitslosigkeit wird Männer und Frauen nicht mehr verfolgen, jedes Kind wird gesund geboren und willkommen sein, und die zahlreichen Ängste und Ambitionen, die jetzt das Leben so vieler Erdenbewohner stören, werden uns nicht mehr plagen. Sie werden die toten Erinnerungen an eine tote und vergessene Vergangenheit sein.

Ja, ich glaube, dass die Zeit kommen wird, in der die Welt praktisch frei von Schmerz und Leid sein wird. Aber es gibt eine Ausnahme. Ich glaube nicht, dass wir jemals in der Lage sein werden, die *Tragödien des Herzens* vollständig zu beseitigen. Für unsere körperlichen Leiden, die nur wenige sein werden, wird es eine sozialisierte Ärzteschaft geben; überall wird es kostenlose Krankenhäuser und Genesungsheime geben. Das Problem der Arbeitslosigkeit wird vom Staat behandelt werden, und zwar so, dass es kein Problem der Arbeitslosigkeit geben wird. Es wird Arbeit für alle geben, und jeder wird die Arbeit tun, die ihm am meisten zusagt. Aber der Staat, fürchte ich, wird in Herzensangelegenheiten nichts ausrichten können. Wenn John Mary mit jeder Faser seiner Seele liebt und Mary völlig gleichgültig bleibt, dann wird kein Staatsarzt und kein Regierungsbeamter in der Lage sein, dem armen John irgendeinen Balsam oder Trost zu spenden. Und wenn Mary Robert liebt und Robert sich so verhält, dass er Marys Herz bricht, dann wird kein offizieller Klebstoff es zusammenfügen und kein Genesungsheim es wieder ganz machen.

Ja, ich glaube, dass Liebeskummer und Tragödien des Herzens sterblichen Männern und Frauen auch unter der perfektesten Gesellschaftsordnung Leid zufügen werden. Aber ich glaube auch, dass diese Qualen weniger akut sein werden, dass das Leiden weniger grausam sein wird als heute.

Richtige Vorstellungen über die Liebe, ein freierer Umgang zwischen den Geschlechtern, ein normales und regelmäßiges Sexualleben, eine gesündere Einstellung zu vielen Dingen, die heute zu Unrecht als schändlich oder kriminell gelten, werden in hohem Maße die Herztragödien verhindern und ihre Heilung erleichtern, wo sie nicht verhindert werden können.

Und es ist die Pflicht eines jeden, der die Menschheit liebt, die verschiedenen Phasen der menschlichen Sexualität zu studieren und dabei zu helfen, vernünftige und humane Ideen zum Thema Sex und Liebe zu verbreiten.

Die Autorin ist zuversichtlich, dass Frau: Ihr Sex- und Liebesleben in gewissem Maße dazu beitragen wird, gesunde, vernünftige und ehrliche Vorstellungen über Sex unter den Männern und Frauen Amerikas zu verbreiten.

ANDERE TITEL

OMNIA VERITAS.

LICHTTRÄGER
DER FINSTERNIS

Dieses Buch ist ein Versuch, durch dokumentarische Beweise zu zeigen, dass die gegenwärtigen Weltverhältnisse unter dem Einfluss von mystischen und geheimen Gesellschaften stehen, durch die das Unsichtbare Zentrum versucht, die Nationen und die Welt zu lenken und zu beherrschen.

OMNIA VERITAS.

DIE SPUR DER
SCHLANGE

Ein Versuch, die Verehrung der alten Schlange, des schöpferischen Prinzips, des Gottes aller Eingeweihten der Gnostiker und Kabbalisten, die von den hellenisierten Juden in Alexandria ausging, nachzuzeichnen.

OMNIA VERITAS.

Omnia Veritas Ltd präsentiert:

DIE VERBORGENEN AUTOREN
der
FRANZÖSISCHEN REVOLUTION

von HENRI POGGET DE SAINT-ANDRÉ

"Es scheint", sagte Robespierre einmal zu Amar, "dass wir von einer unsichtbaren Hand aber unseren Willen hinaus fortgetragen werden..."

Je mehr man sich mit der Geschichte der Französischen Revolution beschäftigt, desto mehr Rätsel stößt man auf...

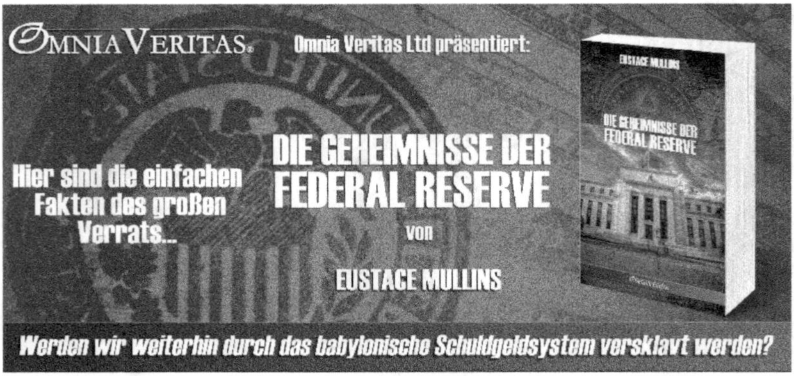
OMNIA VERITAS
Omnia Veritas Ltd präsentiert:
Hier sind die einfachen Fakten des großen Verrats...
DIE GEHEIMNISSE DER FEDERAL RESERVE
von
EUSTACE MULLINS
Werden wir weiterhin durch das babylonische Schuldgeldsystem versklavt werden?

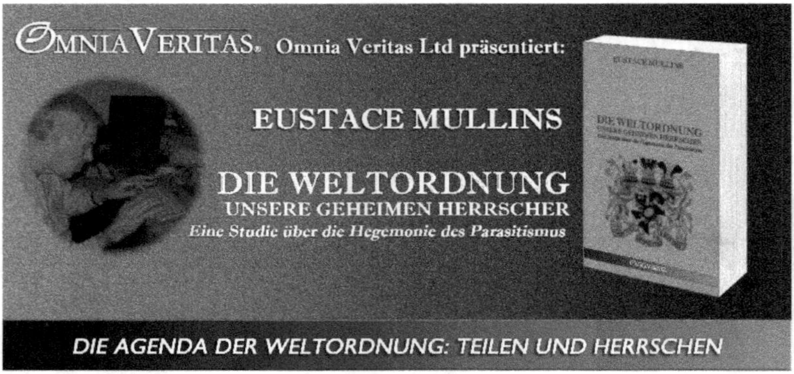
OMNIA VERITAS
Omnia Veritas Ltd präsentiert:
EUSTACE MULLINS
DIE WELTORDNUNG
UNSERE GEHEIMEN HERRSCHER
Eine Studie über die Hegemonie des Parasitismus
DIE AGENDA DER WELTORDNUNG: TEILEN UND HERRSCHEN

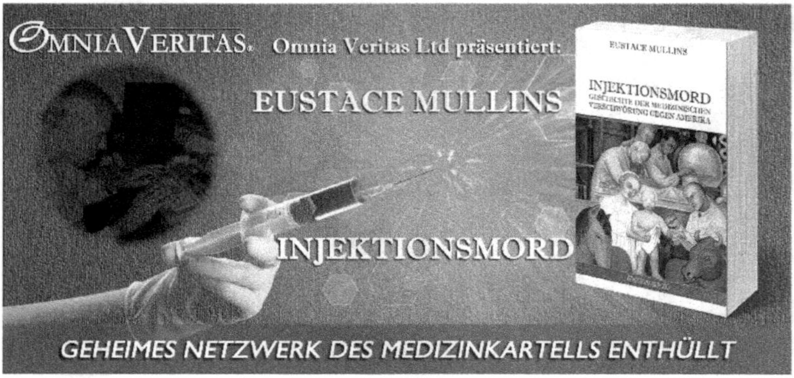
OMNIA VERITAS
Omnia Veritas Ltd präsentiert:
EUSTACE MULLINS
INJEKTIONSMORD
GEHEIMES NETZWERK DES MEDIZINKARTELLS ENTHÜLLT

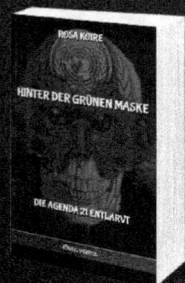
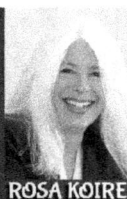
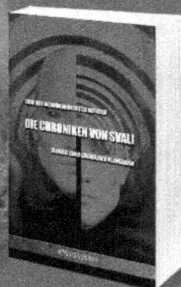

www.ingramcontent.com/pod-product-compliance
Lightning Source LLC
Chambersburg PA
CBHW061718270326
41928CB00011B/2023